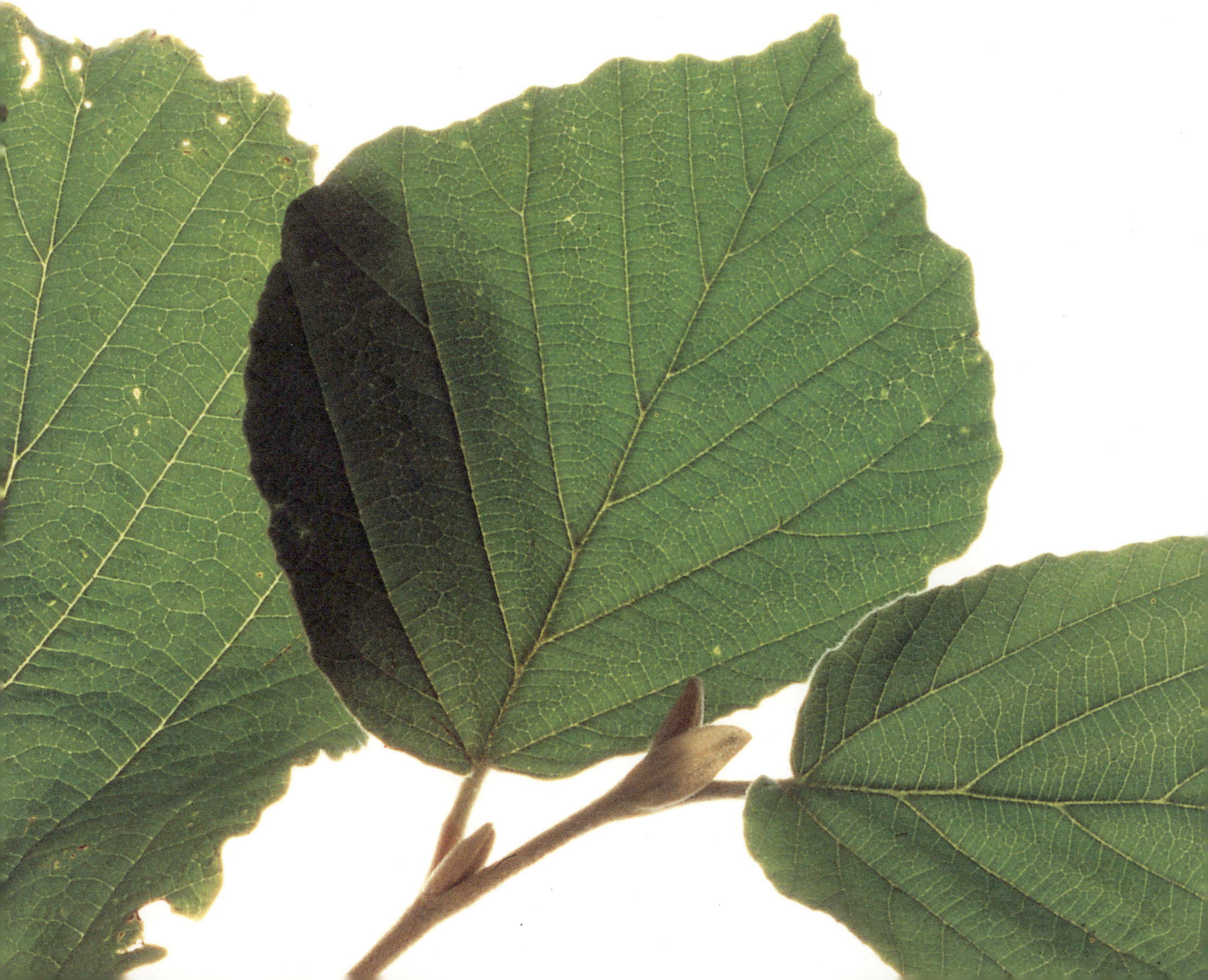

Heilen mit Pflanzen und Kräutern

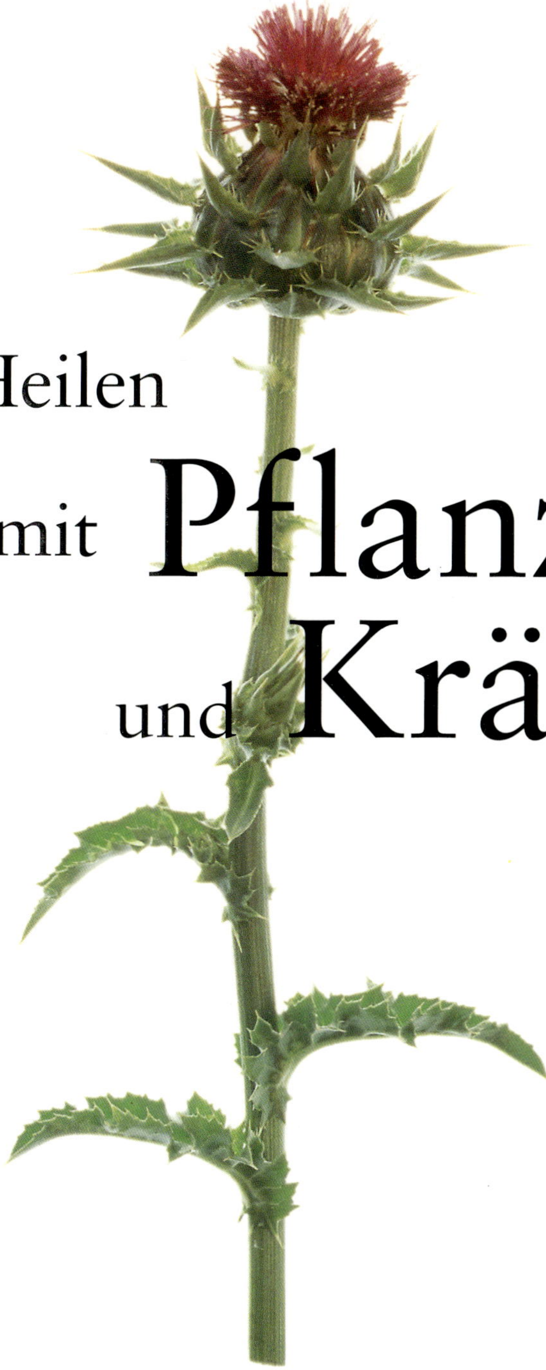

Mariendistel *Silybum Marianum*

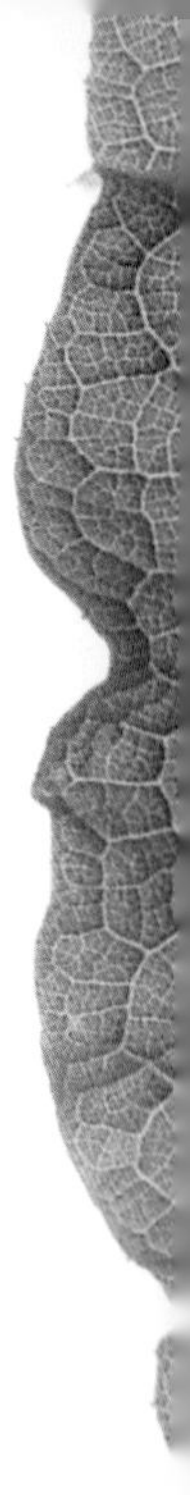

Klette *Arctium lappa*

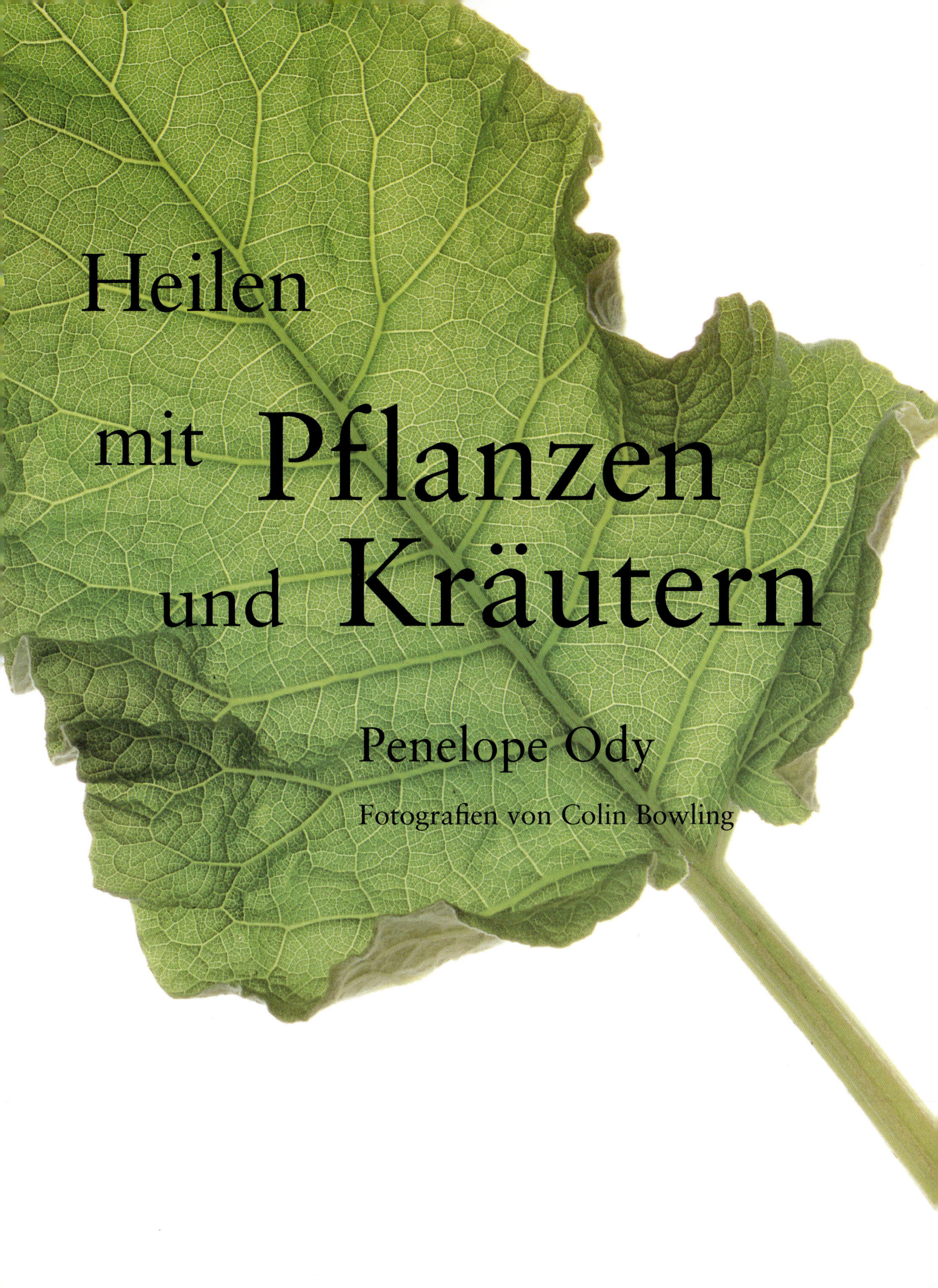

Heilen mit Pflanzen und Kräutern

Penelope Ody

Fotografien von Colin Bowling

Erstveröffentlichung 1999
unter dem Titel »Simple Healing with Herbs«
bei Hamlyn, einem Imprint der Octopus Publishing Group Ltd,
2–4 Heron Quays, London E14 4JP

Titelmotiv: Bavaria / Art Montes des Oca
Übersetzung: Sabine Meyer, Hamburg;
Wiebke Krabbe, Damlos
Redaktion: Das Redaktionsbüro, Köln
Satz: ce redaktionsbüro für digitales publizieren, Erkelenz
Gesamtherstellung: NEUER HONOS VERLAG, Köln

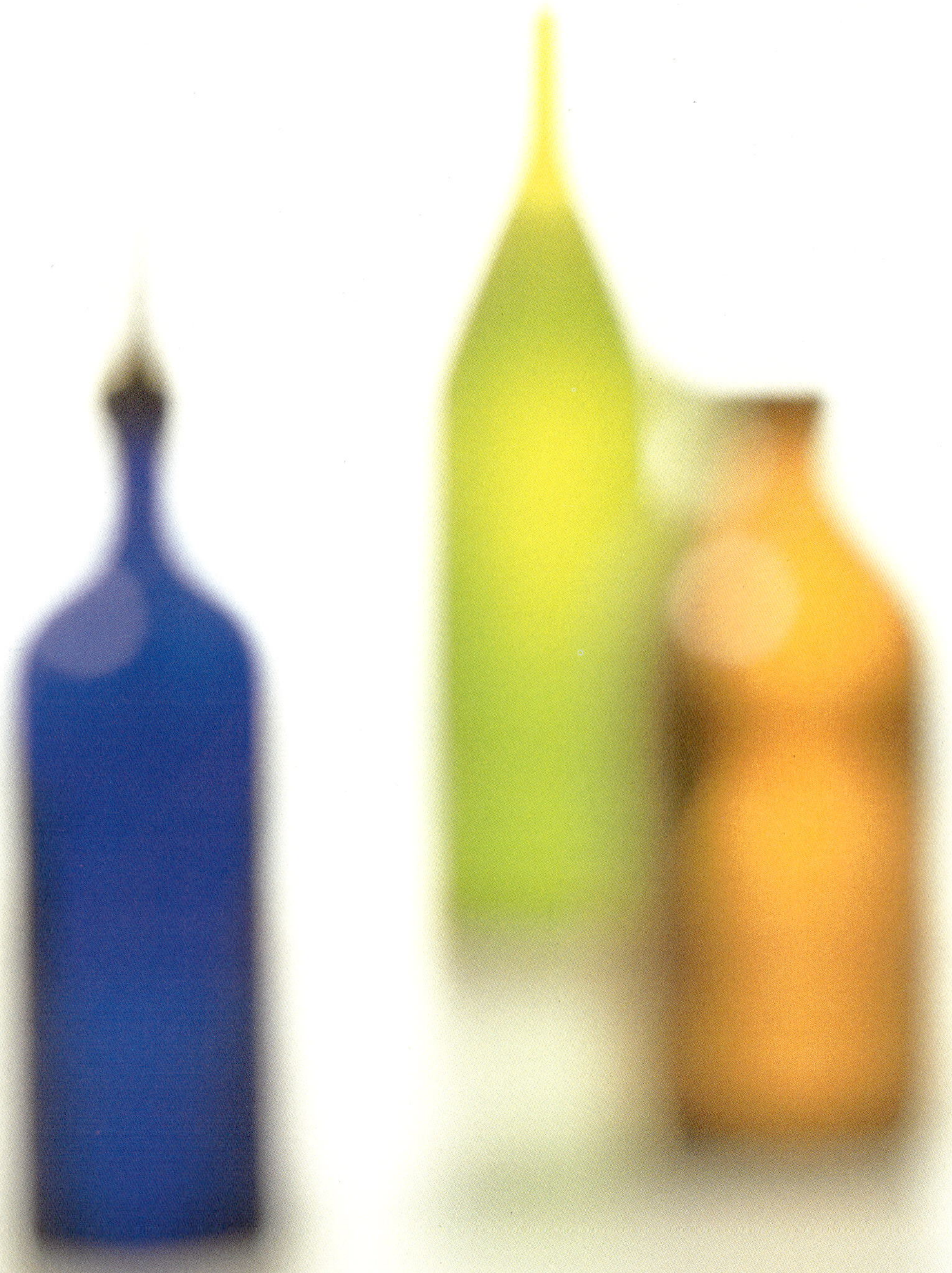

Inhalt

Wichtiger Hinweis

Heilpflanzen und -kräuter sollten mit Vorsicht verwendet werden. Viele Kräuter sind bei bestimmten medizinischen Beschwerden ungeeignet. Beachten Sie immer die entsprechenden Sicherheitshinweise (Seiten 7 und 116), bevor Sie Kräuter verwenden.

Die Ratschläge und Informationen dieses Buches wurden mit größter Sorgfalt zusammengetragen, trotzdem können weder der Autor noch der Verlag rechtliche Verantwortung für eventuelle Verletzungen übernehmen, die aufgrund der Vorschläge dieses Buches auftraten.

Einführung

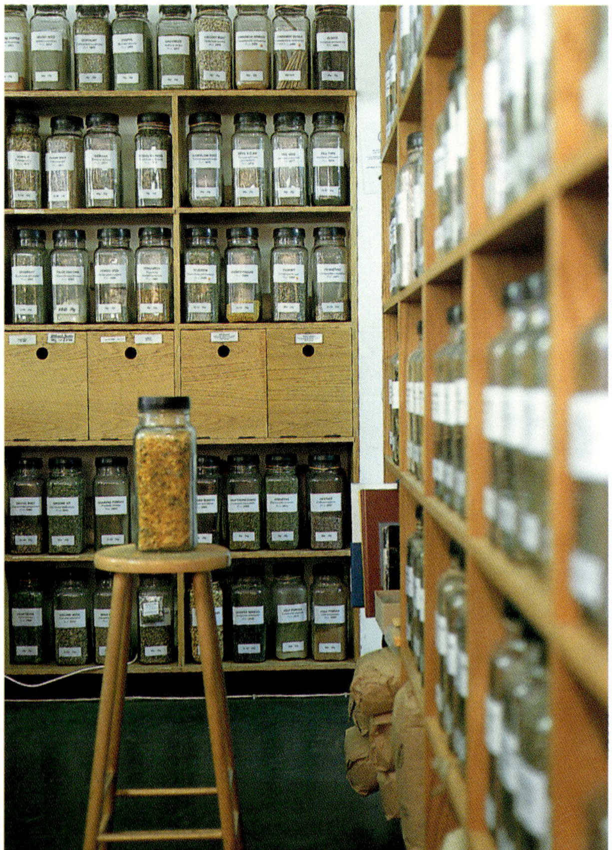

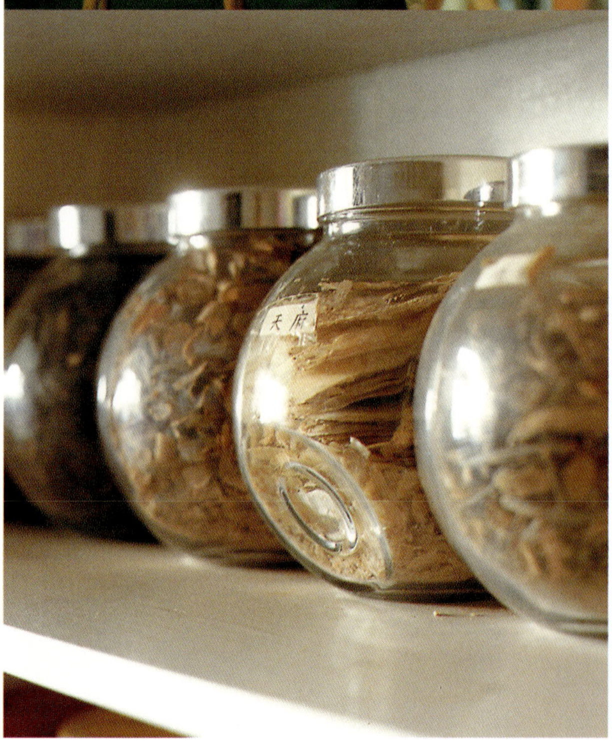

Dieser Ratgeber ist in fünf große Kapitel unterteilt. Das erste Kapitel **Die Geschichte der Kräuterheilkunde** (Seite 8) beschäftigt sich mit der historischen Verwendung von Heilpflanzen.

Das zweite Kapitel **Moderne Kräuterheilkunde** (Seite 22) informiert über den Besuch bei einem kräuterkundigen Heilpraktiker oder Arzt und das große Angebot an frei verkäuflichen Naturheilmitteln.

Das Kapitel **Grundwissen und Grundbegriffe** (Seite 28) gibt eine schrittweise Anleitung zur Herstellung einfacher Naturheilmittel. Zusammen mit den Informationen über die Grundausstattung und die Lagerung enthält dieses Kapitel eine einfach umzusetzende Anleitung für grundlegende Herstellungsverfahren, u. a. Aufguss, Absud, Tinktur und Salbe.

Das **Verzeichnis der Heilpflanzen** (Seite 44) beschreibt 120 häufig verwendete Heilkräuter. Sie sind alphabetisch nach ihrem wissenschaftlichen Namen sortiert. Auf Seite 153 finden Sie ein alphabetisches Verzeichnis der volkstümlichen Namen. Jeder Eintrag wird durch ein farbiges Foto abgerundet und enthält Informationen über die medizinisch verwendeten Pflanzenteile, die Wirkung und die geeignete Zubereitung. Symbole (siehe gegenüberliegende Seite) verweisen auf die entsprechenden Abschnitte in dem Kapitel **Beschwerden lindern und heilen** (Seite 86). Die Symbole zeigen, für welche Beschwerden die Heilpflanze am besten geeignet ist. Querverweise ermöglichen einen schnellen Zugriff auf spezielle Behandlungsmöglichkeiten, die in dem Kapitel **Beschwerden lindern und heilen** behandelt werden. Dieses Kapitel ist in zwölf Abschnitte unterteilt. In jedem Abschnitt werden verschiedene Behandlungsmöglichkeiten für einzelne Körperteile vorgeschlagen. Zusätzlich enthält jeder Abschnitt Tipps sowie allgemeine Hinweise zur Schulmedizin, Ernährung, zu Nahrungsergänzungen und zur Vorbeugung. Ausführliche Querverweise gewährleisten, dass einzelne Krankheiten mit den entsprechenden Symptomen und Ursachen in Verbindung gebracht werden können.
Sowohl das **Verzeichnis der Heilpflanzen** als auch das Kapitel **Beschwerden** enthalten unter der Überschrift »Vorsicht« Hinweise, welche Heilkräuter kontraindiziert sind, bei welchen Beschwerden man einen Arzt aufsuchen muss und wann es sich um einen Notfall handelt. Auf der gegenüberliegenden Seite finden Sie eine Liste von Heilpflanzen mit möglichen Gegenanzeigen. Heilpflanzen, die nicht in der Schwangerschaft angewendet werden sollten, finden Sie unter **Weibliches Fortpflanzungssystem und Schwangerschaft** (Seite 116). Bitte beachten Sie zur Dosierung für Kinder und ältere Menschen die Tabelle in **Säuglinge und Kinder** (Seite 152).

Die Anwendung von Heilpflanzen

Zwar gilt die Pflanzenheilkunde insgesamt als relativ ungefährlich, doch einige Pflanzen können in hohen Dosierungen toxisch sein und müssen deshalb mit Vorsicht verwendet werden. Überschreiten Sie nicht die angegebenen Dosierungen und brechen Sie die Behandlung ab, wenn neue Symptome auftreten oder sich vorhandene Symptome verschlimmern. Vergewissern Sie sich immer, dass Sie die richtige Pflanze verwenden. Dies ist besonders wichtig, wenn Sie die Kräuter in der Natur sammeln. Beinwellblätter können beispielsweise leicht mit Fingerhutblättern verwechselt werden. Verwenden Sie ein gutes Pflanzenbestimmungsbuch und lassen Sie die Pflanze stehen, wenn Sie Zweifel haben.

Die richtige Ausbildung

In Deutschland können Ärzte eine Zusatzausbildung in Homöopathie absolvieren, die vom DZHA (Deutscher Zentralverein für homöopathische Ärzte) angeboten wird. Die Ausbildung wird von der Ärztekammer als Zusatzbezeichnung zum Facharzttitel anerkannt. Ärzte für Naturheilverfahren beschäftigen sich sowohl mit Akupunktur und Homöopathie, aber auch Kräuterheilkunde, Balneotherapie und anderen Verfahren der Naturheilkunde. Diese Ausbildung wird von verschiedenen Verbänden angeboten und ist ebenfalls von der Ärztekammer anerkannt. Ein offiziell anerkannter Zusatztitel soll aber noch eingeführt werden. Heilpraktiker befassen sich ebenfalls mit den verschiedenen natuheilkundlichen Verfahren, sind keine Ärzte, haben jedoch eine medizinische Ausbildung an einem der verschiedenen Institute für Heilpraktiker erfahren und dann eine staatlich anerkannte Prüfung abgelegt.

Adressen von Therapeuten der verschiedenen naturheilkundlichen Richtungen können über die Ärztekammer oder das Branchenbuch erfragt werden.

Wichtiger Hinweis:

Die unten aufgeführten Pflanzen können unter bestimmten Umständen kontraindiziert sein. Entsprechende Hinweise finden Sie in dem **Verzeichnis der Heilpflanzen** (Seite 44). Heilpflanzen, die in der Schwangerschaft nicht angewendet werden sollten, finden Sie unter **Weibliches Fortpflanzungssystem und Schwangerschaft** (Seite 116).

Aloe
Ampfer
Arnika
Baldrian
Basilikum
Beinwell
Blasentang
Bockshornklee
Borretsch
Cayennepfeffer
Chinesische Engelwurz (Dang Gui)
Eisenkraut
Fenchel
Flohkraut
Frauenmantel
Frauenwurzel
Geißraute
Ginseng
Heidelbeere
Heil-Ziest
Herzgespann
Himbeere
Hirtentäschelkraut
Holunder
Hopfen
Ingwer
Johanniskraut
Kamille
Kanadische Gelbwurzel
Knoblauch
Lavendel
Mädesüß
Mönchspfeffer
Muskatnuss
Mutterkraut
Myrrhe
Nachtkerze
Odermennig
Passionsblume
Petersilie
Pfefferminze
Rhabarber (Da Huang)
Salbei
Schafgarbe
Schlüsselblume
Sellerie
Sibirischer Ginseng
Steinklee
Süßholzbaum
Teufelskralle
Thymian
Wanzenkraut
Weißweide
Wermut
Wolfstrapp
Yamswurzel
Ysop

Symbole für die Beschwerden

- Herz und Kreislauf
- Atmung
- Gefühle und Energie
- Männliches Fortpflanzungs- und Harnsystem
- Weibliches Fortpflanzungssystem / Schwangerschaft
- Verdauung und Leber
- Infektionen
- Schmerzen
- Augen
- Drüsen
- Haut und Haare
- Kinder

Die Geschichte der Kräuterheilkunde

Kräuter werden seit alters her zur Heilung verwendet und stellen weltweit immer noch die Basis für drei Viertel aller Medikamente. Da man bis zum Aufkommen der modernen Naturwissenschaften nur wenig über die Wirkmechanismen der Pflanzen wusste, galten sie als magisch. Auch für heutige Ohren klingt die traditionelle Beschreibung ihrer Wirkung sehr ungewohnt, beispielsweise: Hitze dritten Grades.

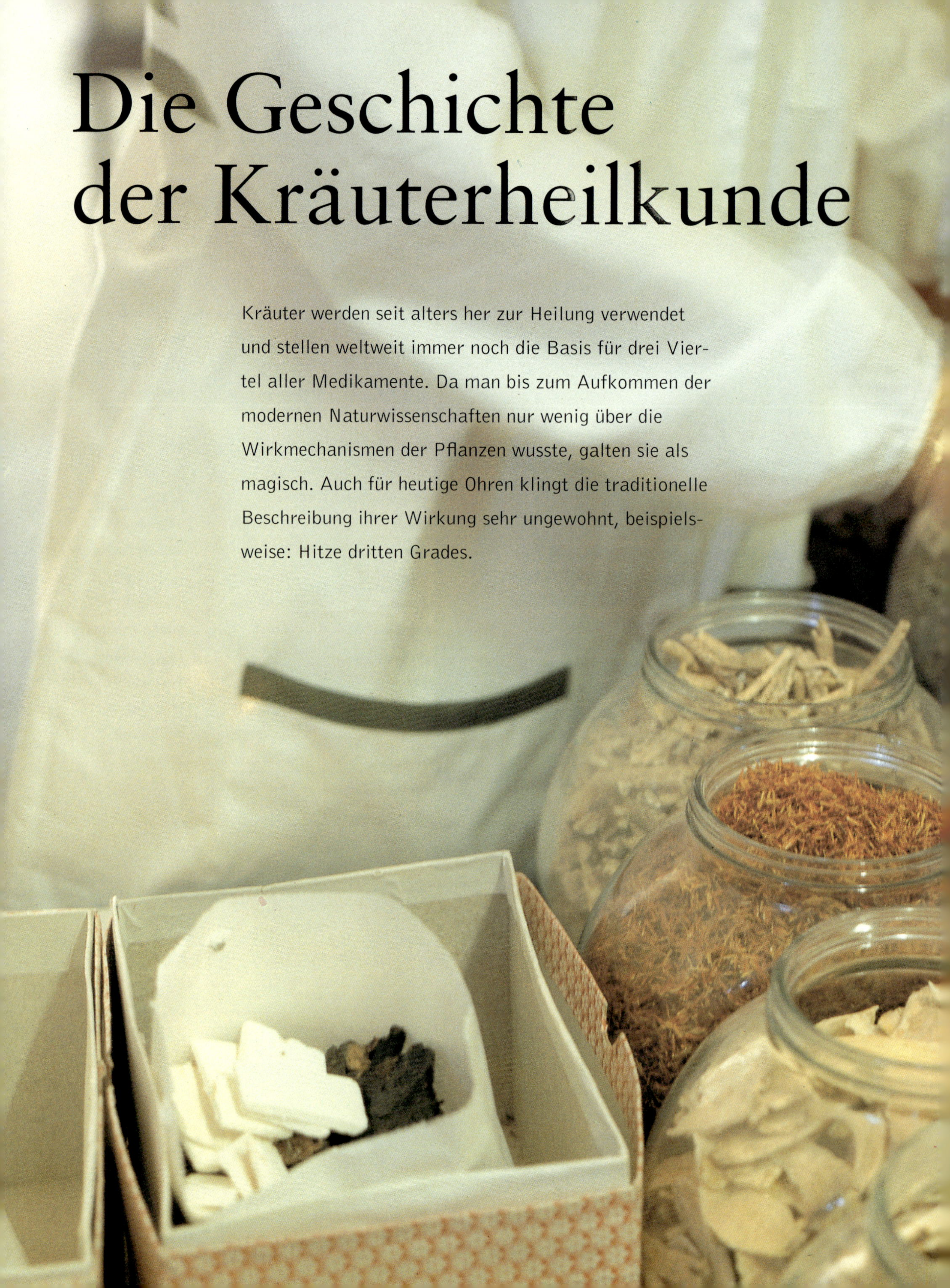

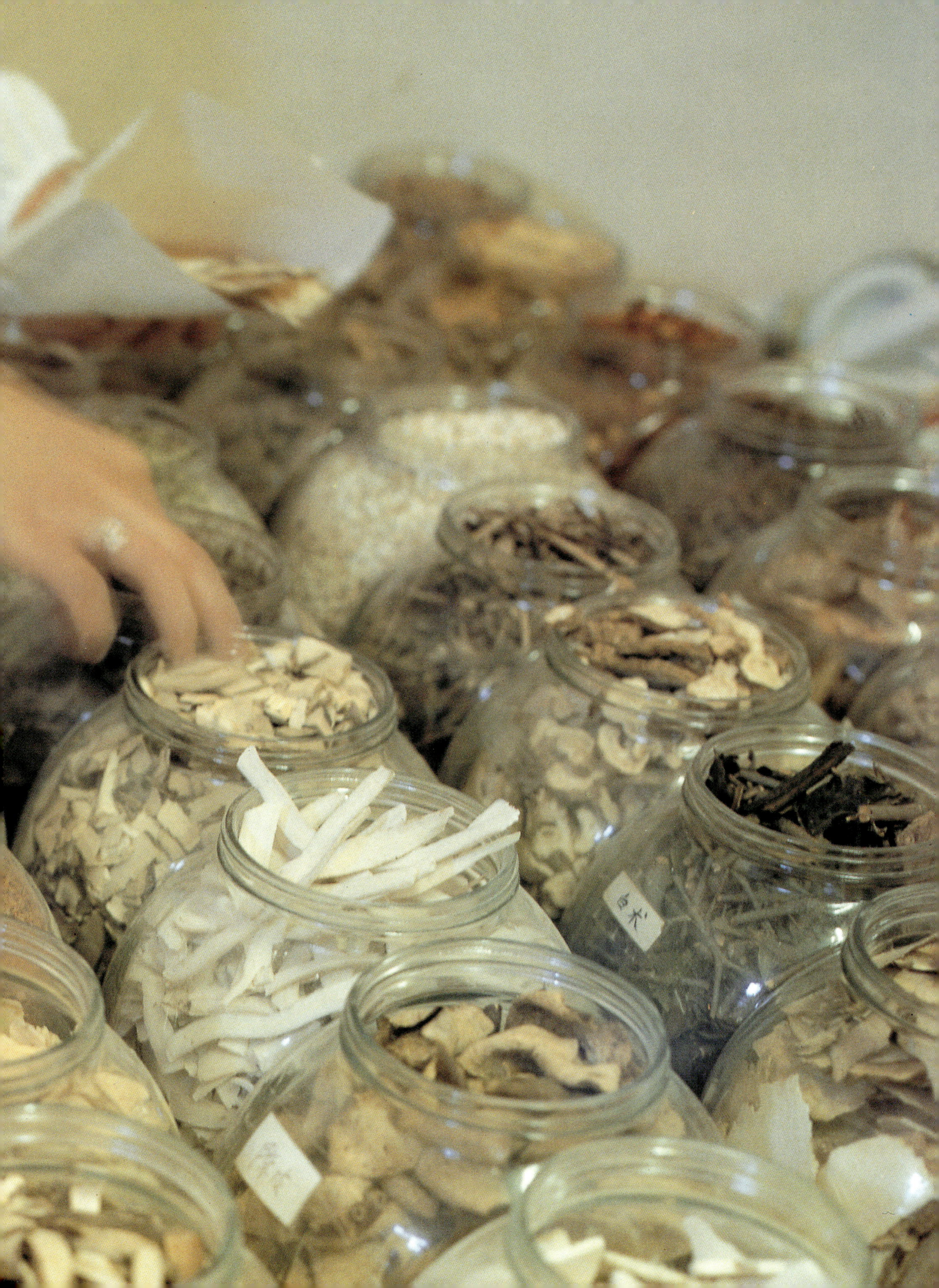
白术

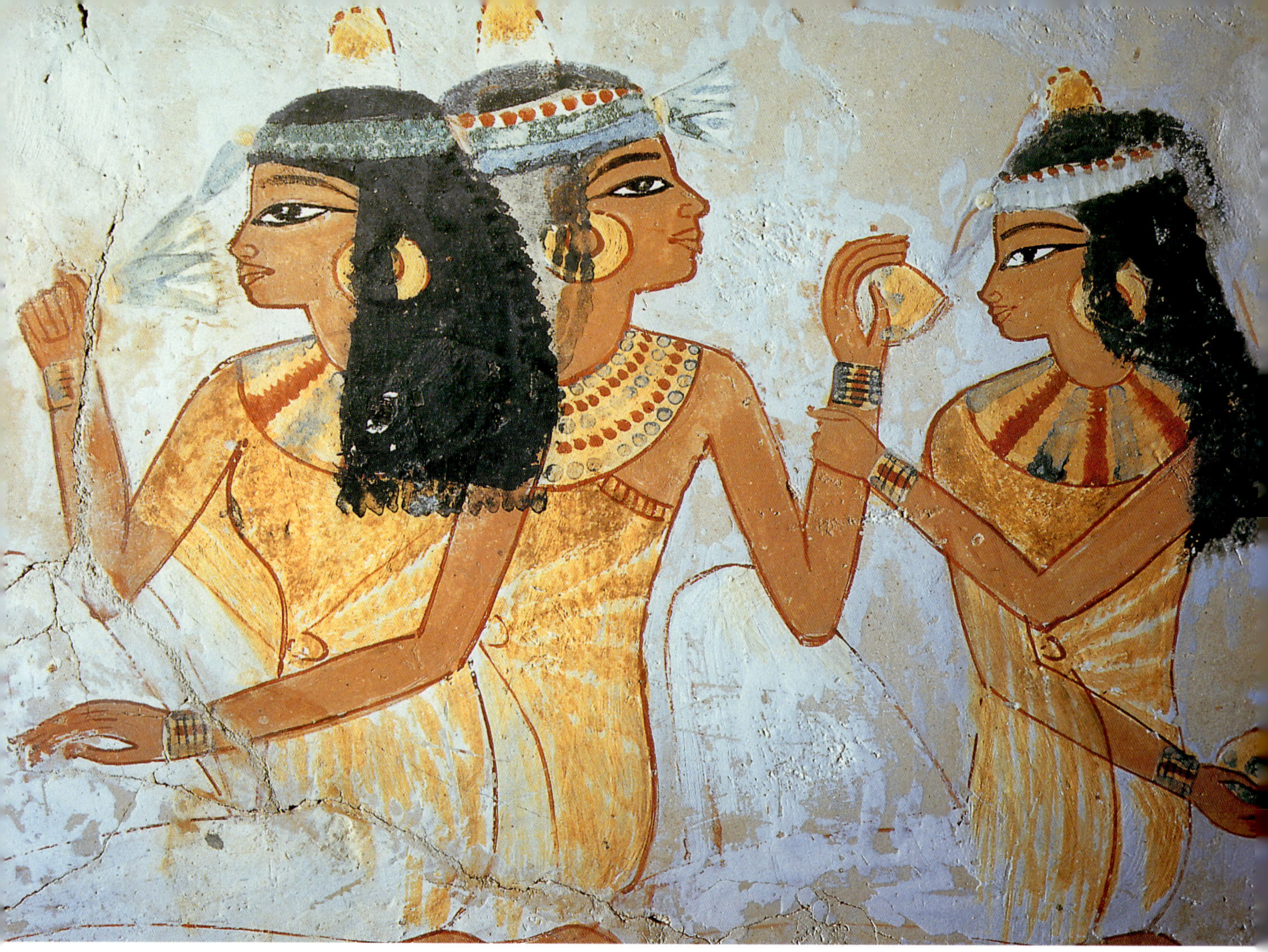

In der Geschichte verwurzelt

Auch wenn wir uns im Westen an eingeschweißte Tabletten und starke synthetische Medikamente gewöhnt haben, sind Heilpflanzen immer noch für zwei Drittel der Weltbevölkerung die einzige Medizin und bilden ferner die Grundlage für viele bekannte Arzneimittel. Viele dieser Heilpflanzen werden seit Jahrtausenden verwendet.

Die Anfänge

Pflanzen wurden seit den Anfängen der menschlichen Zivilisation als Medizin und als Nahrung geschätzt und angebaut. Man fand Schafgarbe- und Eibischsamen unter den Grabgeschenken in den Grabstätten früher Neandertaler. Und Spuren von Meerträubel – eine chinesische Heilpflanze, die zur Behandlung von Asthma verwendet wird und die Grundlage des heutigen Medikaments Ephedrin bildet – wurden in 60.000 Jahre alten irakischen Gräbern gefunden.

Über die damalige Verwendung der Heilpflanzen können wir heutzutage nur Vermutungen anstellen, aber es ist offensichtlich, dass die Völker die Pflanzen schätzten. Zu den ältesten erhaltenen Kräutermanuskripten im Westen zählen ägyptische Papyrusrollen aus der Zeit um 1500 v. Chr. Die chinesische Tradition geht auf den legendären Kaiser Shen Nung zurück, der ungefähr um 2000 v. Chr. gelebt hat.

Viele Heilkräuter, die in diesen Überlieferungen erwähnt sind, werden noch heute in sehr ähnlicher Weise eingesetzt. Die Assyrer verwendeten beispielsweise die adstringierenden Akazienblätter *(Acacia nilotica)* als Wundkraut zum Stillen von Blutungen, während Mönchspfeffer bei Menstruationsbeschwerden verabreicht wurde. Heute wissen wir, dass Mönchspfeffer eine starke Wirkung auf die weiblichen Hormone hat. Zur Zeit von Ramses III. (um 1200 v. Chr.) wurde Hanf *(Cannabis sativa)* bei Augenleiden verwendet und auch heute nimmt man ihn noch bei Grünem Star. Wermut wurde nicht nur wie heutzutage gegen Darmparasiten empfohlen, sondern auch gegen »Schmerzen teuflischen Ursprungs«.

Die ersten Ärzte waren häufig Priester. Diese Verbindung trifft man auch heutzutage noch in vielen traditionellen Kulturen an. Der Schamane oder Medizinmann verbindet Beschwörungen, Kräuter und Trancezustände und versucht, Kontakt zu den Geistern aufzunehmen, damit das, was dem Patienten Schmerzen oder Pein zufügt, verschwindet. Diese Trancezustände werden häufig durch halluzinogene Kräuter unterstützt, beispielsweise die so genannten Mescalbuttons *(Lophophora williamsii)* der mexikanischen Schamanen oder der von sibirischen Heilern verwendete Fliegenpilz *(Amanita muscaria).*

Auch im Westen war diese enge Verbindung zwischen Religion, Ritual und Heilmitteln bis in das Mittelalter weit verbreitet. Viele überlieferte Heilmethoden verbanden Gebet und Ritual mit einer geeigneten Kräutermischung, und klösterliche Kräutergärten bildeten die Grundlage für die Gesundheitsversorgung.

Signaturenlehre

Während die moderne Wissenschaft heutzutage die Wirkstoffe einer Pflanze identifizieren kann, mussten unsere Vorfahren Kräuter ausprobieren. Der Überlieferung nach soll Shen Nung in China das Tee trinken erfunden haben, nachdem Blätter des Teestrauches *(Camellia sinensis)* zufällig in einen Topf mit kochendem Wasser fielen, der unter dem Strauch stand.

Die Erkennung von Heilkräutern wurde durch die Signaturenlehre erleichtert. Sie besagt, dass das Aussehen einer Pflanze Hinweise auf ihre therapeutische Wirkung gibt. Gelbe Blüten beispielsweise wiesen darauf hin, dass die Pflanze bei Leberbeschwerden helfen kann, da sich bei Gelbsucht die Haut und das Weiße der Augen gelblich verfärbt. Die knotigen Wurzeln des Scharbockskrauts *(Ranunculus ficaria)* erinnerten an Hämorrhoiden, und die Pflanze wurde dagegen verwendet. Viele dieser Signaturen haben eine gewisse Gültigkeit: Löwenzahn und Frauenflachs *(Linaria vulgaris)* blühen gelb und sind als gute Lebermittel bekannt, und Scharbockskraut hilft tatsächlich bei Hämorrhoiden.

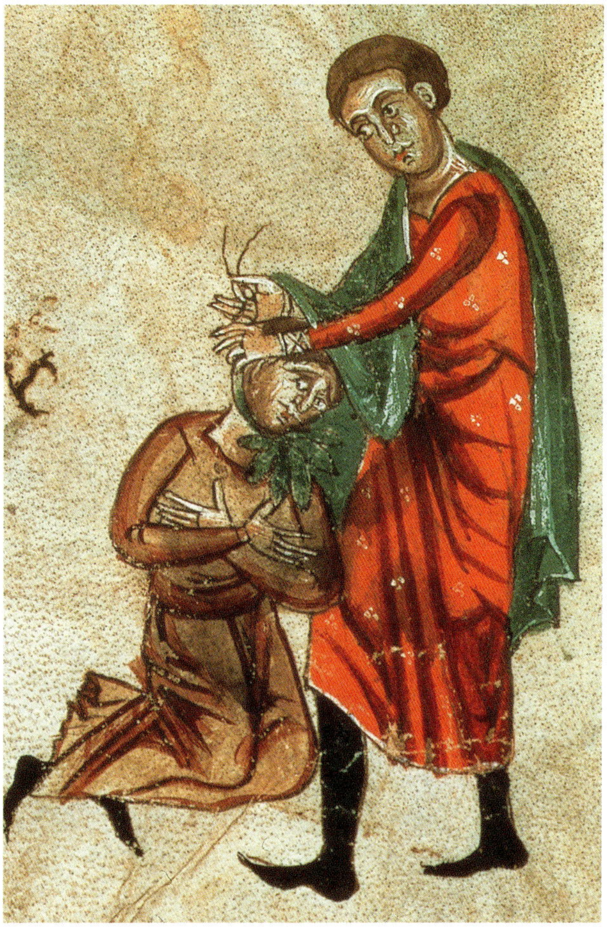

Gegenüberliegende Seite
Die ersten Überlieferungen über die Verwendung von Kräutern stammen aus Ägypten, wo Priester gleichzeitig Ärzte waren. Auf dieser Wandzeichnung (um das 15. Jahrhundert v. Chr.) gibt eine Frau der anderen eine Zauberwurzel.

Oben
Ein italienischer Arzt behandelt auf dieser Abbildung aus der ersten Hälfte des 13. Jahrhunderts die Kopfschmerzen seines Patienten mit Wegerichwurzeln. Kräuter wie diese werden auch heutzutage noch verwendet.

Im Westen wird die Signaturenlehre gelegentlich Paracelsus (1493–1541) zugeschrieben, einem bekannten Arzt und Alchimisten. Doch ähnliche Theorien findet man weltweit in fast jeder traditionellen Kultur. In China wird beispielsweise die Rinde des Zimtbaumes *(Cinnamomum cassia)* als wärmendes Mittel bei Frösteln und Erkältungen empfohlen. Hat man jedoch Kältetaubheit und -kribbeln an Fingern oder Zehen, benötigt man Äste vom Ende der Zimtzweige, so dass die Hitze in die Peripherie des Körpers geleitet wird.

Auf den Spuren Galens

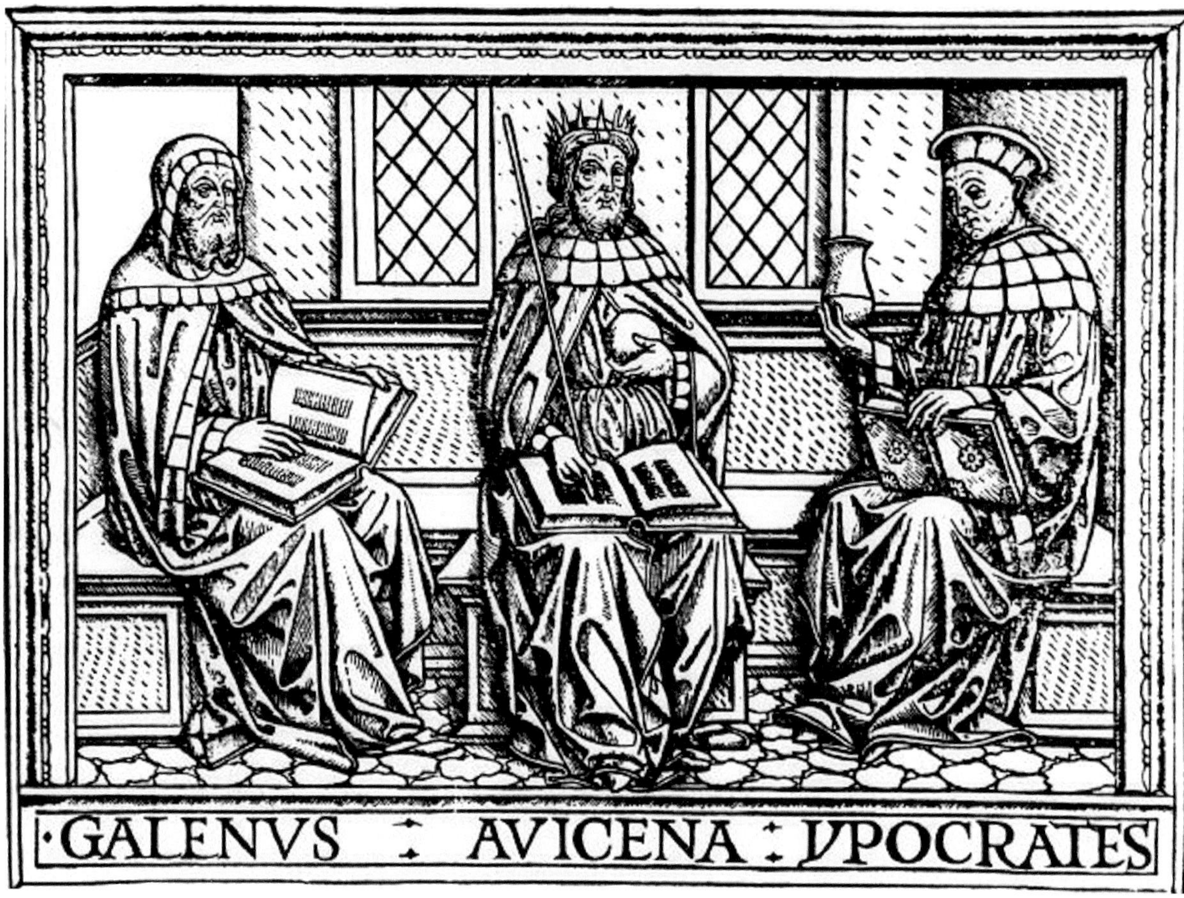

Die westlichen Heilpflanzen lassen sich bis zu den Alten Griechen und Römern zurückverfolgen; ihre Ursprünge basieren auf Traditionen aus der Zeit des Hippokrates (5. Jahrhundert v. Chr.). Sowohl die Verwendung von Kräutern als auch die vertretenen Ansichten über die Gesundheit blieben über 2000 Jahre unverändert, bis sich im 17. Jahrhundert die moderne Anatomie und Physiologie herausbildeten.

Griechische Medizin

Die traditionelle westliche Medizin wird häufig nach dem griechischen Arzt Claudius Galenicus (geboren 131 n. Chr., auch unter dem Namen Galen bekannt) als Galenismus bezeichnet. Die Griechen glaubten, dass alles aus vier Elementen aufgebaut wurde – Erde, Luft, Feuer und Wasser. Das Wesen dieser Elemente beeinflusste die Jahreszeiten und alle Lebewesen; die Elemente besaßen gleichzeitig charakteristische Grundeigenschaften: heiß oder kalt, trocken oder feucht. Sie regulierten auch die vier lebenswichtigen »Humores« (Körpersäfte). Nach antiker Überzeugung hing die Gesundheit davon abhing, dass diese Körpersäfte – Blut, Schleim, gelbe Galle und schwarze Galle – im Gleichgewicht waren.

Die Humores waren nach damaliger Auffassung auch entscheidend für Gefühle und die Persönlichkeit. Depression und Traurigkeit wurden beispielsweise dem melancholischen Temperament zugeschrieben, bei dem schwarze Galle überwog. Um die Stimmung zu verbessern, musste man die schwarze Galle mit Heilmitteln wie Alexandriner-Senna *(Senna alexand-*

rina), Feigen oder Süßholz »reinigen«, die allesamt heute als starke Abführmittel gelten. Ebenso wie den Elementen waren den Humores Temperatur und Feuchtigkeit zugeordnet und sie konnten durch Kräuter ausgeglichen werden, die entgegen gesetzte Eigenschaften besaßen. Schleim galt als kalt und feucht, deshalb wurden heiße und trockene Kräuter wie Anissamen *(Pimpinella anisum)* und Holunderblüten bei Husten mit starkem Auswurf und wässrigem Katarr verwendet.

Arabische Einflüsse

Nach dem Untergang Roms im Jahre 410 n. Chr. gingen viele der griechischen Texte im westlichen Europa verloren und überlebten nur im Osten. Während des frühen Mittelalters in Europa wurden die Theorien Galens von Generationen arabischer Gelehrter übernommen und weiterentwickelt. Der bekannteste dieser Gelehrten war vermutlich Avicenna (gestorben 1037), dessen *Canon Medicinae* über das maurische Spanien nach Westeuropa gelangte. Er spielte eine wichtige Rolle bei der Wiedereinführung der Galenischen Theorien an den frühen medizinischen Schulen in Salerno und Montpellier.

Wie die Lehren Galens verbindet die muslimische Unani-Medizin Lebensweise und Persönlichkeit mit den Humores und Grundeigenschaften, die als »Khawas« bezeichnet werden. Ein falsches Verhältnis der Aktivitäten und Emotionen führt zu Khawa-Ungleichgewichten, was die Humores durcheinander bringt und zu Krankheit führt.

Die Gewürz- und Seidenstraßen

Während arabische Gelehrte am Galenismus festhielten, brachten arabische Kaufleute viele neue und exotische Heilmittel in den Westen. Der europäische Handel mit Indien und China reicht bis in römische Zeiten zurück, doch ab dem 9. Jahrhundert kontrollierten die Araber die Gewürzrouten, und die Händler konnten hohe Preise für Luxusgüter wie Muskatnuss, Gewürznelken und Ingwer verlangen.

Diese Kräuter wurden von den Heilkundigen des Mittelalters sehr geschätzt. Hildegard von Bingen (1098–1179) beispielsweise verwendete Heilpflanzen wie Galgant, der aus China und Vietnam stammt. Sie behandelte mit dieser Pflanze Herzbeschwerden wie Angina pectoris, und auch heutzutage wird die Pflanze noch dagegen verwendet. Zur damaligen Zeit kam Galgant über die alten Seidenstraßen aus Asien; heute kann man Galgantwurzeln in der Kräuterecke gut bestückter Supermärkte sowie in Asienläden kaufen.

Ein weiteres verbreitetes asiatisches Kraut war Rhabarber, der in China unter dem Namen Da Huang oder aufgrund der auffälligen Färbung seiner Wurzel als »Kräftiges Gelb« bekannt ist. Im Osten wie im Westen hat man ihn lange zur Behandlung chronischer Verstopfung verwendet. Die Pflanze, die sich von der Gartensorte unterscheidet, wird manchmal auch als Türkischer Rhabarber bezeichnet. Dies geht auf die lange Reise der Wurzel durch Kleinasien und die irrtümliche Auffassung zurück, dass sie tatsächlich aus der Türkei stamme.

Gegenüberliegende Seite *Auch wenn sie in unterschiedlichen Jahrhunderten lebten, repräsentiert das hier abgebildete Triumvirat aus Galen, Avicenna und Hippokrates eine durchgehende Linie im traditionellen kräuterkundlichen Ansatz der westlichen Medizin. Im 17. Jahrhundert änderte sich die Behandlung aufgrund der wissenschaftlichen Entdeckungen.*

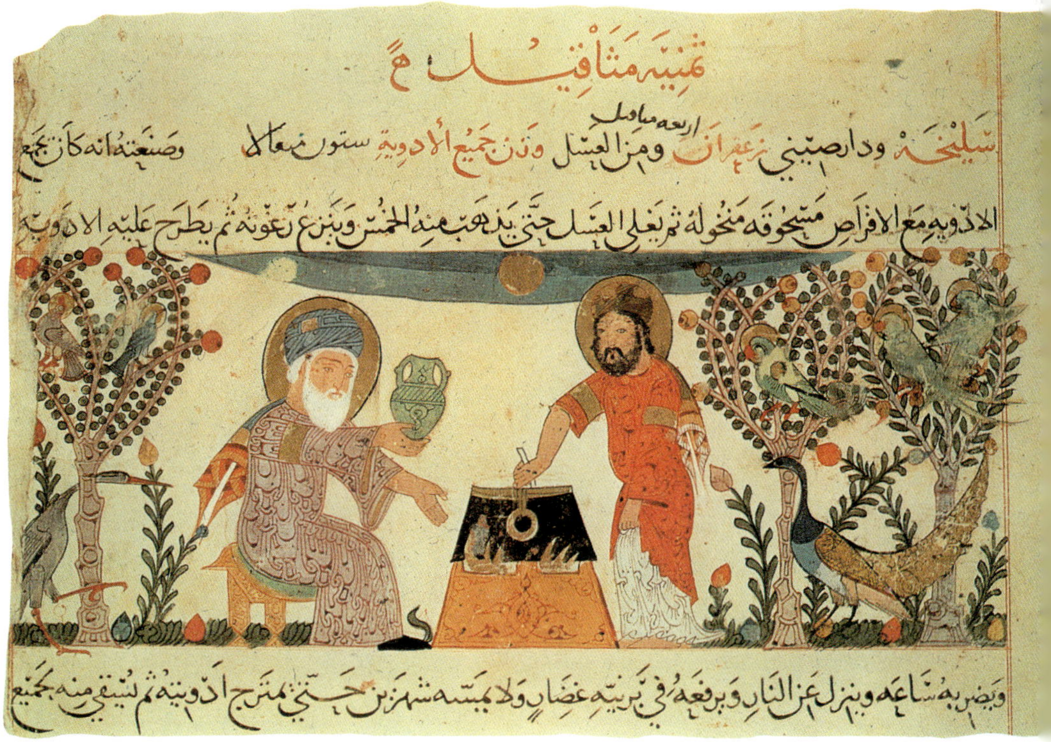

Rechts *Auf dieser persischen Abbildung wird ein König mit Kräutern gegen Lepra behandelt. Verglichen mit heutigen Operationstechniken handelte es sich um einen sehr primitiven chirurgischen Eingriff.*

Mythen und Geheimnisse

Kräuter sind seit jeher die Medizin des Volkes – traditionelles Heilwissen wurde von der Mutter an die Tochter überliefert oder von intuitiven Heilern verwendet. Früher galten ihre Eigenschaften als magisch, und im Laufe der Jahrhunderte haben sich zahlreiche Mythen und Legenden um die Heilkräuter gerankt.

Frühe Mythen

Die meisten Menschen, denen biochemisches und pharmakologisches Wissen fehlte, konnten die Heilwirkung vieler Kräuter nur als Magie verstehen. Krankheiten galten als Machwerk des Teufels; die Traditionelle Chinesische Medizin spricht immer noch von den »Sechs Übeln«, die Krankheiten verursachen – Wind, Glut, Kälte, Trockenheit, Feuchtigkeit und Sommerhitze. Die Angelsachsen führten Krankheiten auf »Elfen-Pfeile« und »fliegende Gifte« zurück.

Man glaubte, dass die Kräuter, mit denen man diese Beschwerden behandelte und die man heutzutage als entzündungshemmend und antibakteriell beschreiben würde, magische Eigenschaften besaßen, und durch komplizierte Rituale sollte ihre Wirkung noch verstärkt werden.

Alant, den man hauptsächlich gegen Husten und als Tonikum nach einer Erkältung einsetzt, war bei »Elfen-Pfeilen« das Mittel der Wahl. In dem Buch *Leech Book of Bald,* das um

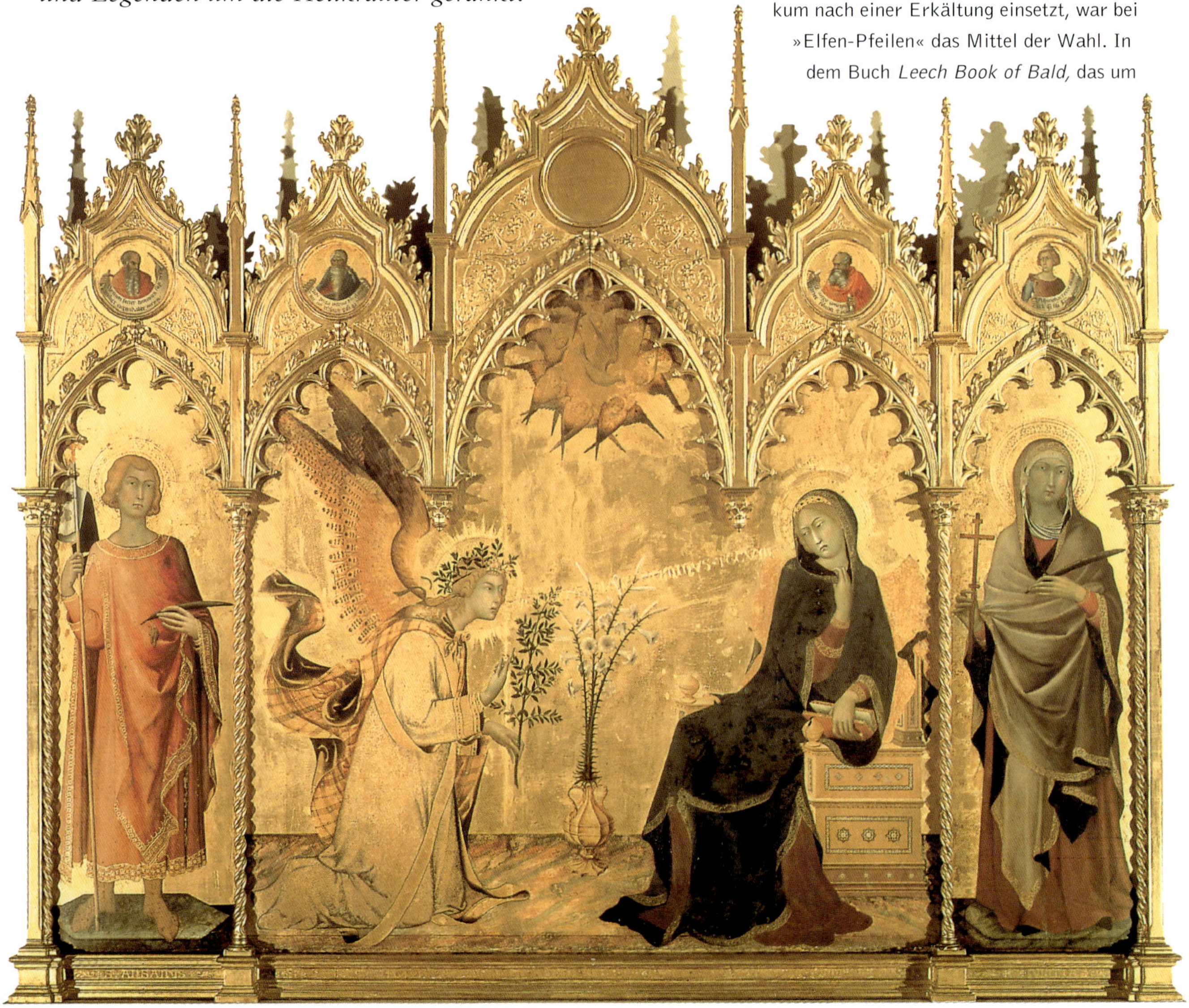

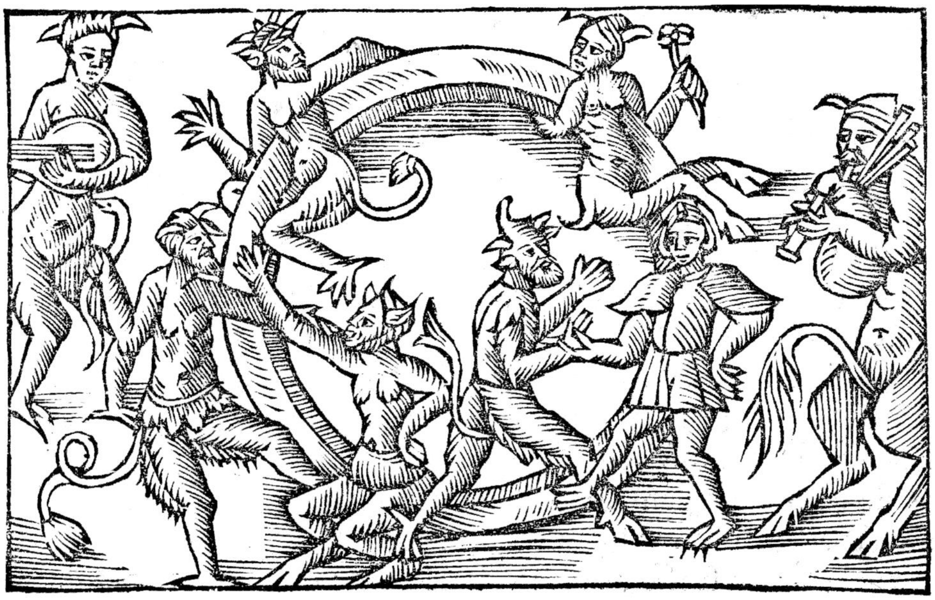

Ganz links
Auf dieser Abbildung aus dem 14. Jahrhundert des italienischen Malers Simone Martini, die Mariä Verkündigung darstellt, reicht der Engel der Jungfrau Maria eine Madonnalilie. Aus dem heidnischen Symbol wurde ein christliches.

Links
Kräuterheilkunde und Volksmedizin wurden häufig mit Hexenzauber verbunden, wie man auf dieser schwedischen Abbildung aus dem 16. Jahrhundert erkennen kann.

das 9. Jahrhundert vermutlich von einem Arzt im Auftrag von Alfred dem Großen geschrieben wurde, wurde Kranken empfohlen, Alantwurzeln an »einem Donnerstag Abend zu suchen, nachdem die Sonne untergegangen ist«. Ferner sollten sie vor der Pflanze das Lied »Benedikt und Pater Noster« singen. Am nächsten Morgen konnte man die Wurzel ausgraben und die Pflanze für eine gewisse Zeit unter einen Altar legen. Nach weiteren Gebeten wurde daraus ein Tee bereitet und getrunken.

Überbleibsel dieser Traditionen haben sich in vielen Gegenden bis in die jüngste Vergangenheit erhalten – die manchmal etwas ungewöhnlichen Hausmittel alter Frauen sind dafür ein Indiz.

Hexenzauber

Aufgrund ihrer Verbindung mit vorchristlichen Religionen haben viele Kräuter möglicherweise selbst heute noch Namen, die auf Hexenzauber und alte Kulte hinweisen. Königskerze wird auch als »Deiwelskerz« bezeichnet, Fingerhut *(Digitalis purpurea)* als »Hexeblumm« und Hirtentäschelkraut als »Großes Hexenkraut«. Einige dieser alten heidnischen Verbindungen wurden in die christliche Lehre übernommen. Bei den Römern war die Madonnalilie der Göttin Juno gewidmet; dieser Symbolismus wurde von den frühen Christen auf die Jungfrau Maria übertragen. Anderen Pflanzen wurde dieses Glück nicht zuteil. Man verband sie mit Wahrsagerei und den Geheimnissen des Teufels. John Gerard warnte in seinem großen Kräuterbuch aus dem Jahr 1597 beispielsweise, dass »viele Geschichten über Eisenkraut, die alte Kräuterweiber erzählten, von Hexerei und Zauberei handelten«. Für die Druiden war Eisenkraut jedoch eine heilige Pflanze, die in zahlreichen Ritualen verwendet und zu bestimmten Zeiten in Abhängigkeit von der Sternenkonstellation gesammelt wurde. Die Römer nannten es »Kraut der Anmut«; sie gaben es Gesandten in Kriegszeiten mit, damit sie gesund zurückkehrten. Heutzutage verwendet man Eisenkraut für unterschiedliche Nerven- und Verdauungsbeschwerden mit oder ohne die entsprechenden Rituale.

Pflanzen wie die Schwarze Tollkirsche *(Atropa belladonna)*, Stechapfel und Bilsenkraut *(Hyoscyamus niger)* werden in Europa schon lange mit Hexen in Verbindung gebracht. Diese Pflanzen besitzen halluzinogene Eigenschaften und man glaubte, dass Hexen aus diesen Kräutern »Flugsalben« herstellten, die sie in ihre Haut massierten, wodurch sie in Trance verfielen und fliegen konnten – wie es bei südamerikanischen Schamanen noch heute verbreitet ist.

Überlebende Traditionen

Selbst vertraute Heckenpflanzen haben ihre Legende. Holunder galt früher als Arzneischrank der Natur, da jeder Teil des Strauches eine therapeutische Wirkung besitzt. Rinde und Wurzeln sind kräftige reinigende Abführmittel, die bei der Behandlung der Humores beliebt waren; die Blätter ergeben eine traditionelle »grüne Salbe« für Prellungen und kleinere Wunden; die Blüten lindern Erkältungen, Katarr und Fieber, während aus den Früchten Marmelade und Wein hergestellt wird – im Winter eine ergiebige Quelle für Vitamine und Mineralstoffe.

Kein Wunder also, dass der Baum als magisch galt. In ländlichen Regionen Großbritanniens konnte man noch bis in die 1930er Jahre beobachten, dass ältere Herren vor dem Baum den Hut zogen.

Impulse aus der Neuen Welt

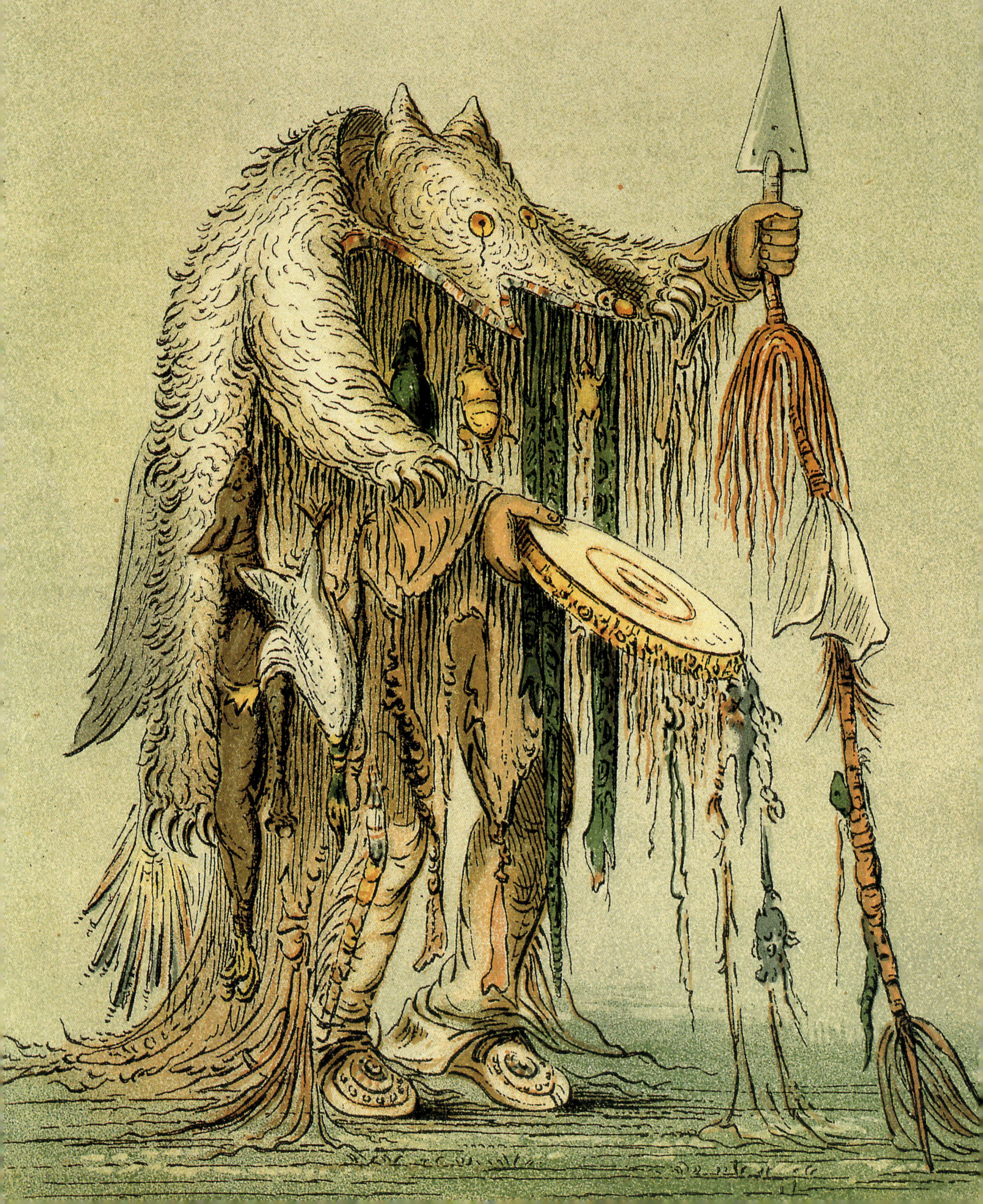

Die ersten Siedler Amerikas entdeckten eine Fülle neuer Heilpflanzen, die sie zu ihren traditionellen Mitteln hinzufügten. Viele zählen heute zu den beliebtesten Heilpflanzen der Alten Welt. Und mit Pflanzen wie Guarana und Una de Gato aus Südamerika kommen immer noch neue Heilpflanzen hinzu.

Der nordamerikanische Einfluss

Die europäischen Siedler hatten ihre beliebtesten Heilkräuter wie etwa Wegerich im Gepäck; er wurde später auch als »Fuß des weißen Mannes« bezeichnet, weil er sich parallel zu den Siedlern ausbreitete. Die Siedler übernahmen aber auch einen Teil der indianischen Heilkunst. Kräuter wie Wasserdost, Sonnenhut *(Echinacea),* Kanadische Gelbwurzel, Aufgeblasene Lobelie *(Lobelia inflata),* Gelbholzbaum *(Zanthoxylum americanum),* Knollige Seidenpflanze *(Asclepias tuberosa)* und Amerikanischer Ginseng *(Panax quinquefolius)* wurden schon bald in traditionellen europäischen Heilmitteln berücksichtigt.

Bei der Heiltradition der Indianer spielten Schamanen – wie noch heute in Südamerika – eine wichtige Rolle; gewöhnlich bestand die Heilung aus einer Mischung von Ritualen, Seelenwanderung und Kräuterheilmitteln, von denen viele sehr kompliziert waren.

Für viele Indianerstämme war der Heilungsprozess mit langen Aufenthalten in »Schwitzhütten« verbunden. Ende des 18. Jahrhunderts berücksichtigte der Kräuterheilkundige Samuel Thomson aus New Hampshire diese einfache Technik in seinem *Improved System of Botanic Practice of Medicine* – eine Kombination aus Handbüchern und Patentrezepten, die in Amerika Anfang des 19. Jahrhunderts große Verbreitung fand. Kernaussage von Thomsons Theorie war, dass »alle Krankheiten durch Kälte hervorgerufen werden«, was angesichts der bitterkalten Winter Neuenglands durchaus zutreffend sein mag. Seine Behandlungsmethoden umfassten die umfangreiche Verwendung von Diaphoretika (schweißtreibende Mittel) wie Cayennepfeffer und Pfeffer, um das Schwitzen zu fördern, sowie zahlreiche Dampfbäder, durch die die Wirkung der indianischen Schwitzhütten nachempfunden werden sollte. 1838 brachte Dr. Albert Isaiah Coffin, ein Anhänger Thomsons, diese Theorie nach Großbritannien. Hauptsächlich aufgrund der Industriellen Revolution war die Kräuterheilkunde, die in der Landbevölkerung von Generation zu Generation überliefert wurde, etwas in Vergessenheit geraten. Coffins System wurde insbesondere von den Armen in den neuen Industriestädten begeistert aufgenommen. Seitdem ist die Verwendung von amerikanischen Kräutern in der britischen Kräuterheilkunde nicht mehr wegzudenken. Allerdings sind diese Kräuter im restlichen Europa relativ unbekannt, da kräuterkundliche Ärzte aus Amerika niemals hierher vordrangen.

Einigen nordamerikanischen Kräutern gelang allerdings der Sprung über den Kanal, allen voran Echinacea, eine Pflanze, die in den 1930er Jahren in Deutschland intensiv erforscht wurde. Inzwischen weiß man, dass es sich bei Echinacea um ein kräftiges antibakterielles, antivirales und antimykotisches Mittel handelt, das bei der Behandlung zahlreicher Infektionen von großem Wert ist.

Links
Die Heiltradition der Indianer basierte auf Ritualen, Geistern und Kräutern. Auf dieser Abbildung aus dem 19. Jahrhundert trägt der Schamane ein Wolfsfell und hält ein Tamburin.

Neulinge aus dem Süden

Exotische Kräuter aus dem Regenwald des Amazonas werden heutzutage vielerorts in Apotheken und Naturkostläden angeboten. Aphrodisiaka wie Catuaba *(Anemopaegma arvense),* Tonika wie Guarana *(Paullinia cupana)* und »Allheilmittel« wie Una de Gato *(Uncaria tomentosa)* gehören zu den vielen Kräutern, die als Pastillen und Extrakte für die regelmäßige und leichte Einnahme angeboten werden.

Die Wirkung dieser Kräuter ist nicht immer vollständig bekannt und ihre moderne Verwendung unterscheidet sich häufig stark von ihrer traditionellen. Una de Gato wird beispielsweise von einigen Stämmen des Amazonas zur Empfängnisverhütung genommen; andere verwenden die Pflanze bei Rheuma, Magengeschwüren, Ruhr und Darmparasiten. Seit kurzem werden Extrakte der Pflanze zur Krebsbehandlung eingesetzt, weshalb das Kraut im Westen häufig als Tonikum, Stimulans des Immunsystems und zur Krebsprävention vermarktet und häufig in wesentlich höheren Dosen genommen wird als der eigentliche Extrakt.

Viele dieser Kräuter werden in der Natur gesammelt. Man bezeichnet dies als »Wildsammlung« im Unterschied zu kommerziell angebauten Heilpflanzen. Dies führt zu extremen Engpässen und langfristig zur Gefahr der Ausrottung dieser Arten. In Nordamerika zählt die Kanadische Gelbwurzel, die sich nur sehr schwer anbauen lässt, bereits zu den bedrohten Arten, und die gesteigerte Nachfrage nach Una de Gato führte in letzter Zeit zu einer nachhaltigen und massiven Schädigung des Regenwalds.

Ein Hauch östlicher Magie

Der Osten hat seit langem einen wichtigen Einfluss auf die westliche Kräuterheilkunde. Seit der Antike werden exotische Gewürze über die Gewürz- und Seidenstraßen gebracht und heutzutage zählen sowohl die Traditionelle Chinesische Medizin als auch Ayurveda zu den beliebtesten alternativen Therapien.

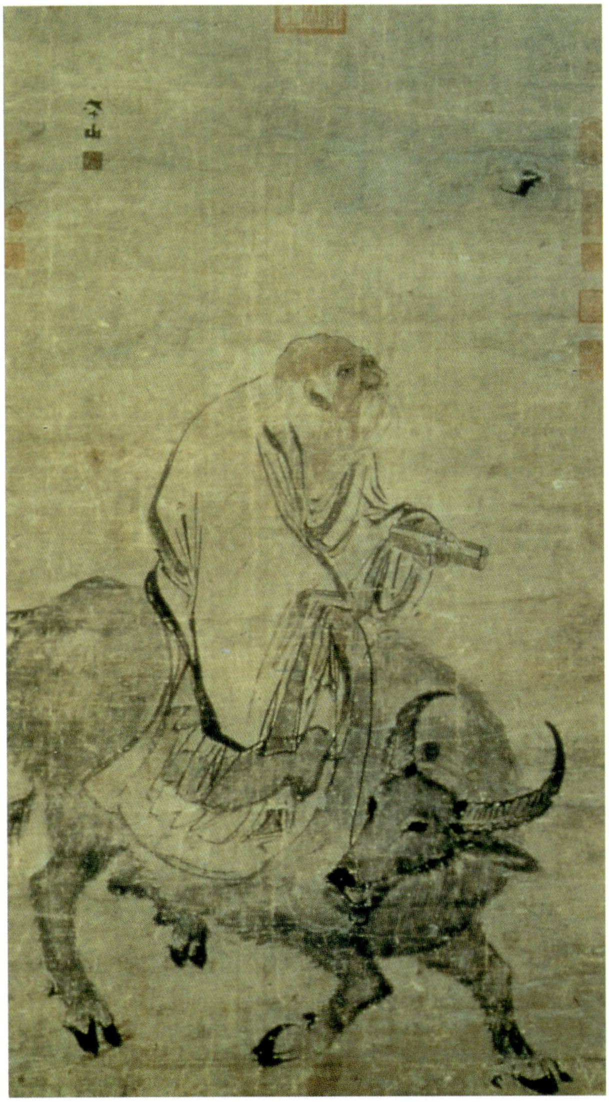

Das Gleichgewicht zwischen *Yin* und *Yang*

In der traditionellen chinesischen Weltauffassung wurde wie im griechischen Altertum alles auf Grundelementen – hier sind es fünf – aufgebaut: Erde, Metall, Wasser, Holz und Feuer. Wie die griechischen Humores bestimmten diese Elemente ebenfalls das körperliche Wohlbefinden und »Gleichgewicht«. Die Theorie reicht mindestens 4000 Jahre zurück in die Zeit von Chinas legendären Kaisern Shen Nung und dem Gelben Kaiser, Huang-Ti, die die Medizin begründet haben sollen.

Wie im Westen war die Medizin um 2000 v. Chr. eng mit der Religion verknüpft. Shen Nung und Huang-Ti waren Taoisten und viele frühe chinesische Kräuterbücher und medizinische Texte (beispielsweise *Huang-ti nei-ching* oder *Des gelben Kaisers Klassiker des Inneren*) sind reich an spiritueller Weisheit. Der Taoismus ist eine Lebensform, die Wohlstand, ein langes Leben und sogar Unsterblichkeit durch Tugenden erreichen möchte, was für die Anhänger Einklang mit der Natur innerhalb und außerhalb der eigenen Person bedeutet. Kräuter, insbesondere kräftige Tonika wie der Reishi-Pilz, sollen die Einhaltung dieser Tugenden erleichtern und dadurch zu einem langen, glücklichen Leben führen.

Taoismus legt ferner großen Wert auf Gegensätze – Schönheit existiert nur, weil es Hässlichkeit gibt – woraus sich die Theorie von *Yin* und *Yang* entwickelte, die auch in der Traditionellen Chinesischen Medizin wichtig ist. *Yin* und *Yang* sind zwei Aspekte des Ganzen – hell und dunkel, männlich und weiblich, heiß und kalt usw. Diese Kräfte haben auch Einfluss auf die menschliche Gesundheit, und jedes der fünf Körpersysteme (Fünf-Elementen-Lehre) muss im Gleichgewicht gehalten werden. Bei zu viel *Yang* wird das Organ überstimuliert, überheizt und kann austrocknen; bei zu viel *Yin* können kalte, feuchte Krankheitssymptome auftreten.

Während die westlichen Traditionen verloren gingen, hat die chinesische Gesellschaft immer den Status quo bevorzugt und Veränderungen in Bezug auf die Heilkunde nicht gefördert. Die Folge davon ist eine fast ununterbrochene Heiltradition, die langsam erweitert und verfeinert wurde, bei der aber die Grundprinzipien, die vor über 4000 Jahren erkannt wurden, unverändert blieben. Viele chinesische Kräuter werden immer noch in genau derselben Weise verwendet, wie von Shen Nung beschrieben und die Diagnosetechniken spiegeln die Lehren des Gelben Kaisers wider.

Chinesische Rezepturen sind ebenfalls festgelegt und Medizinstudenten müssen Tausende Standardrezepte zur Behandlung verschiedener Krankheitssymptome der Traditionellen Chinesischen Medizin, die immer durch Ungleichgewichte zwischen *Yin* und *Yang* oder den fünf Elementen charakterisiert sind, auswendig lernen.

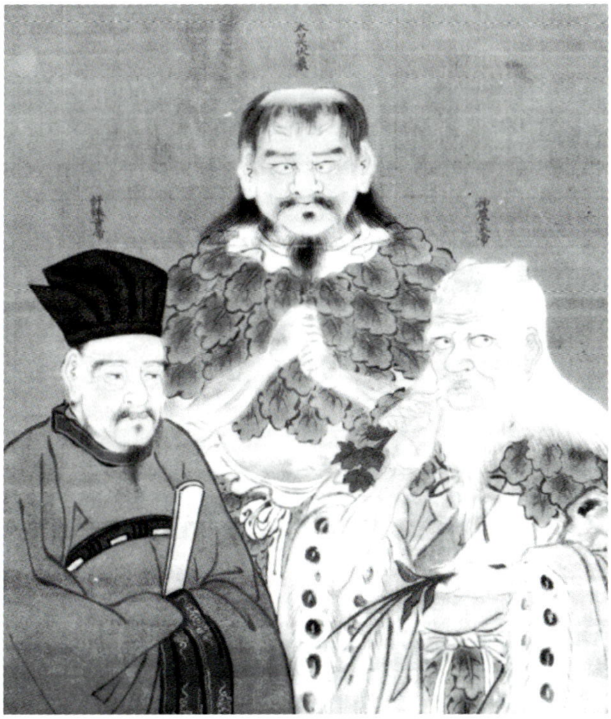

Gegenüberliegende Seite
Die taoistische Tradition wie sie von dem großen chinesischen Philosophen Laotse (um 604–531 v. Chr.) vertreten wurde, der hier seinen Ochsen reitet, gab den Auffassungen über Gesundheit eine spirituelle Dimension. Wohlbefinden wurde als Gleichgewicht zwischen Yin, Yang und den fünf Elementen gesehen; Krankheit ist Folge eines Ungleichgewichtes, das mit Heilpflanzen behandelt werden muss.

Links
Das chinesische Gegenstück zu Hippokrates, Galen und Avicenna sind die auf dieser Papierrolle abgebildeten drei legendären Kaiser Fu Hsi, Shen Nung und Huang-Ti, die die Medizin begründet haben sollen. Die Chinesen halten sich immer noch an Techniken und Behandlungsmethoden, wie sie in über 4000 Jahre alten Texten wie »Des gelben Kaisers Klassiker des Inneren« beschrieben wurden.

Unten
Dieses Diagramm, das die Anordnung der Leitbahnen der inneren Organe und des Verdauungssystems zeigt, stammt aus frühen medizinischen Schriften der Han-Dynastie (200 v. Chr.–220 n. Chr.).

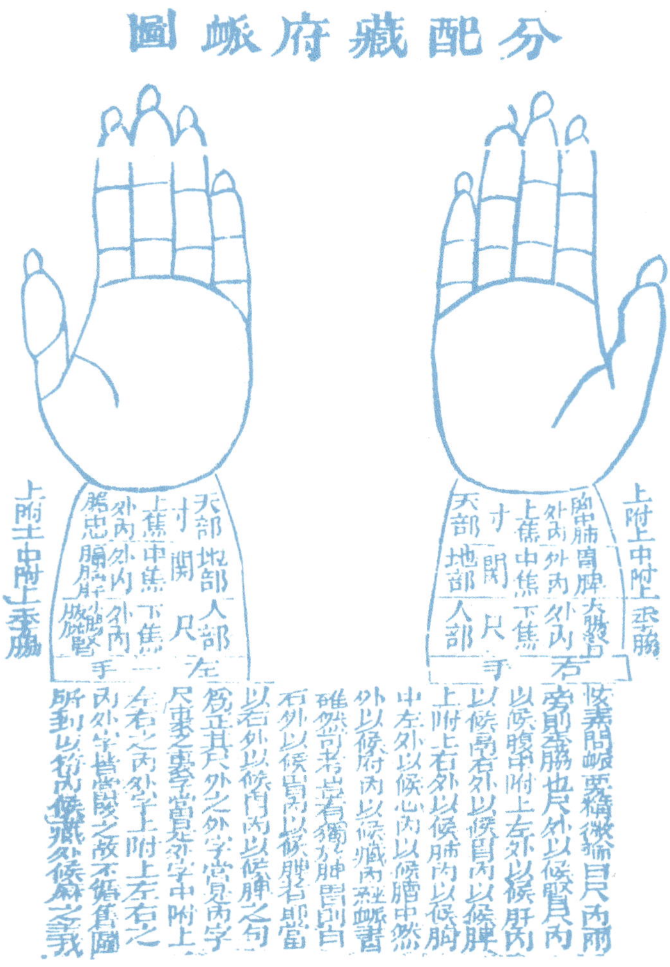

Ayurveda – die Lehre vom Leben

Die Traditionelle Indische ist sogar noch älter als die Traditionelle Chinesische Medizin. Sie wurzelt in Theorien zur Gesundheit und Hygiene, die auf die frühe Drawida-Gesellschaft Südindiens um 5000 v. Chr. zurückgehen. Der früheste überlieferte Text – die *Rig Veda* – stammt aus der Zeit um 2500 v. Chr.

Das indische Wort Ayurveda setzt sich aus *Ayur,* was Leben bedeutet, und *Veda,* was Lehre bedeutet, zusammen, so dass Ayurveda die »Lehre vom Leben« ist. Ayurveda betont, dass eine gute Gesundheit in der Verantwortung des Einzelnen liegt. Wie beim Galenismus ist Krankheit eine Folge des Ungleichgewichts der Humores, und obwohl Kräuter eine wichtige Rolle in der Behandlung spielen, sind Ernährung und Lebensweise ebenso wichtig. Eine ayurvedische Behandlung umfasst körperliche Übungen; die Ernährung konzentriert sich auf Geschmacksrichtungen, die im Ayurveda ausgeglichen sein müssen.

Viele indische Kräuter sind im Westen bekannt, doch ihre Verwendung unterscheidet sich zumeist stark. Im Westen ist Basilikum ein wohl schmeckendes Küchengewürz, während es in Indien, wo es als *Tulsi* bezeichnet wird, zu den am meisten geschätzten Heilkräutern gehört. Man glaubt, dass es den Geist reinigt, den Glauben und das Mitgefühl stärkt und die Energie für Liebe und Zuneigung steigert. Kein Wunder also, dass einem manchmal schon das Riechen an einem Topf mit Basilikum auf der Küchenfensterbank gut tut!

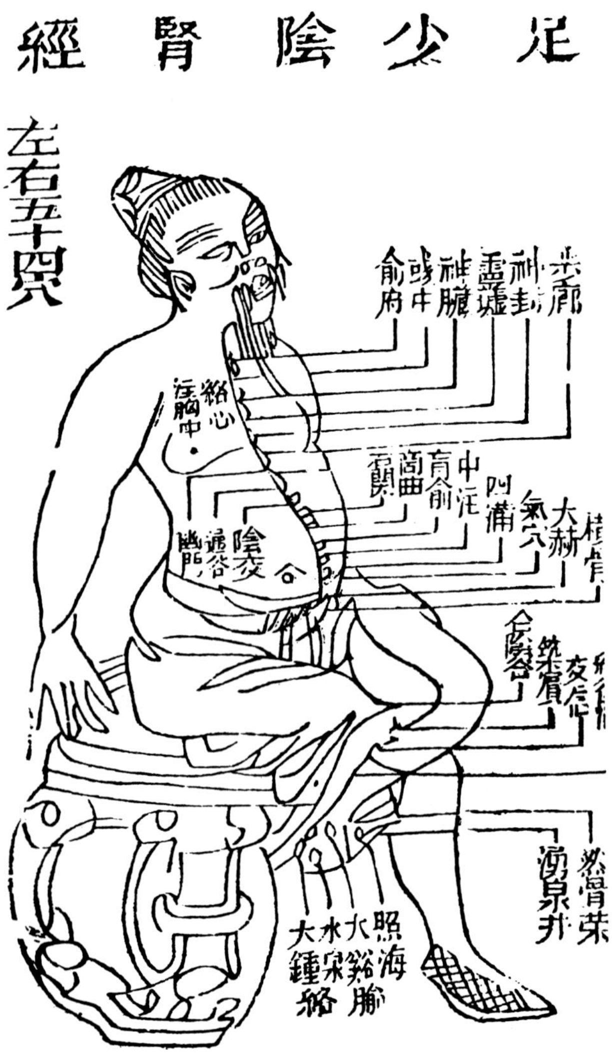

Innere Energien ausgleichen

Viele traditionelle Heilungsansätze gehen von einer Lebensenergie aus, die die Gesundheit und das Wohlbefinden steuert. Die Chinesen bezeichnen diese Lebenskraft als Qi, *im Ayurveda sind es* Prana *und* Agni, *während sie in der traditionellen Unani-Medizin* Khawa *genannt wird.*

Die Lebenskraft fördern

Die moderne Schulmedizin ist »allopathisch«, d. h. die Behandlung erfolgt mit Medikamenten, die die Symptome unterdrücken. In der Homöopathie, einer beliebten alternativen Therapieform, werden die Symptome bekämpft, indem man Heilmittel verabreicht, die bei gesunden Personen genau dieselben Symptome hervorrufen würden. Auf einer Seite kann man die Kräuterheilkunde als eine Art Allopathie ansehen, bei der Tinkturen und Aufgüsse gegen bestimmte Symptome eingesetzt werden; doch Ärzte und Heilpraktiker sprechen lieber von der »Wiederherstellung des Gleichgewichts«. Durch Heilpflanzen sollen die körpereigenen Selbstheilungskräfte gestärkt werden.

Die Auffassung einer inneren Lebensenergie, die durch Lebensweise und schlechte Ernährung geschädigt werden kann, ist Kernstück vieler traditioneller Heilsysteme. In der Traditionellen Chinesischen Medizin bezeichnet man die Energie als »Qi« (oder »Chi«). Qi fließt in einem Netz aus Bahnen durch den Körper, die vielen als Akupunkturmeridiane vertraut sind. In der Akupunktur soll durch die Nadel häufig der Fluss von Qi stimuliert oder reguliert werden. Verschiedene Aspekte von Qi stehen mit verschiedenen Körperteilen in Verbindung. Das kreative Qi reguliert beispielsweise größtenteils die Nieren, und Alterungsprozesse gelten in der chinesischen Theorie als Folge der Abnahme dieser Energie. Tonika für das Nieren-Qi wie He Shou Wu sind daher beliebte Mittel für verschiedene Alterserscheinungen vom vorzeitigen Ergrauen der Haare über Tinnitus bis zu Beschwerden in den Wechseljahren.

Chinesische Kräutertonika wie Ginseng, Tragantwurzel und Süßholz stärken und verbessern den Fluss von Qi insgesamt.

Verdauungsfeuer

Im Ayurveda gilt das Individuum als Teil des Gesamtgefüges und jeder Mensch wird von drei Grundkräften beeinflusst: »Prana« – der Atem des Lebens; »Agni« – der Geist von Licht oder Feuer; »Soma« – die Manifestation von Harmonie, Zusammenhalt und Liebe. Prana wird häufig mit »Atem« gleichgesetzt und viele Yogaübungen werden als *Pranayama* (Atemübungen) bezeichnet, die die innere Kraft stärken sollen. In der Käuterheilkunde ist allerdings die körperliche Manifestation von Agni als »Verdauungsfeuer« wichtiger. Agni ist für die Aufnahme und Umwandlung der aufgenommenen Nährstoffe verantwortlich, zerstört eindringende Keime und Giftstoffe und stärkt das Immunsystem. Auch verwandelt Agni die fünf Elemente der ayurvedischen Lehre – Erde, Wasser, Feuer, Luft und Äther (ein nebulöses Nichts, das den Raum füllt) – in Humores, die wie die Humores im Galenismus die Gesundheit und das Temperament bestimmen.

Bei einer perfekten Verdauung käme es im Ayurveda nicht zu einem Ungleichgewicht der Humores; da die Verdauung allerdings nicht perfekt ist, kommt es zu Ungleichgewichten und Krankheit. Die meisten Krankheiten gelten als Folge eines schlecht funktionierenden Verdauungssystems; daher ist die Kräftigung von Agni in der Behandlung entscheidend.

Moderne Ansätze

Die Vorstellung einer dem Menschen innewohnenden Lebenskraft sowie die Notwendigkeit eines Gleichgewichtes waren von der Zeit Galens bis in das 17. Jahrhundert verbreitet, doch mit dem Aufkommen der modernen Naturwissenschaft gerieten diese Auffassungen schnell in Vergessenheit. Dem französischen Philosophen René Descartes (1596–1650) wird allgemein dieser neue »technische« Ansatz zugeschrieben, der letztendlich zur Trennung von Naturwissenschaft und Medizin einerseits und Religion andererseits führte. Dinge, die sich nicht physikalisch nachweisen ließen – wie die innere Energie – wurden als Glauben abgetan und der Welt von Aberglauben und Mythen zugeschrieben. Traditionelle Heiler haben sich jedoch auch weiterhin auf ein Gleichgewicht der inneren Energie konzentriert und die Vorstellung einer »Lebenskraft« war entscheidend in Samuel Thomsons System der »Pflanzenheilkunde« des 19. Jahrhunderts (Seite 17). Seine Vorstellungen hatten bis in die 1960er Jahre großen Einfluss auf die Kräuterheilkunde in Großbritannien.

Heutzutage wenden sich viele Menschen von der technischen Herangehensweise in der Medizin ab und legen mehr Wert auf Spiritualität und die Stellung des Menschen im Kosmos. Die Vorstellung einer dem Menschen innewohnenden Lebensenergie ist für viele Menschen wieder ein verständliches und annehmbares Konzept und keines, das man leichtfertig abtun kann, wie Descartes und Generationen nach ihm uns glauben machen wollten.

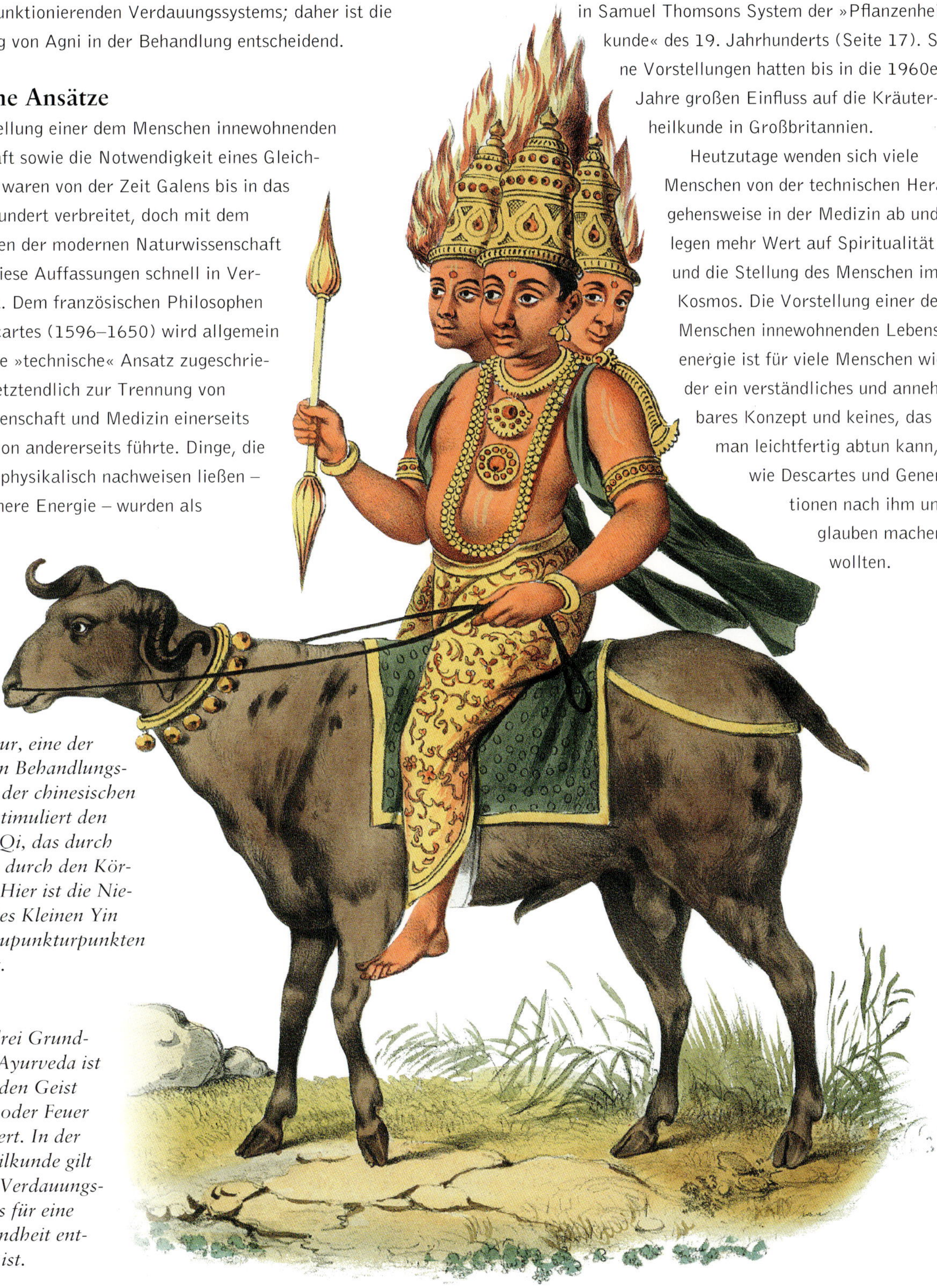

Links
Akupunktur, eine der wichtigsten Behandlungsformen in der chinesischen Medizin, stimuliert den Fluss von Qi, das durch Meridiane durch den Körper fließt. Hier ist die Nierenbahn des Kleinen Yin mit 29 Akupunkturpunkten abgebildet.

Rechts
Eine der drei Grundkräfte im Ayurveda ist Agni, das den Geist von Licht oder Feuer repräsentiert. In der Kräuterheilkunde gilt Agni als »Verdauungsfeuer«, das für eine gute Gesundheit entscheidend ist.

Moderne Kräuterheilkunde

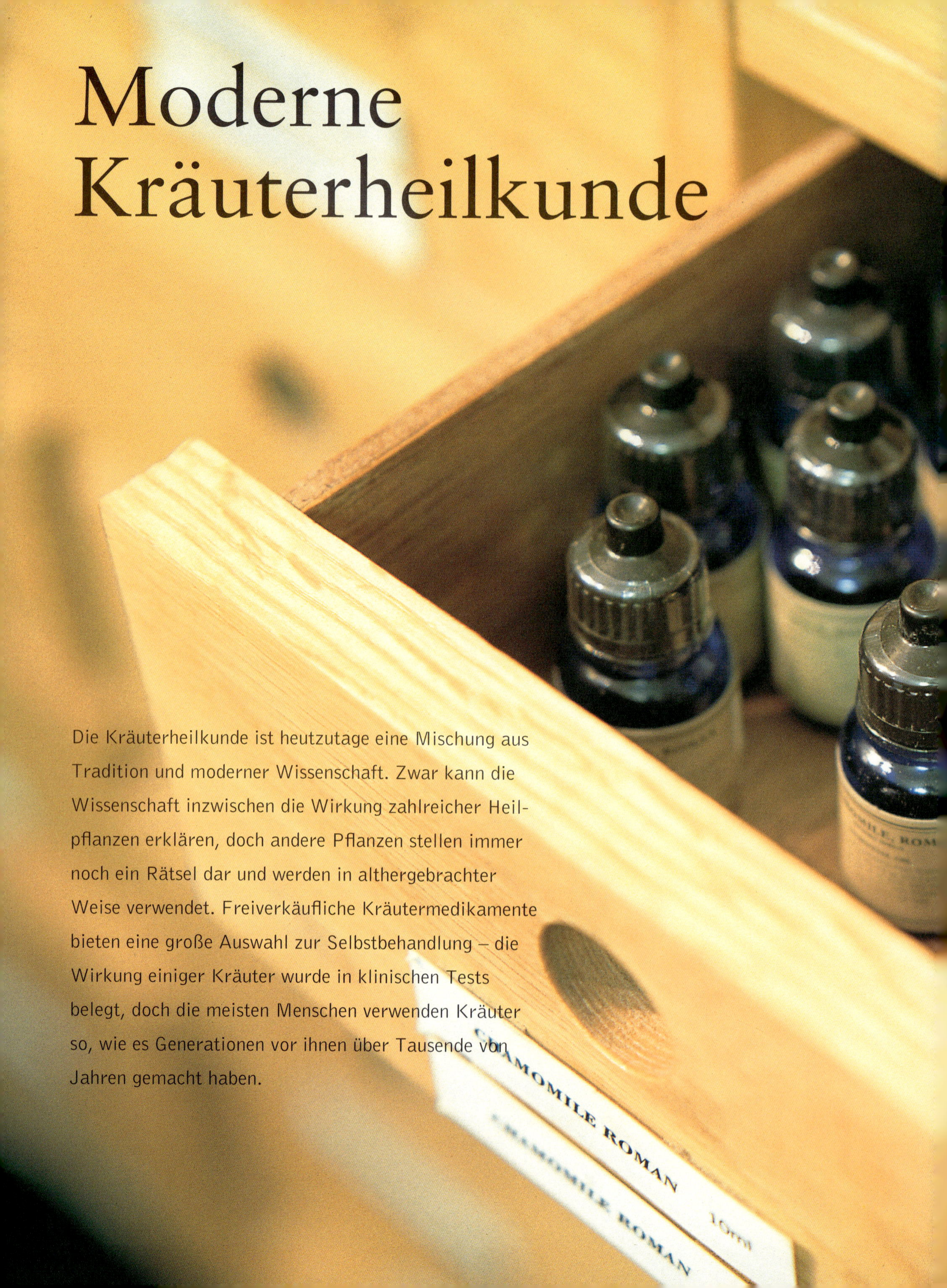

Die Kräuterheilkunde ist heutzutage eine Mischung aus Tradition und moderner Wissenschaft. Zwar kann die Wissenschaft inzwischen die Wirkung zahlreicher Heilpflanzen erklären, doch andere Pflanzen stellen immer noch ein Rätsel dar und werden in althergebrachter Weise verwendet. Freiverkäufliche Kräutermedikamente bieten eine große Auswahl zur Selbstbehandlung – die Wirkung einiger Kräuter wurde in klinischen Tests belegt, doch die meisten Menschen verwenden Kräuter so, wie es Generationen vor ihnen über Tausende von Jahren gemacht haben.

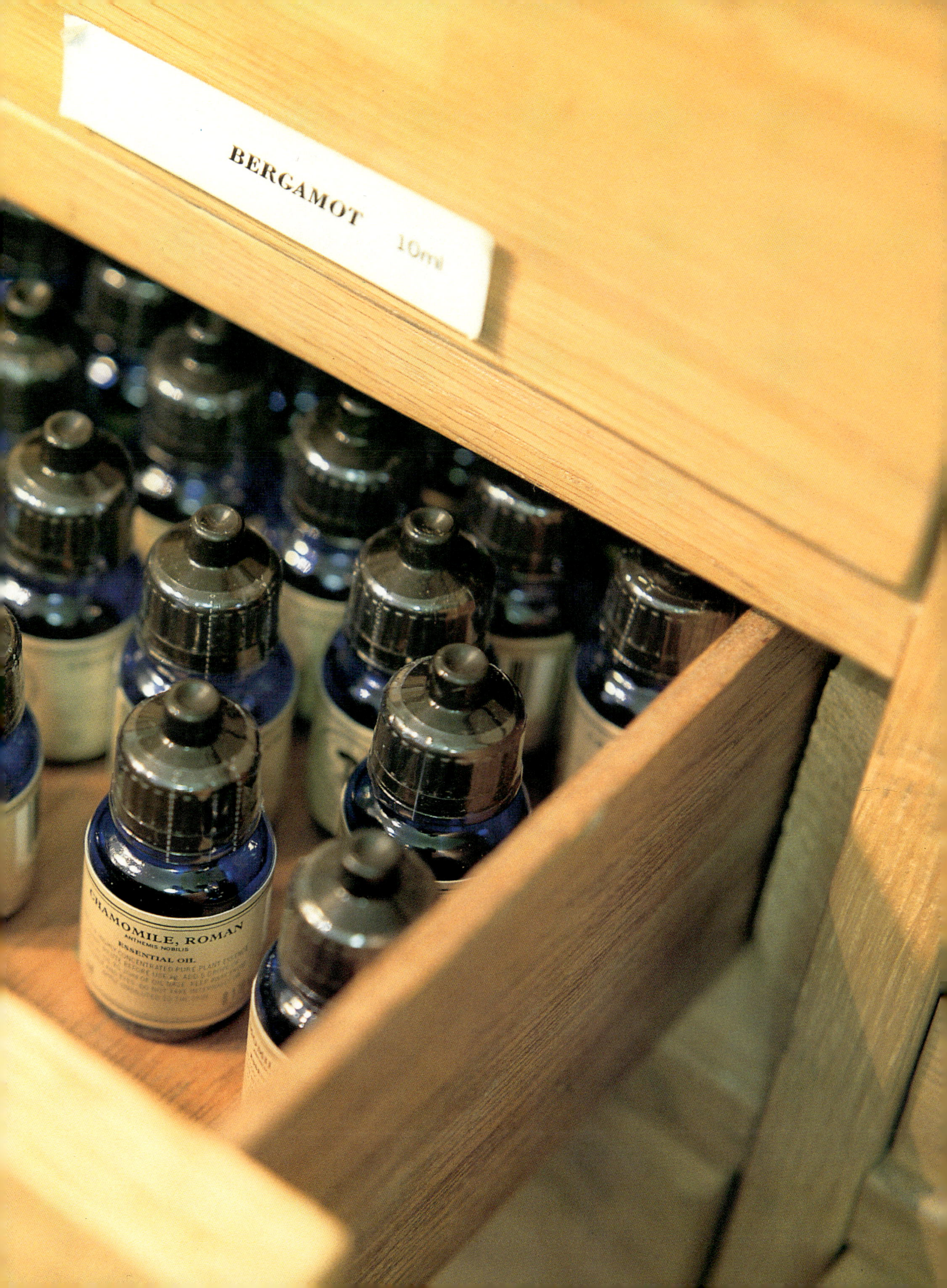
BERGAMOT
10ml
CHAMOMILE, ROMAN
ANTHEMIS NOBILIS
ESSENTIAL OIL

Die moderne Kräuterheilkunde

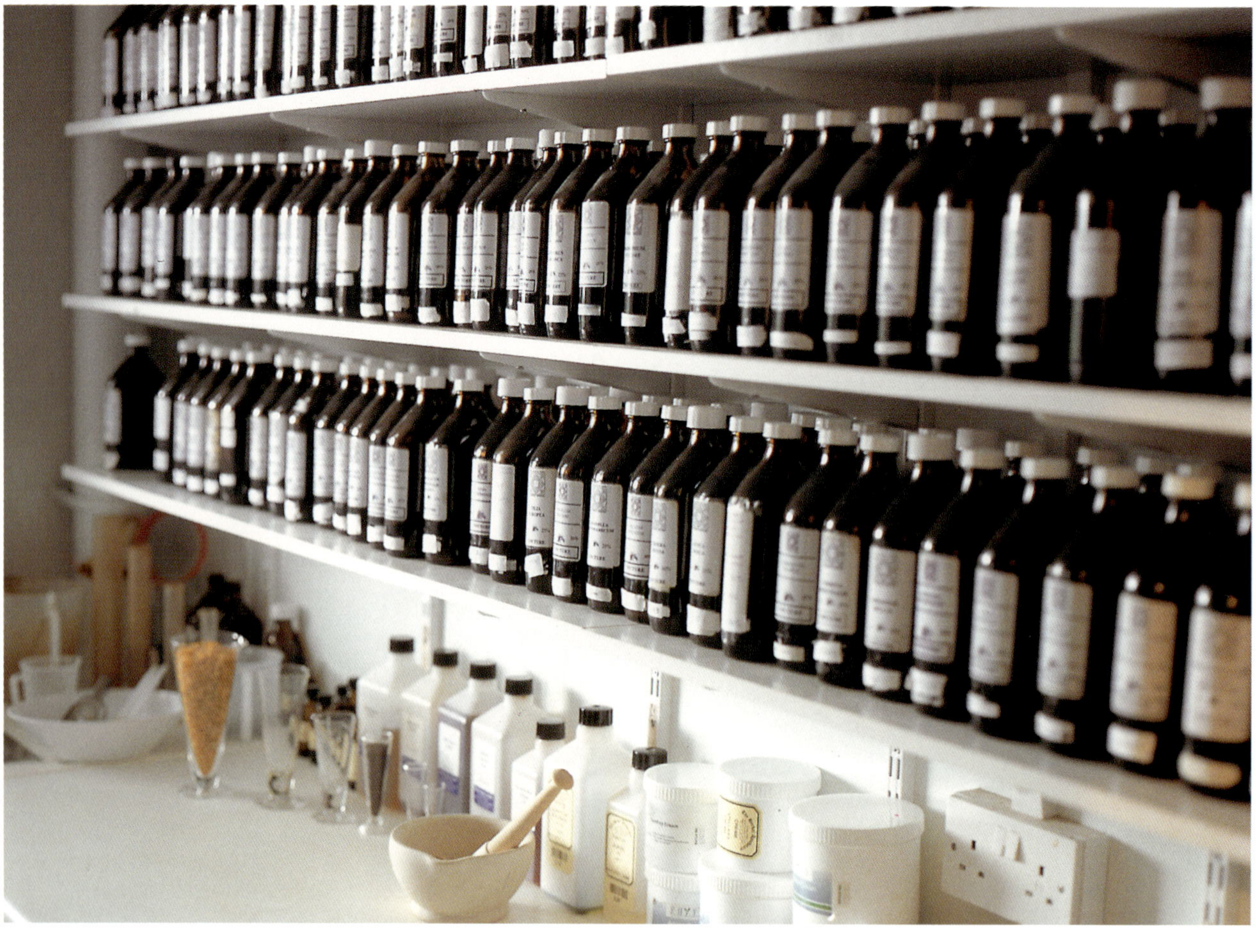

Viele naturkundlich orientierte Ärzte und Heilpraktiker haben einen ganzheitlichen Ansatz und konzentrieren sich darauf, die Lebensenergie wieder herzustellen, doch die moderne Kräuterheilkunde oder Phytotherapie ist gleichzeitig stark wissenschaftlich ausgerichtet und in vielen Ländern streng geregelt.

Ein ausgeglichener Ansatz

Die traditionelle Kräuterheilkunde war immer eine ganzheitliche Therapie, die Körper, Geist und Seele berücksichtigte. In Indien werden Kräuter seit Jahrhunderten zur Verbesserung der »geistigen Klarheit« und des Mitgefühls eingesetzt, während chinesische Taoisten Kräuter zur Stärkung des Geistes und der Seele verwendeten. Viele Heilpraktiker im Westen haben einen ähnlichen Ansatz. Einerseits begrüßen viele eine genaue wissenschaftliche Analyse der Wirkung von Heilpflanzen, andererseits besteht die Gefahr, dass die intuitive, spirituelle Seite der Kräuterheilkunde verloren geht.

Die Wissenschaft hat jedoch in den letzten Jahren auch weiterhin die Kräuterheilkunde bestimmt. Die Wissenschaftler entdecken nicht nur ständig neue giftige Bestandteile in Heilpflanzen, was dazu führt, dass einige potenziell gefährliche Kräuter übereifrig verboten werden, es werden auch ständig neue pflanzliche Heilmittel auf den Markt gebracht. Pflanzen wie Beinwell wurden in vielen Ländern verboten (Beinwell enthält karzinogene Alkaloide und führte in Versuchen mit Ratten zu Lebertumoren). Andererseits konnte man noch vor 70 Jahren nicht auf Pflanzen wie Teufelskralle, Ginkgo, Una de Gato *(Uncaria tomentosa)* und Reishi-Pilze oder auf den Sibirischen Ginseng zurückgreifen, doch all diese Pflanzen befinden sich inzwischen im Angebot von Apotheken.

Frei verkäufliche Kräutermittel

Die Kräuterheilkunde ist inzwischen ein millionenschweres Geschäft und immer noch im Wachstum. Die Gesetze über den Verkauf und die Herstellung von Kräuterheilmitteln sind weltweit unterschiedlich. In einigen Ländern, beispielsweise Australien, werden Kräuterheilmittel wie Pharmazeutika offiziell zugelassen und streng kontrolliert. In anderen Ländern, beispielsweise Neuseeland, gibt es praktisch keine Gesetze oder Richtlinien und fast alles kann verpackt und dem Kunden verkauft werden.

Auch ist die Verwendung bestimmter Kräuter in einigen Ländern eingeschränkt. In Großbritannien dürfen beispielsweise wirksame Heilpflanzen wie Maiglöckchen *(Convallaria majalis)*, die man bei Herzbeschwerden einsetzt, oder Lobelie (Seite 17) nur von einem ausgebildeten Arzt verschrieben werden. In den USA werden getrocknete Lobelien hingegen in Naturkostläden an Jedermann verkauft.

In anderen Ländern dürfen frei verkäufliche Produkte nur dann auf ihre Wirksamkeit hinweisen, wenn sie offiziell zugelassen wurden, weshalb eine Packung Echinacea-Kapseln oder Eibisch-Pfefferminz-Tabletten nur verkauft werden darf, wenn der Hersteller auf der Verpackung keinen Hinweis auf die Wirkung des Präparates gibt. Dies ist natürlich von Nachteil für den Kunden, da sich potenzielle Käufer auf ihre eigenen Kräuterkenntnisse verlassen oder auf das Wissen des Verkaufspersonals vertrauen müssen.

In Europa werden Zulassungen nur erteilt, wenn es einen Nachweis für die Wirksamkeit gibt. Meist basiert dieser Nachweis auf wissenschaftlichen Studien oder auf Informationen offizieller oder kräuterkundlicher Pharmakopöen. Auch müssen Angaben über die Unbedenklichkeit des Produktes gemacht werden. Sobald ein Produkt jedoch zugelassen ist, kann es von Ärzten verschrieben werden. In den letzten Jahren gab es Bemühungen, die Richtlinien zur Kontrolle von Kräuterheilmitteln in Europa zu vereinheitlichen und schon bald werden die Länder der EU die zugelassenen Heilmittel der anderen Länder gegenseitig anerkennen.

In der Übergangszeit wird es noch die eine oder andere Kuriosität geben: Johanniskraut ist beispielsweise in Deutschland als Antidepressivum zugelassen und wird auch von Schulmedizinern verschrieben. In Großbritannien vertritt man die Auffassung, dass es für diese Indikation nur wenig geeignete wissenschaftliche Beweise gibt. Deshalb müssen Hersteller die nicht als Heilmittel zugelassenen Tabletten als »Sonnenschein für trübe Tage« verkaufen und können sie nicht als anerkanntes und wirksames Antidepressivum vermarkten.

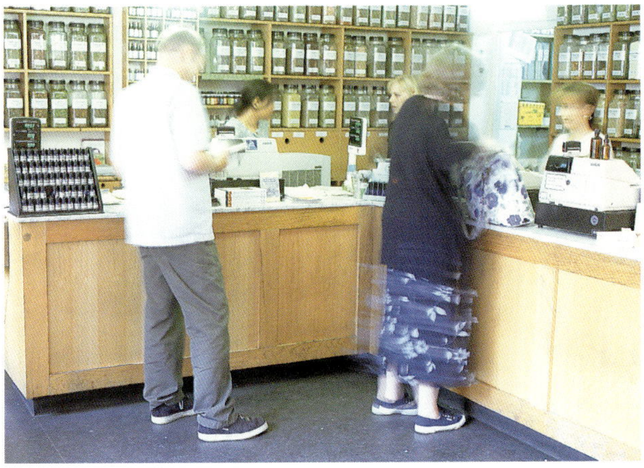

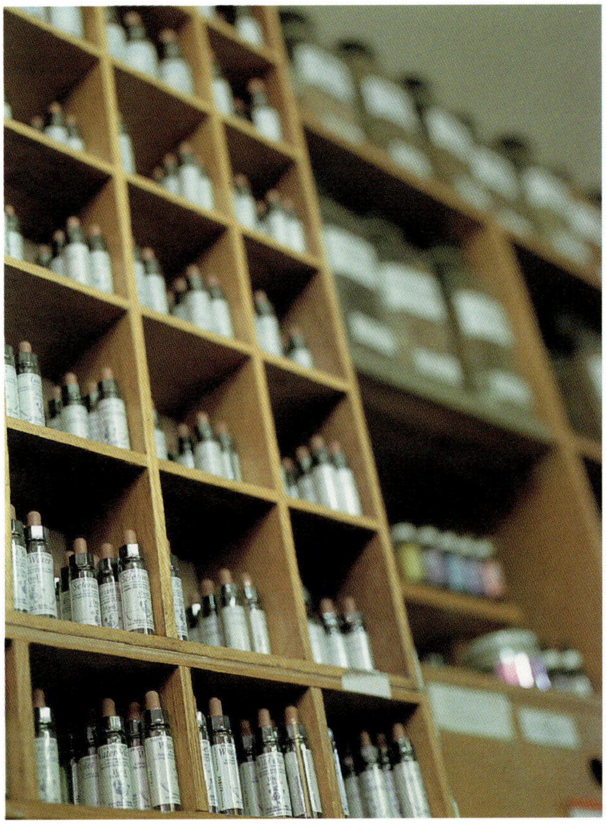

Gegenüberliegende Seite
Aus konzentrierten Kräuterextrakten werden in dieser gut sortierten Apotheke einer Klinik in London Heilmittel hergestellt. Diese spezielle Kräuterklinik befindet sich in einem traditionellen Krankenhaus.

Oben
Getrocknete Kräuter sind frei verkäuflich; man erhält sie in Fachgeschäften wie diesem.

Rechts
Viele Kräuterfachgeschäfte verkaufen außerdem ätherische Öle, die man ansonsten auch über Apotheken beziehen kann.

Der Besuch beim Spezialisten

Kräuter eignen sich ideal zur Selbstbehandlung, doch es gibt Zeiten, in denen man auf professionelle Hilfe angewiesen ist. Glücklicherweise gibt es eine wachsende Zahl von Ärzten und Heilpraktikern, die westliche Kräuter verwenden, aber auch solche, die in der chinesischen oder ayurvedischen Kräuterheilkunde ausgebildet sind.

Heilpraktiker oder Schulmediziner?

Kräuterheilkundige Ärzte oder Heilpraktiker behandeln eine Vielzahl von Beschwerden wie Infektionen, Schmerzen, Menstruationsbeschwerden, Bluthochdruck, Beschwerden der Harnwege und des Verdauungssystems sowie chronische Erkrankungen, beispielsweise rheumatoide Arthritis, Encephalomyelitis und Asthma – Erkrankungen, bei denen die Naturheilkunde häufig die letzte Hoffnung ist.

Genau genommen gibt es nur wenige Unterschiede, ob man einen Heilpraktiker oder einen Schulmediziner aufsucht, abgesehen davon, dass der Besuch bei einem Therapeuten vermutlich länger dauert als die sonst üblichen zehn Minuten. Viele kräuterheilkundige Heilpraktiker und Ärzte vergleichen ihren Ansatz mit dem des traditionellen Hausarztes. Sie hören aufmerksam zu und stellen Fragen, um alle wichtigen Symptome zu erfahren; sie verwenden aber auch traditionelle Diagnoseverfahren, wie das Fühlen des Pulses, Zungendiagnostik, die Untersuchung des Urins und klassische medizinische Untersuchungen wie Abhorchen und Abklopfen.

Am Ende des Besuches wird der Patient nicht einfach mit einem Rezept nach Hause geschickt. Nur wenige Apotheken sind bereit, Hunderte Tinkturen, Cremes, Öle, Pulver, Kapseln und getrocknete Kräuter bereitzuhalten, die ein Kräuterheilkundiger benötigt, deshalb stellen fast alle Heilpraktiker ihre Heilmittel selbst her. Meist wird das Kräuterheilmittel nach jedem Besuch etwas abgeändert, um die Veränderung des

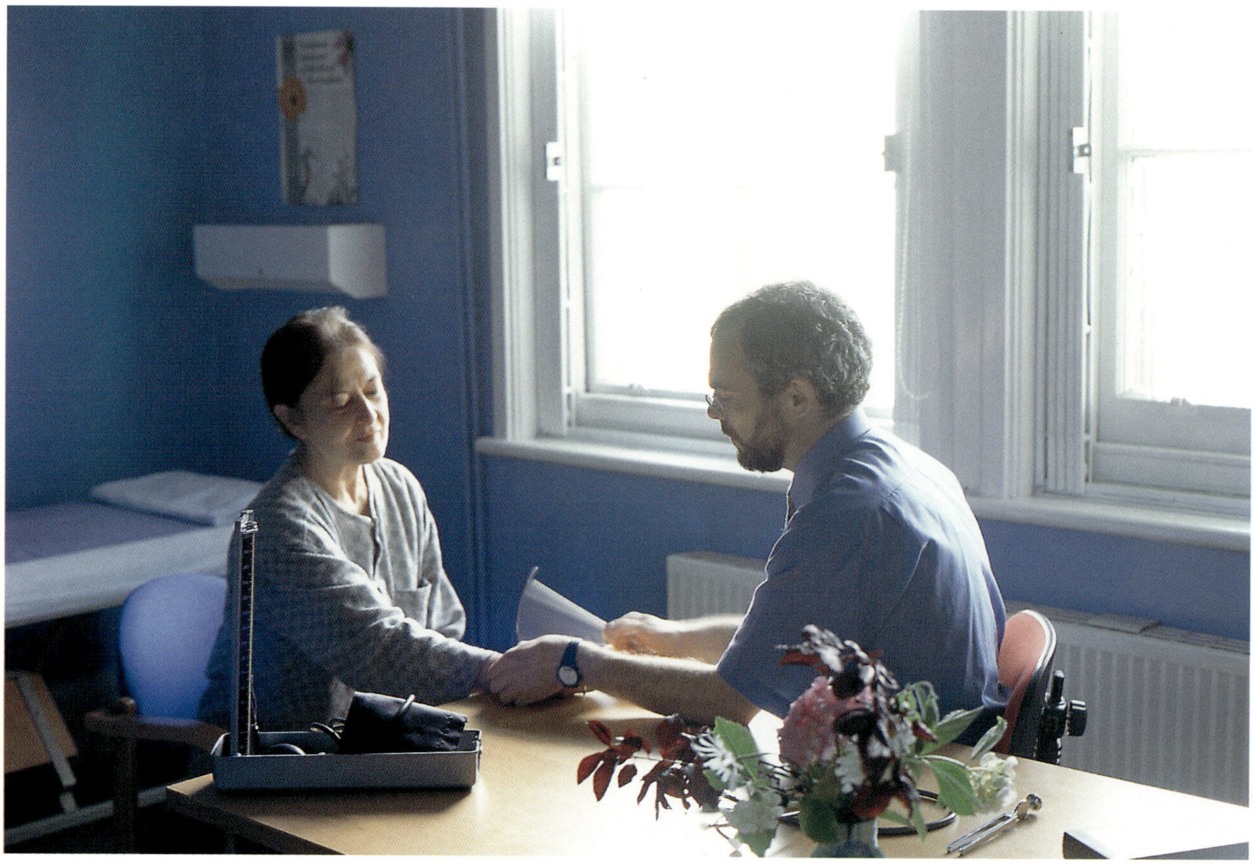

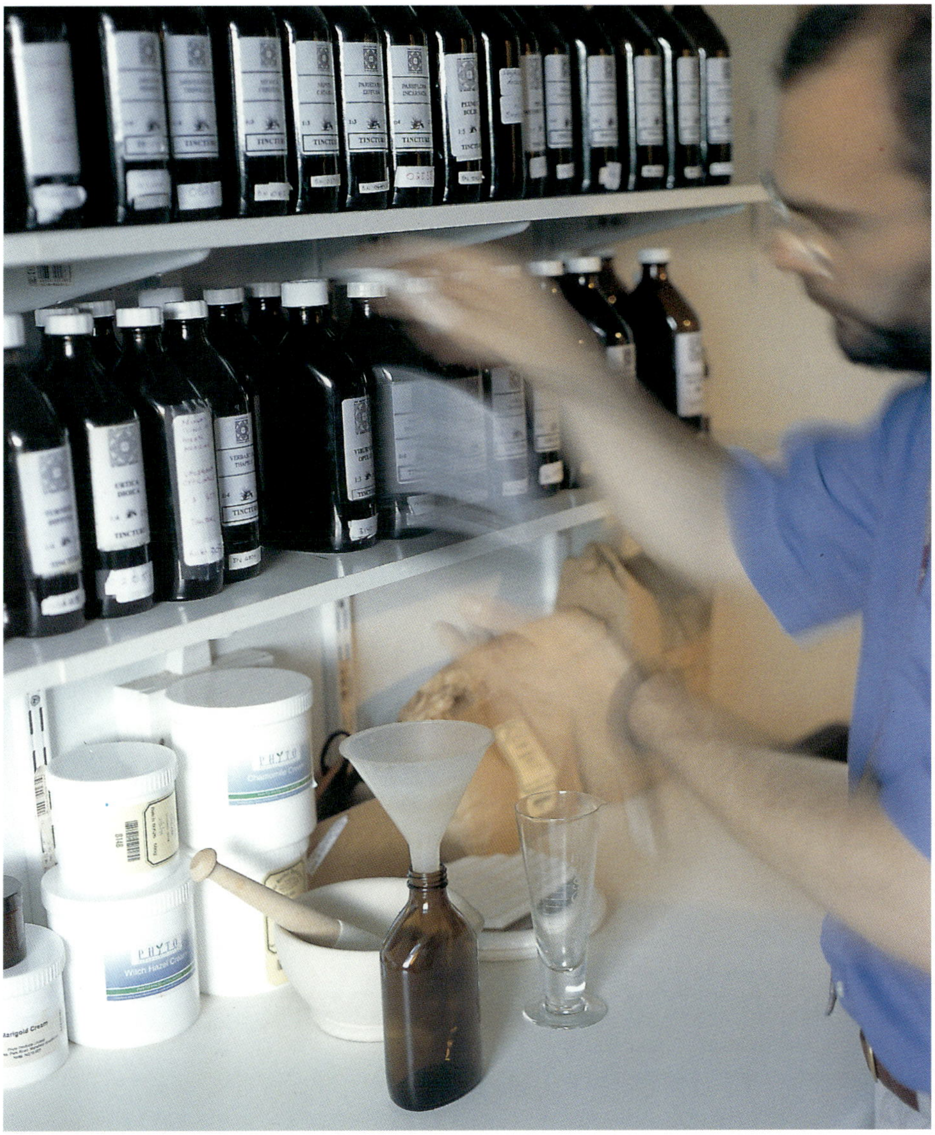

Gegenüberliegende Seite
Der Besuch bei einem Heilpraktiker ist mit einem herkömmlichen Arztbesuch vergleichbar, nur dass er länger dauert und genauer ist. Der Therapeut bespricht mit dem Patienten die medizinische Vorgeschichte und die Symptome und führt Standarddiagnoseverfahren durch. Er hat aber einen ganzheitlichen Ansatz und sucht nach spezifischen Hinweisen, die ihm bei seiner Diagnose helfen. Hier prüft der Therapeut die Reflexe der Patientin.

Links
Nachdem die Diagnose gestellt wurde, stellt der Therapeut das oder die Mittel her. Hier mixt er ein Heilmittel aus Kräutertinkturen; es können aber auch pulverisierte Kräuter oder getrocknete Pflanzen für einen Aufguss verschrieben werden.

Gesundheitszustandes widerzuspiegeln. Neben der Kräutermischung, die individuell zusammengestellt wurde, um die gesundheitlichen Beschwerden des Patienten zu lindern, kann der Heilpraktiker dem Patienten noch eine Liste mit Ratschlägen zur Ernährung oder mit Nahrungsmitteln mitgeben, die der Patient meiden oder vermehrt essen sollte.

Vielleicht empfiehlt der Heilpraktiker dem Patienten auch Entspannungstechniken oder Bachblüten (Seite 105), um bei seelischen Beschwerden zu helfen, die das körperliche Wohlbefinden beeinträchtigen.

Heilung ist – unabhängig von dem Heilmittel – ein wechselseitiger Prozess und der Patient muss die Verantwortung für seine Gesundheit übernehmen und aktiv zur Genesung beitragen. Eine »Wunderpille« wird man vergeblich erwarten.

Zusammenarbeit

Konventionelle Medikamente, die der Patient einnimmt, müssen ebenfalls überprüft werden. Ein Heilpraktiker wird selbstverständlich nicht von der Einnahme lebenswichtiger Medikamente abraten, aber Unverträglichkeiten zwischen diesen Medikamenten und Heilpflanzen müssen bei der Verordnung von Kräutern berücksichtigt werden.

Andererseits wenden sich viele Patienten der Naturheilkunde zu, weil sie aus unterschiedlichen Gründen von ihren Medikamenten loskommen möchten. In solchen Fällen muss möglichst mit Unterstützung und in Zusammenarbeit mit dem behandelnden Arzt ein Programm entwickelt werden, wie die Medikamente durch sanftere Kräuterheilmittel ersetzt werden können.

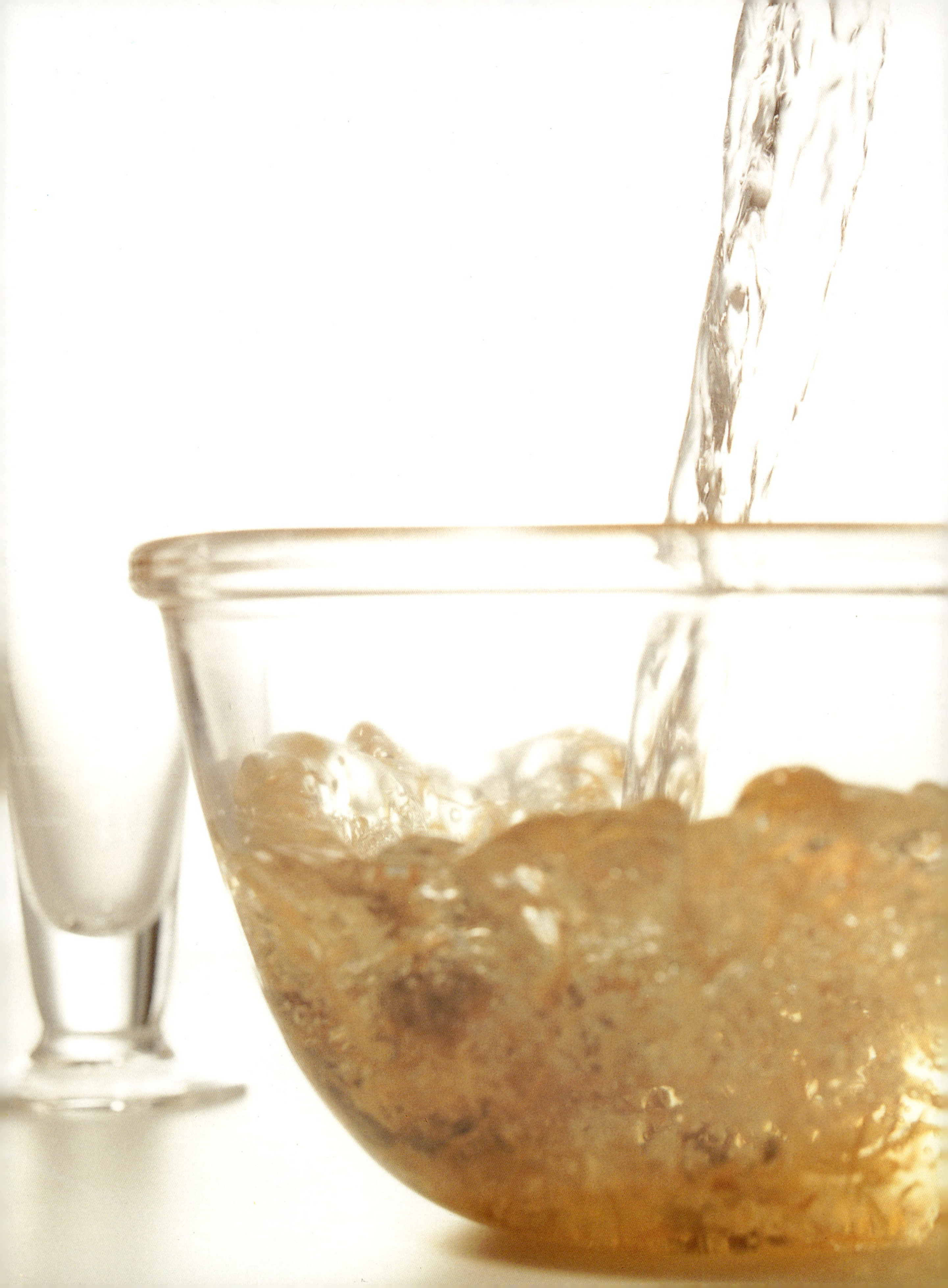

Grundwissen und Grundbegriffe

Die Herstellung von Kräuterheilmitteln aus selbst gezogenen Pflanzen ist ausgesprochen befriedigend. Und bereits die Herstellung ist Therapie: Die Zeit, die man mit dem Aufbrühen eines entspannenden Kräuteraufgusses oder mit dem Mischen eines beruhigenden Massageöls verbringt, ist Teil des Heilungsprozesses. Dieses Kapitel informiert Sie über die Herstellung einfacher Heilmittel, über den Anbau von Kräutern und die Grundausstattung, die Sie dazu benötigen.

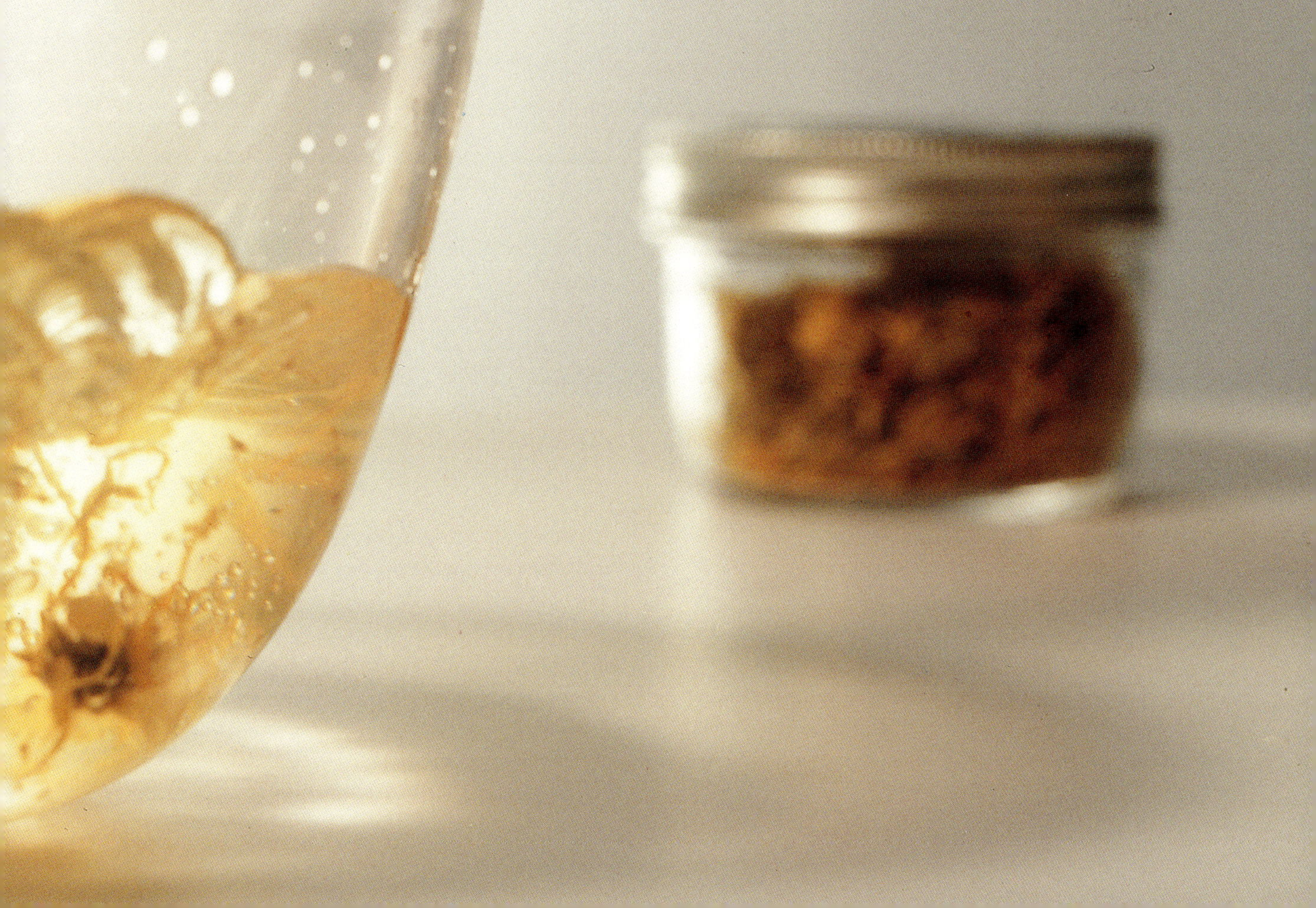

Einfache Heilmittel, Ausstattung und Lagerung

Das Kauen frischer Kräuter ist wahrscheinlich die einfachste Art, ein Mittel zu sich zu nehmen, doch nur in den seltensten Fällen ist dies schmackhaft und angenehm. Bevor man Kräuter verwenden kann, muss man ihre Wirkstoffe gewinnen. Traditionell wird dies mit Tees gemacht; mit Alkohol lassen sich ebenfalls die aktiven Bestandteile gewinnen. Heute werden häufig Tinkturen – Alkohol-/Wasserauszüge – verwendet.

Kräuter kann man sowohl einzeln wie auch als Mischung mit gut einem Dutzend anderer Pflanzen verwenden. Bei der Zubereitung von Tee ist es meist einfacher, zuerst die getrockneten Kräuter zu mischen und dann das Heilmittel herzustellen. Bei Tinkturen empfiehlt es sich, je Heilpflanze eine Tinktur herzustellen und diese dann für das jeweilige Heilmittel zu mischen.

Bei Cremes und Infusionsölen werden professionelle Naturheilkundler meist für jede Heilpflanze eine seperate Mischung herstellen und diese dann entsprechend den Anforderungen mischen. Für den Hausgebrauch, bei dem das Mittel für einen bestimmten Patienten oder einen bestimmten Zweck hergestellt wird, ist es häufig einfacher, zuerst die Kräuter zu mischen und dann einen Extrakt herzustellen.

Die richtige Verwendung

Zwar gilt die Kräuterheilkunde insgesamt als relativ ungefährlich, doch einige Pflanzen können in hohen Dosierungen toxisch sein und müssen deshalb mit Vorsicht verwendet werden. Überschreiten Sie nicht die angegebenen Dosierungen und brechen Sie die Behandlung ab, wenn neue Symptome auftreten oder sich vorhandene Symptome verschlimmern. Vergewissern Sie sich immer, dass Sie die richtige Pflanze verwenden. Dies ist besonders wichtig, wenn Sie die Kräuter in der Natur sammeln. Beinwellblätter können beispielsweise leicht mit Fingerhutblättern verwechselt werden. Verwenden Sie ein gutes Pflanzenbestimmungsbuch und lassen Sie die Pflanze stehen, wenn Sie Zweifel haben.

Die Grundausstattung

Zur Herstellung von Kräuterheilmitteln sollte man niemals Aluminiumtöpfe oder -kessel verwenden, da sich winzige Metallteilchen lösen können und so in das Mittel gelangen. Verwenden Sie immer Edelstahl-, Keramik- oder Emaillekochgeschirr. Nylonsiebe sind geeigneter als Metallsiebe und lassen sich zudem besser reinigen. Verwenden Sie Holz- oder Edelstahlspatel.

Die meisten Kräuterheilmittel lassen sich mit herkömmlichen Küchengeräten herstellen, einige Geräte sind jedoch besonders nützlich:

- Turmtopf: Salben und Cremes müssen im Wasserbad erhitzt werden, daher ist ein Turmtopf ideal. Man kann statt dessen auch eine Schüssel in einem Topf mit Wasser verwenden.
- Seihtuch: Normalerweise wird ein Seihtuch zur Marmeladenherstellung verwendet; Seihtücher eignen sich aber auch zum Auspressen von Kräutertinkturen, Cremes, Salben und Infusionsölen, wenn keine Weinpresse vorhanden ist.
- Weinpresse: Eine Weinpresse, wie sie für den Hausgebrauch verkauft wird, eignet sich ideal zum Auspressen von Kräutertinkturen, Cremes, Salben und Infusionsölen.
- Eine Auswahl kleiner Gläser oder Flaschen mit Schraubdeckeln zur Aufbewahrung von Cremes, Ölen und Tinkturen. Verwenden Sie dunkles Glas und wählen Sie Gläser mit einem Fassungsvermögen von 30–60 ml für Salben und Flaschen, die 100–200 ml aufnehmen können, für Infusionsöle und Tinkturen. Die Gläser und Flaschen sollten zur Aufbewahrung von Medikamenten absolut steril und luftdicht verschließbar sein.
- Glaspipette

Alle Geräte müssen sauber und steril sein, da Kräutermischungen bei langer Lagerung leicht schimmeln, wenn Keime eindringen. Am besten ist es, die entsprechenden Geräte nur zur Herstellung von Kräuterheilmitteln zu verwenden, um die Verunreinigung durch Nahrungsmittelbakterien zu verhindern. Ansonsten sollte man die Geräte vor der Verwendung gründlich mit heißem Wasser waschen und Metalltöpfe und Spatel im heißen Ofen trocknen.

Trockenkräuter abwiegen

Zum Abwiegen von Kräutern eignet sich eine Küchenwaage. Verwenden Sie eine traditionelle Waage mit Gewichten, sollten Sie darauf achten, dass auch 5- und 10-g-Gewichte unter ihnen sind. Wer auf seiner Waage keine Mengen unter 10 g wiegen kann, sollte die in den Rezepten angegebenen Mengen verdoppeln, die anschließende Mischung halbieren und die Hälfte für den nächsten Tag aufbewahren.

Flüssigkeiten abmessen

Am besten eignen sich kegelförmige oder gerade Messzylinder. Alternativ kann man auch einen Standardmessbecher mit 5- oder 10-ml-Einteilungen wählen. Gegebenenfalls muss man die in einem Rezept angegebenen Mengen verdoppeln. Als Richtlinie gilt: 20 Tropfen Flüssigkeit, die von einer Glaspipette abtropfen, entsprechen ungefähr 1 ml. Sind sehr geringe Mengen erforderlich, kann man sich auch mit Tropfen helfen (50 Tropfen beispielsweise entsprechen 2,5 ml).

Werkzeug sterilisieren

Kräuterheilmittel bilden Schimmel, wenn die verwendeten Gläser oder Flaschen nicht steril sind. Es gibt selten Probleme mit Tinkturen, da der hohe Alkoholgehalt die meisten Bakterien abtötet, aber Creme und Sirup können schnell schlecht werden. Produkte, wie sie zum Sterilisieren für Babyflaschen verwendet werden, eignen sich ideal. Man lässt Flaschen, Gläser und Deckel mindestens 30 Minuten (oder entsprechend der Packungsangabe) in der verdünnten Mischung liegen, spült sie dann mit frisch abgekochtem Wasser, bevor man sie zum Trocknen in den Backofen stellt. Sie können die Glasgefäße auch gründlich mit frisch abgekochtem Wasser auswaschen und sie bei 160 °C (Gasstufe 3) für eine Stunde in den Backofen stellen. Vorsicht beim Anfassen: Erst abkühlen lassen!

Unten
Abgesehen von einigen Flaschen und Gläsern sowie einem Messzylinder werden zur Herstellung und Lagerung von Kräuterheilmitteln keine besonderen Geräte benötigt.

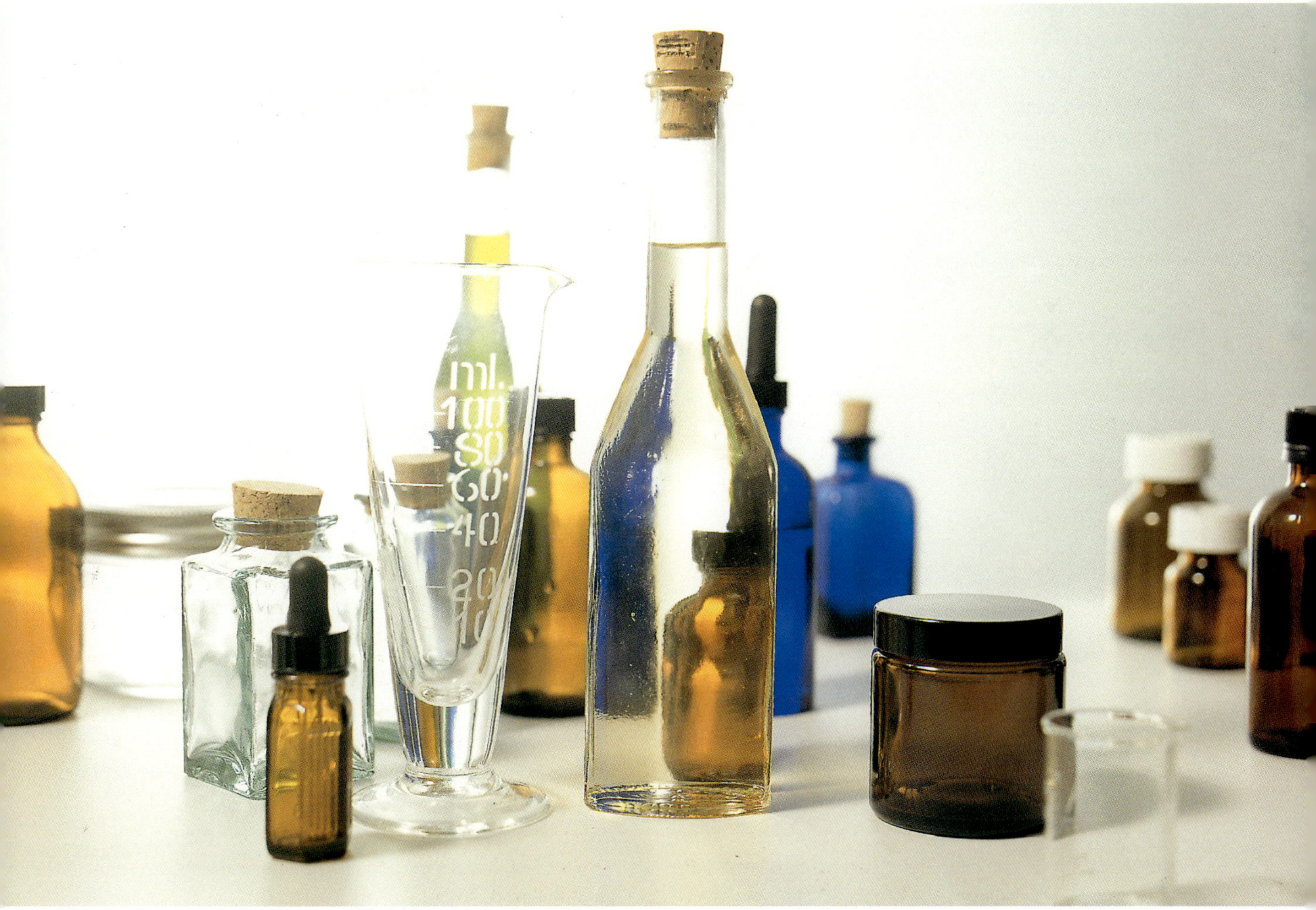

Aufguss und Absud

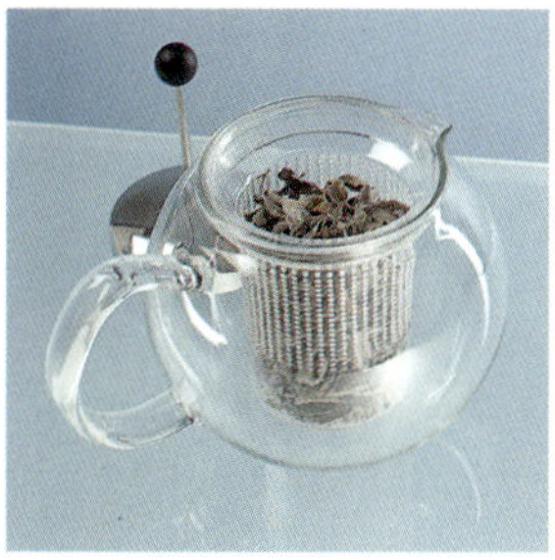

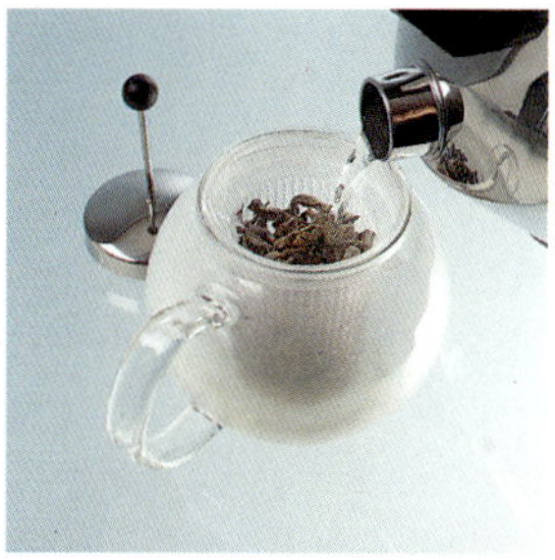

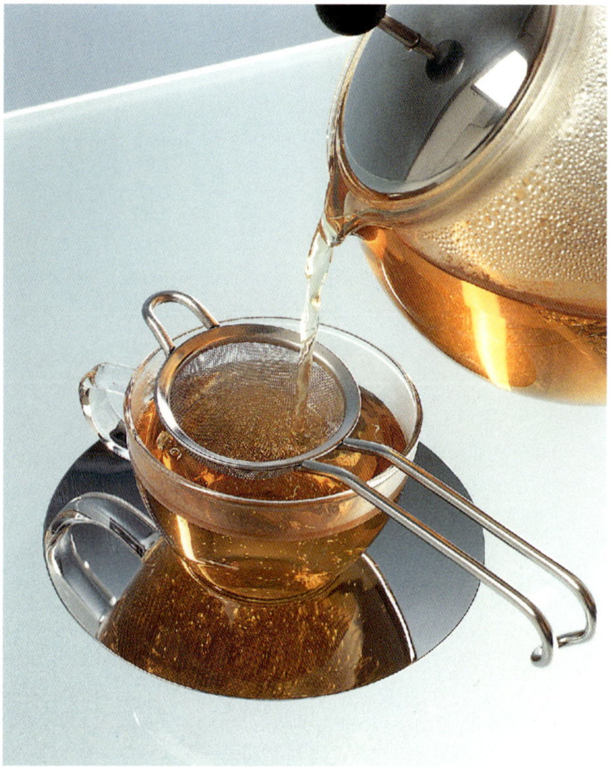

Kräuteraufguss

Kräuteraufgüsse, die man manchmal auch als Infusion bezeichnet, werden grundsätzlich wie Tee zubereitet. Die therapeutische Standarddosis liegt allerdings bei 25 g getrockneten Kräutern auf 1/2 l Wasser. Beim Aufgießen darf das Wasser nicht mehr kochen. Den Kräuteraufguss 10 Minuten ziehen lassen, abseihen, in drei gleiche Portionen unterteilen und über den Tag verteilt trinken. Einen Aufguss bereitet man aus den Blüten und Blättern einer Pflanze. Verwendet man frische Kräuter, muss man die Menge verdreifachen (beispielsweise 75 g statt 25 g), da der Wassergehalt frischer Kräuter wesentlich höher ist. Für einen Kräutertee benötigen Sie 1–2 TL getrocknete Kräuter pro Tasse.

Ein Aufguss wird in einem abgedeckten Krug oder in einer Teekanne an einem kühlen Ort aufbewahrt und sollte innerhalb von 24 Stunden verbraucht werden.

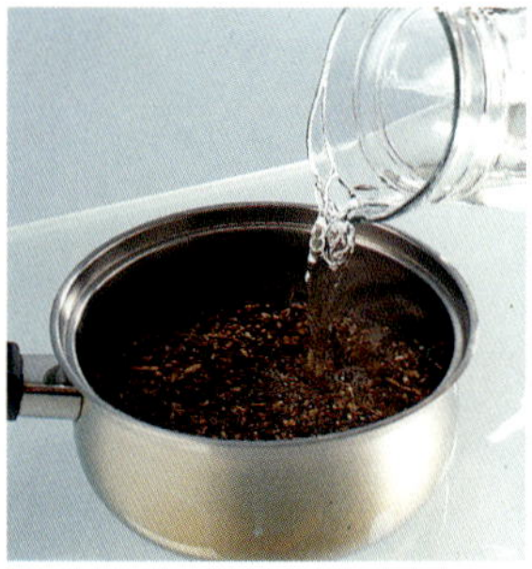

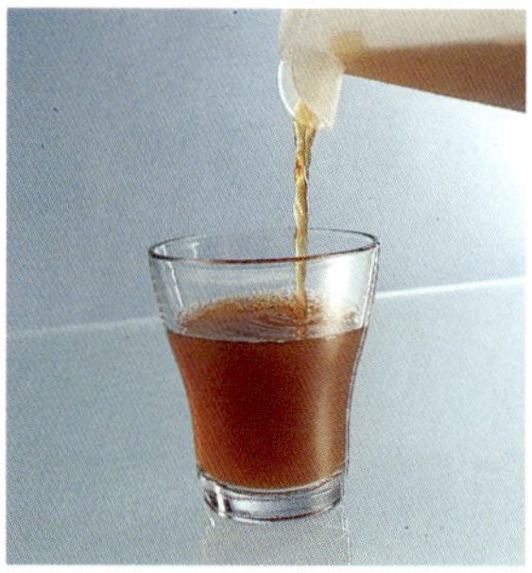

Absud

Für einen Absud, den man auch als Dekokt oder Abkochung bezeichnet, gibt man gewöhnlich 25 g Kräuter auf 1/2 l Kaltwasser. Die Flüssigkeit zum Kochen bringen und köcheln, bis die Menge um ein Drittel eingekocht ist. Auf drei Tassen oder Gläser verteilen und über den Tag verteilt trinken. Für eine Tasse benötigt man 1–2 TL Kräuter auf 1 1/2 Tassen Wasser. Im Westen bereitet man Wurzeln, Rinde, bestimmte Beeren und die Zweige einer Pflanze auf diese Weise zu.

In China bereitet man einen Absud auch anstelle eines Aufgusses und nimmt dafür mindestens 100 g und mehr getrocknete Kräuter, die in 1/2–1 l Wasser gekocht werden. Der Absud wird durch Köcheln auf 250–500 ml reduziert. Die konzentrierte Mischung kann dann tropfenweise unverdünnt oder in Wasser oder Fruchtsaft verdünnt eingenommen werden. Ein starker Absud kann ausgesprochen bitter sein und unangenehm schmecken! Einen Absud kann man im Kühlschrank bis zu 48 Stunden aufbewahren; es ist jedoch besser, ihn täglich frisch zuzubereiten.

Mischung aus Aufguss und Absud

In vielen Kräuterrezepturen wird eine Mischung aus den Blättern und der Wurzel einer Pflanze verwendet. Dafür kann man einen Aufguss und einen Absud separat herstellen und dann mischen. Oder man kocht die Wurzeln oder die Rinde in einem 1/2 l Wasser, gießt den Absud über die getrockneten Kräuter und lässt sie nochmals 10 Minuten ziehen, bevor man die Flüssigkeit abseiht.

Spülung, Saft, Mazeration und Inhalation

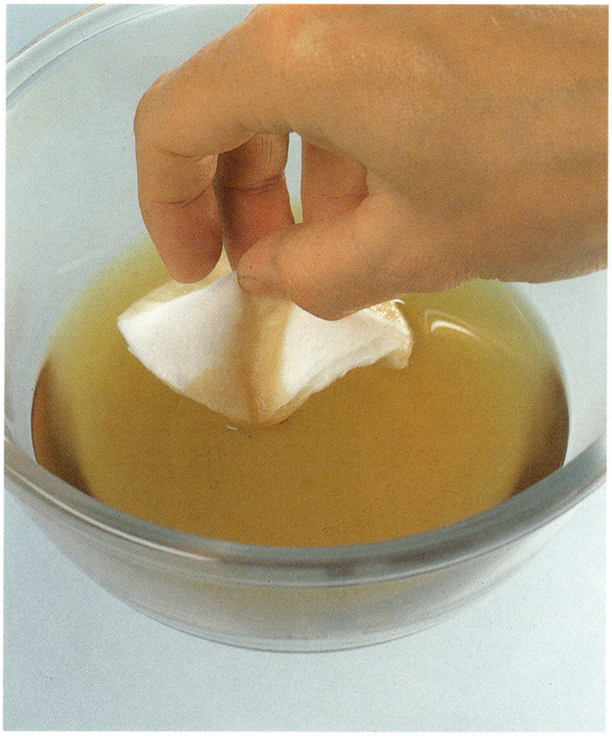

Mazeration

Die heilenden Eigenschaften einiger Kräuter, beispielsweise Baldrian und Eibischwurzeln, lassen sich am besten durch Mazerieren, d. h. das Ziehen in Kaltwasser, gewinnen. Man verwendet dieselben Mengen wie für einen Aufguss und lässt die Mischung an einem kühlen Ort über Nacht ziehen. Am Morgen wird die Flüssigkeit abgeseiht und wie ein Aufguss verwendet.

Saft

Für Kräutersäfte verarbeitet man die Pflanze in einem Mixer zu einem Brei und drückt die Mischung anschließend durch ein Seihtuch, so dass man den Saft erhält. Dafür werden große Mengen der Kräuter benötigt. Ein 9-Liter-Eimer mit Kräutern ergibt gerade einmal 100 ml. Der Saft muss im Kühlschrank aufbewahrt und innerhalb einer Woche verbraucht werden. Bei den kleinsten Anzeichen von Gärung den Saft wegwerfen!

Dampfinhalation

Inhalieren ist ideal bei Asthma, Katarr und Nebenhöhlenentzündung (Seiten 95–97). Das getrocknete Kraut (meist reicht 1 EL) in eine Schüssel geben und 1–2 l kochendes Wasser darüber gießen. Legen Sie ein Handtuch über den Kopf, beugen Sie sich über die Schüssel und inhalieren Sie so lange, bis die Mischung abkühlt. Danach mindestens eine 1/2 Stunde im Warmen aufhalten!

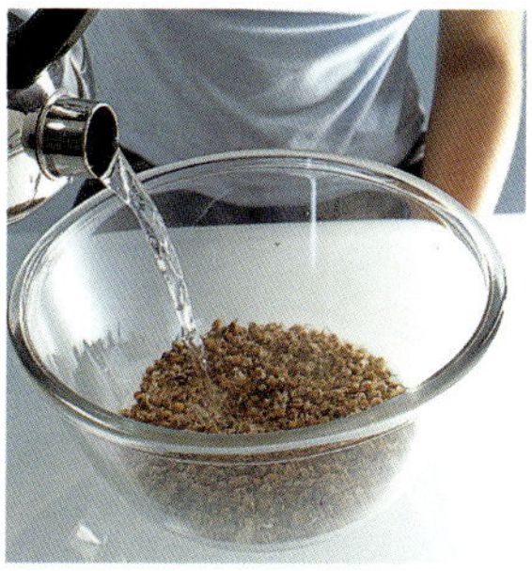

Spülung

Ein Aufguss oder Absud kann auch zum Waschen von Wunden, Hautausschlag und Geschwüren verwendet werden. Die Spülung wird auf Watte gegeben und man reibt damit die Wunde von innen nach außen ab. Mit einer Plastiksprühflasche kann man die Mischung gut auf Hautausschlag oder Krampfadern sprühen. Ein steriler und sorgfältig abgeseihter Aufguss oder Absud kann auch als Augenbad verwendet werden (Seite 136).

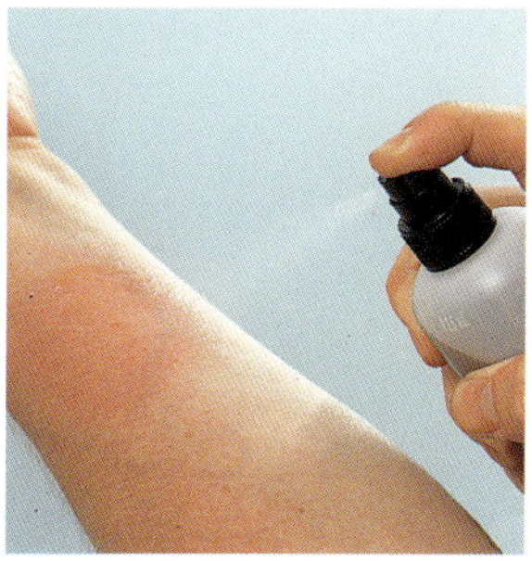

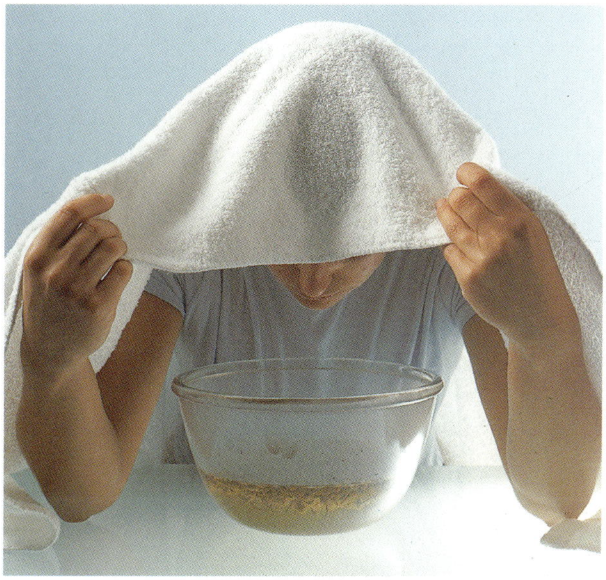

Sirup, Wein und Tinktur

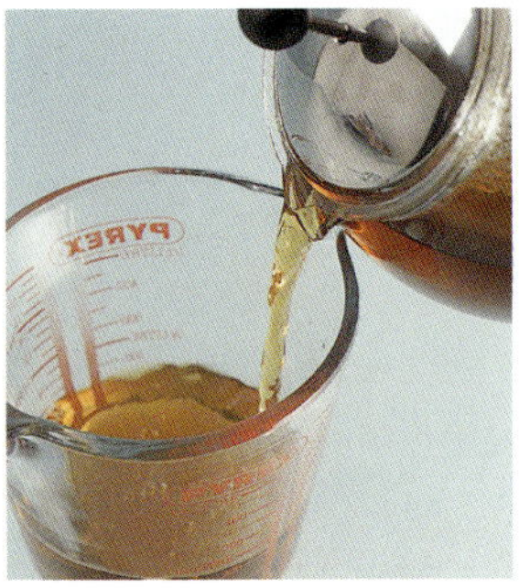

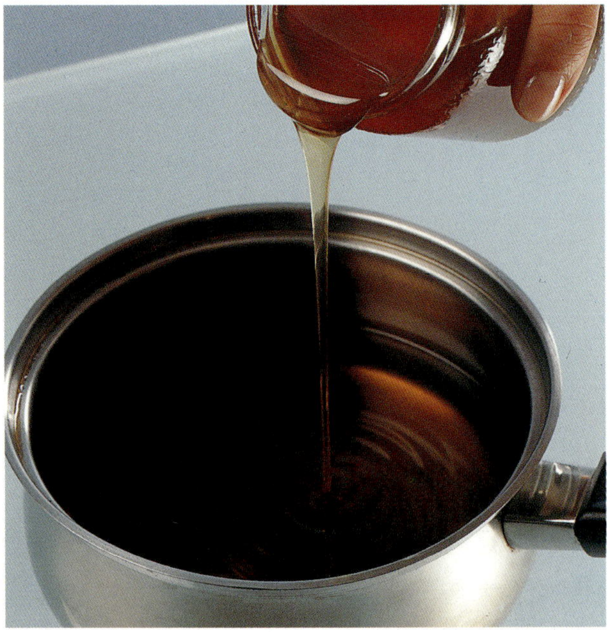

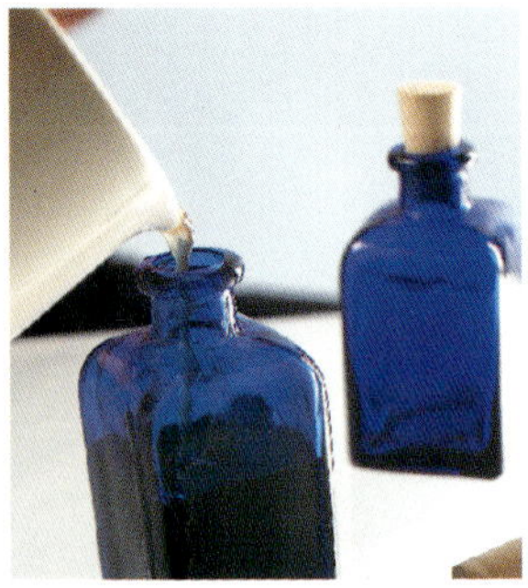

Sirup

Mit Zucker oder Honig lässt sich ein Kräuteraufguss oder Absud konservieren; diese Kräuterheilmittel eignen sich auch gut bei Husten, da die Süße reizlindernd wirkt.

Bereiten Sie einen Standardaufguss oder -absud (je nach Kraut) wie auf Seite 32 beschrieben zu. Nachdem Sie die Flüssigkeit abgeseiht haben, geben Sie zur Herstellung eines Sirups 500 g Rohzucker oder Honig auf 1/2 l Flüssigkeit. Die Mischung in einem gusseisernen Topf oder einem Edelstahltopf unter Rühren erwärmen, bis sich der Zucker oder Honig vollständig gelöst hat und die Mischung dickflüssig ist. Abkühlen lassen und in sauberen mit Korken verschlossenen Glasflaschen aufbewahren.

Verwenden Sie keine Schraubdeckel. Sirup fermentiert leicht und Schraubdeckel können zur Explosion führen.

Wein

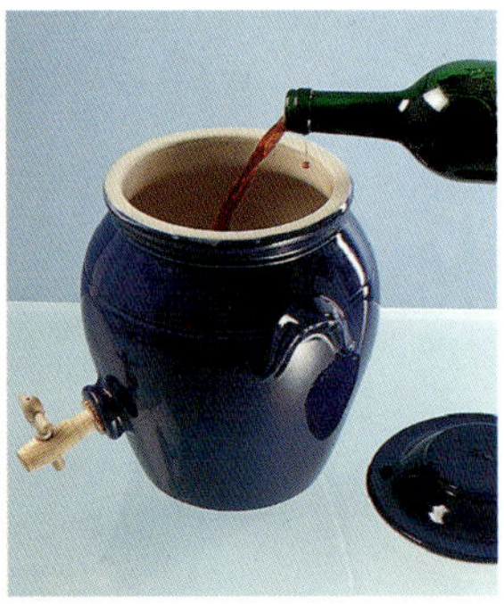

Diese Art der Zubereitung eignet sich besonders für Wurzeln, beispielsweise He Shou Wu, Dang Gui oder Ginseng. Idealerweise verwendet man ein althergebrachtes Essigfass (in Küchenläden erhältlich), doch ein großer Krug mit Deckel oder ein Rumtopf erfüllen denselben Zweck. 500 g Kräuter in das Fass geben und 2 l guten Wein (möglichst Rotwein) darüber gießen, so dass die Kräuter vollständig bedeckt sind, da sie ansonsten schimmeln. Das Fass abdecken und mindestens 2 Wochen ruhen lassen. Ein Essigfass hat unten einen Hahn, so dass man sich die tägliche Dosis von einem Sherryglas einfach abfüllen kann.

Die Mischung immer wieder mit Rotwein auffüllen. Die Kräuter sollten nach 2 Monaten ersetzt werden.

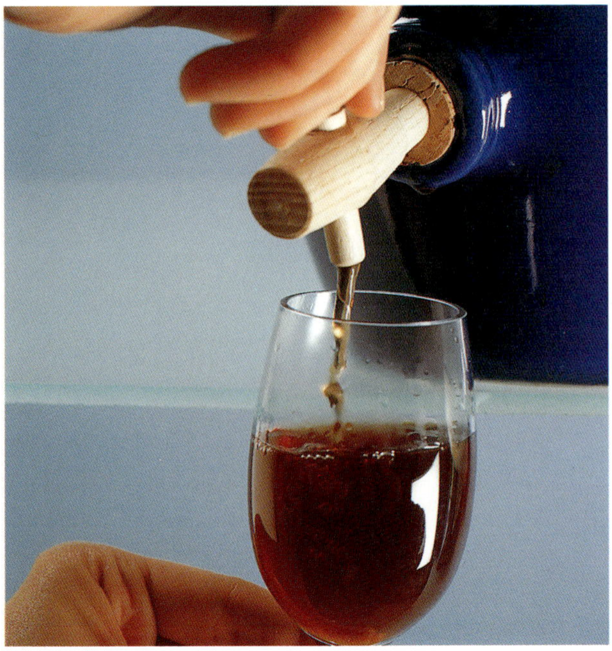

Tinktur

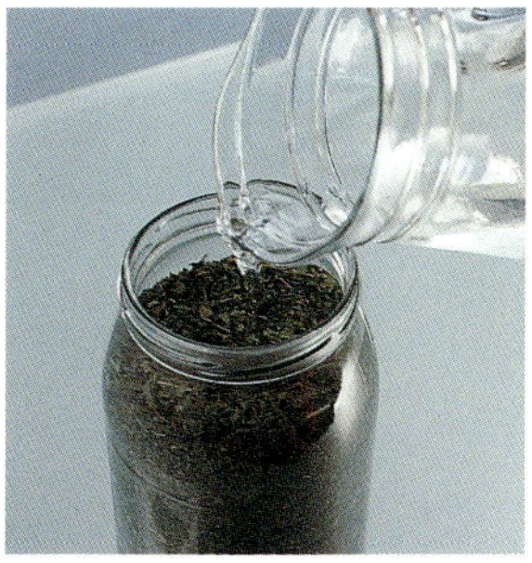

Eine Tinktur ist ein alkoholischer Auszug der Wirkstoffe eines Krauts. Dafür lässt man die getrockneten oder frischen Pflanzenteile zwei Wochen in einer Mischung aus Alkohol und Wasser ziehen und gießt sie anschließend durch ein Seihtuch oder gibt sie durch eine Weinpresse.

Kommerziell vertriebene Tinkturen werden gewöhnlich aus Äthylalkohol hergestellt. In einigen Ländern ist Äthylalkohol in Apotheken erhältlich, doch in anderen Ländern unterliegt sein Verkauf strengen Richtlinien. Zwar kann man zur Herstellung von Tinkturen sämtliche Alkohole verwenden, doch nicht jeder Alkohol eignet sich zum Trinken, so dass man bei der Herstellung große Sorgfalt walten lassen muss. Methylalkohol ist extrem giftig, und obwohl einige Bücher die Verwendung von Isopropylalkohol empfehlen, kann auch dieser ausgesprochen giftig sein. Glyzerin hat den Vorteil, relativ billig und in Apotheken erhältlich zu sein, doch die Tinkturen sind etwas schleimig. Glyzerin-Tinkturen eignen sich besonders für Kinder, schwangere Frauen und für trockene Alkoholiker.

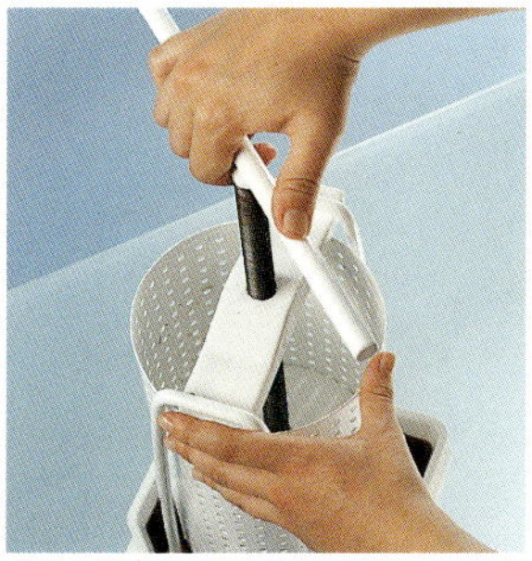

Am besten eignen sich Weine und Spirituosen, die Sie im Laden kaufen können, zur Herstellung von Tinkturen. Wodka ist ideal, da er nur wenig Geschmacksstoffe enthält.

Standardtinkturen haben einen Alkoholgehalt von 25 %, d. h. 25 ml reiner Alkohol auf 75 ml Wasser. Dies ist etwas schwächer als bei den meisten im Handel erhältlichen Spirituosen, die häufig einen Alkoholgehalt von 37,5 % haben. Daher muss Wodka etwas mit Wasser verdünnt werden (0,75 l Wodka auf 0,25 l Wasser), um die erforderliche Konzentration zu erreichen. Tinkturen von harzigen Pflanzen wie Rosmarin haben gewöhnlich einen Alkoholgehalt von 45 %. Da man diesen Alkoholgehalt nur schwer zu Hause erzielen kann, sollte man diese Tinkturen im Handel kaufen.

Standardtinkturen haben gewöhnlich ein Gewicht-Volumen-Verhältnis von 1:5 (1 kg Kräuter auf 5 Liter Alkohol/Wasser bzw. 500 g auf 2,5 Liter Flüssigkeit). Für den Hausgebrauch reichen meist 200 g Kräuter auf 1 Liter Flüssigkeit. Aufgrund des Wassergehalts muss man bei frischen Kräutern allerdings die Menge verdreifachen (600 g frische Kräuter auf 1 Liter Flüssigkeit).

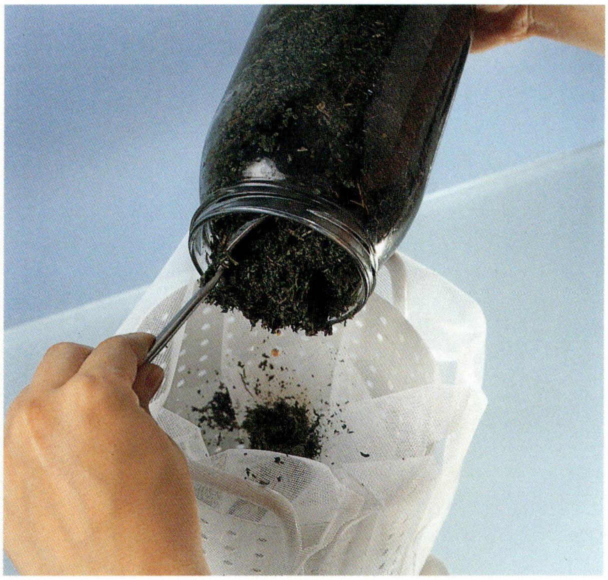

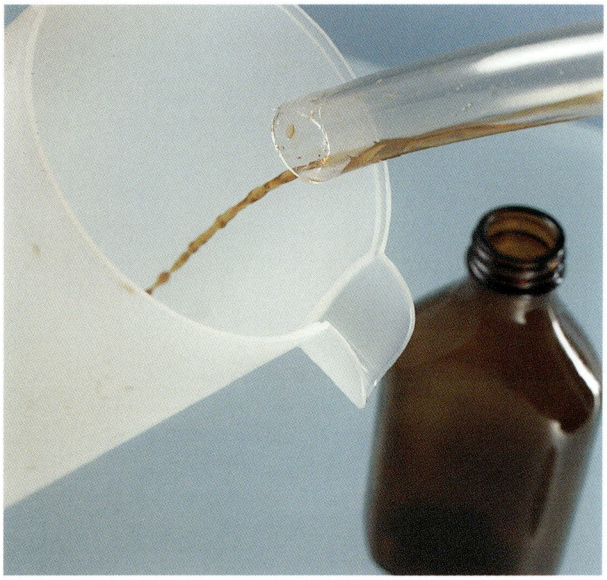

Geben Sie die Kräuter in ein großes Gefäß, beispielsweise eine große Schüssel, und gießen Sie die Flüssigkeit darüber. Die Mischung wird 2 Wochen an einem kühlen Ort gelagert und täglich geschüttelt. Dann gibt man sie durch ein Seihtuch oder eine Weinpresse. Die Tinktur wird in sauberen, dunklen Glasflaschen gelagert. Kräuterreste können Sie auf den Kompost geben.

Tinkturen halten gewöhnlich 2 und mehr Jahre ohne Qualitätsverlust. Im Ayurveda glaubt man sogar, dass sie mit zunehmendem Alter an Wirksamkeit gewinnen.

Creme, Salbe und Infusionsöl

Creme und Salbe

Eine Creme ist eine Mischung aus Ölen oder Fetten und Wasser, die von der Haut aufgenommen wird; eine Salbe hingegen enthält nur Öle oder Fette und bildet eine zusätzliche Schicht auf der Haut.

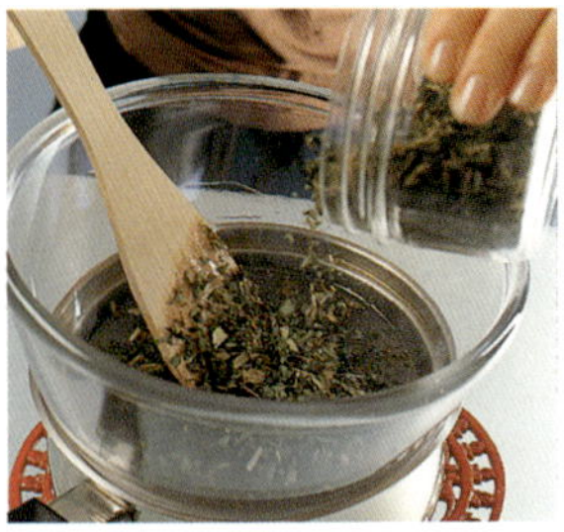

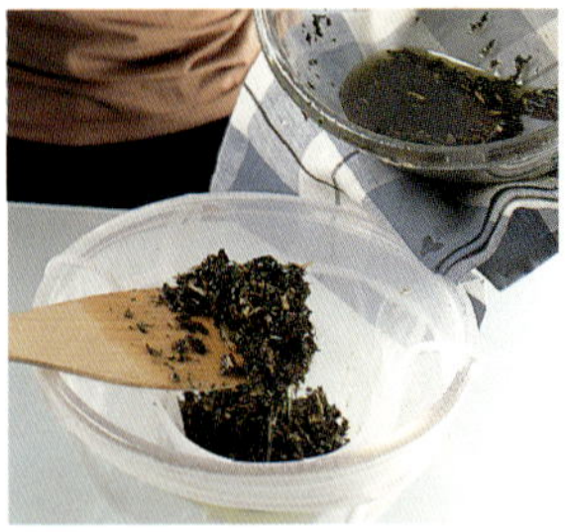

Salbe

Salben eignen sich, wenn die Haut bereits brüchig oder aufgeweicht ist oder Schutz vor Nässe benötigt, z. B. bei Windeldermatitis (S. 149). Traditionell werden Salben mit Tierfetten hergestellt und die einfachste Methode besteht darin, getrocknete Kräuter in zerlassenem Schweinefett oder Vaseline einige Stunden zu erhitzen, dann die Mischung durch ein Seihtuch abzugießen und zum Festwerden in kleine Gläser zu füllen.

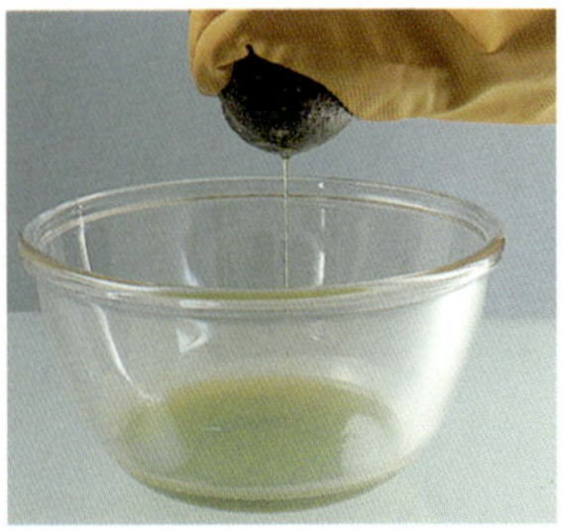

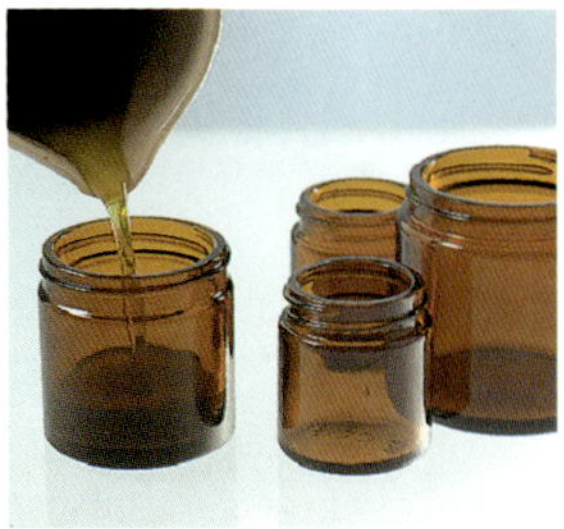

Creme

Cremes werden mit einer emulgierenden Salbe hergestellt, die man in Drogerien erhält und bei der es sich um eine Mischung aus Paraffinölen handelt. Die Salbe wird mit einer Mischung aus Wasser, Glyzerin und Kräutern gemischt. Durch Erhitzen der getrockneten Kräuter in der Mischung werden die heilenden Eigenschaften gewonnen.

Für eine Creme benötigt man 300 g emulgierende Salbe, 135 ml Glyzerin, 165 ml Wasser und 60 g getrocknete Kräuter.

Man zerlässt die Salbe im Wasserbad und gibt dann die restlichen Zutaten hinzu. 3 Stunden erwärmen; nach Bedarf Wasser in den unteren Topf geben, so dass er nicht trocken kocht. Vor dem Abkühlen die Mischung durch ein Seihtuch drücken und rühren, bis die Creme fest wird. In einem kleinen, sauberen, luftdicht verschlossenen Plastik- oder Glasgefäß aufbewahren.

Man kann die Mischung aus Wasser, Glyzerin und getrockneten Kräutern durch 300 ml fertige Tinktur (Seite 35) ersetzen. Dafür zerlässt man die Salbe, gibt die Tinktur hinzu und verrührt die beiden Substanzen einige Minuten unter Hitze, bis sie sich verbinden. Vom Herd nehmen und rühren, bis die Mischung abkühlt. Eine so hergestellte Creme hält gewöhnlich mehrere Monate; im Kühlschrank noch länger. Geeignet für Cremes mit Ringelblume, Beinwell, Vogelmiere, Klebkraut, Zitronenmelisse, Kamille, Salbei und Steinklee.

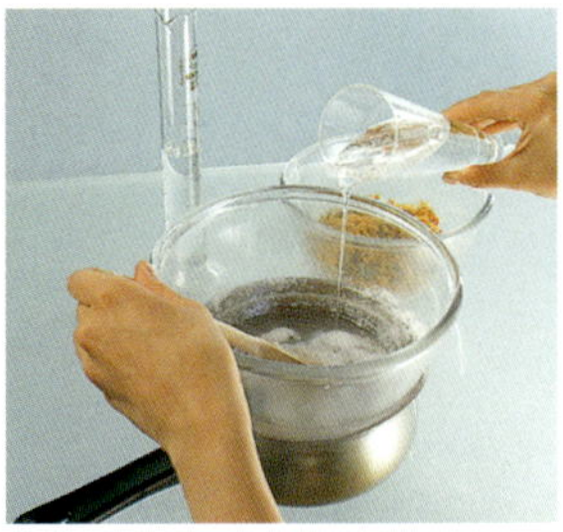

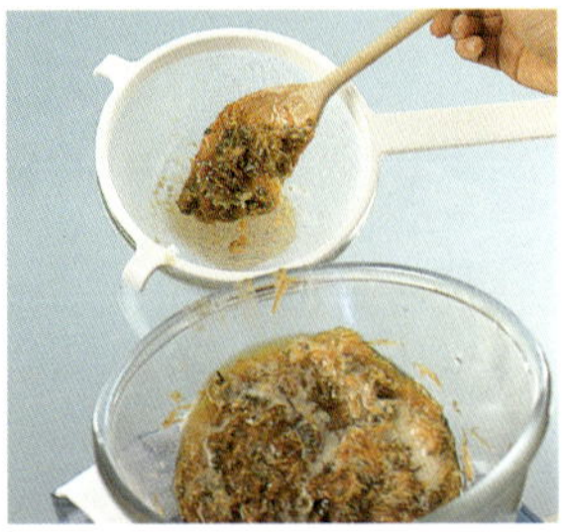

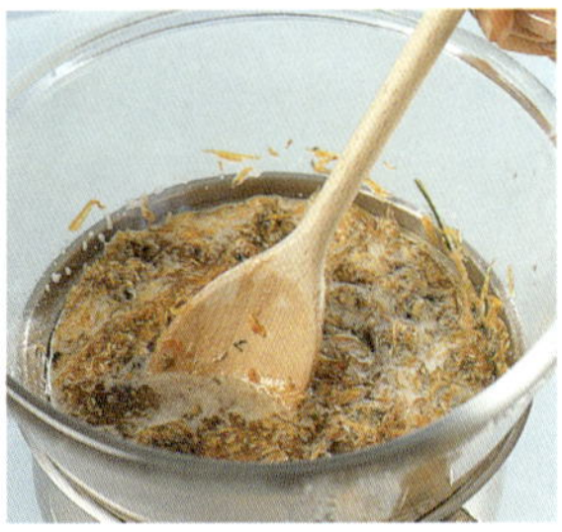

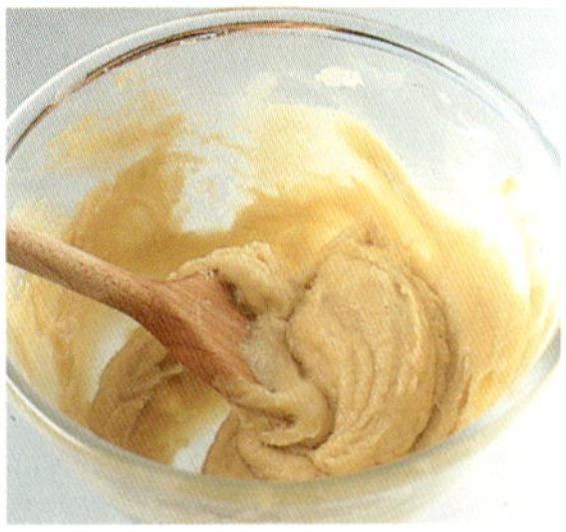

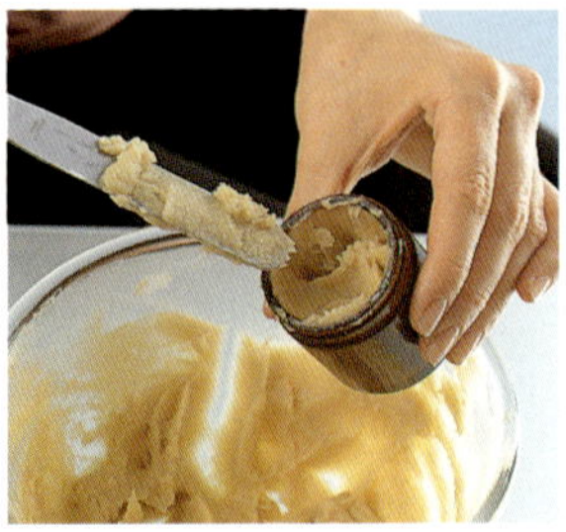

Infusionsöl

Infusionsöle lassen sich für Salben oder als Massageöl verwenden und sind eine ausgezeichnete Möglichkeit, Kräuter zu nutzen.

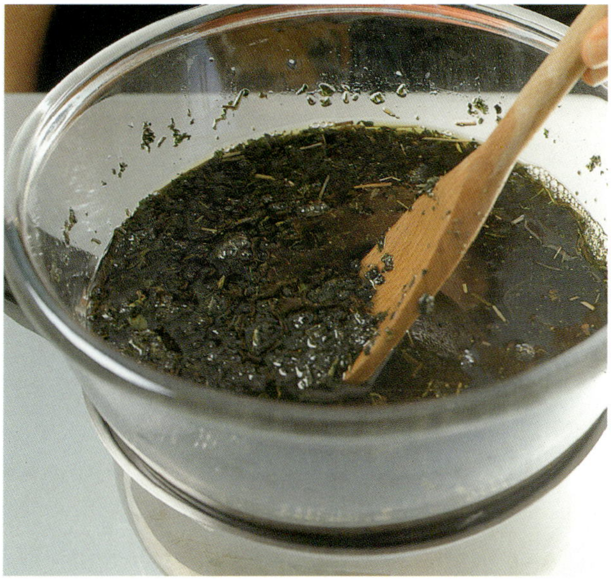

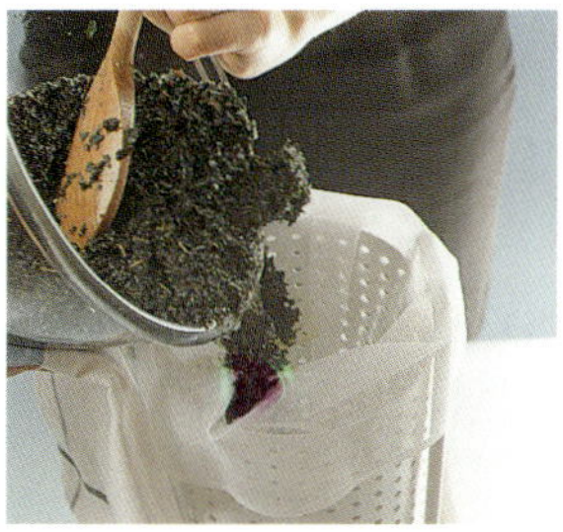

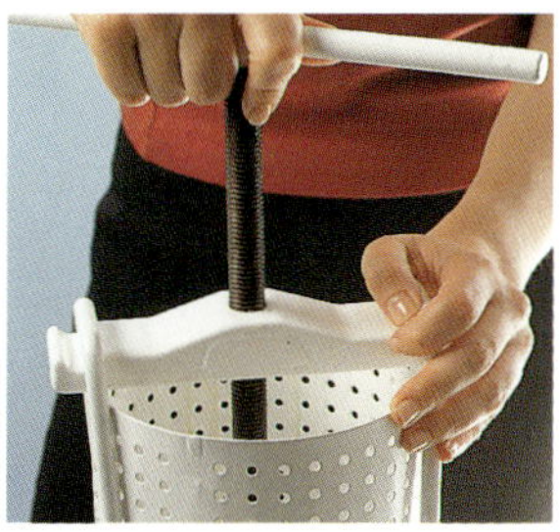

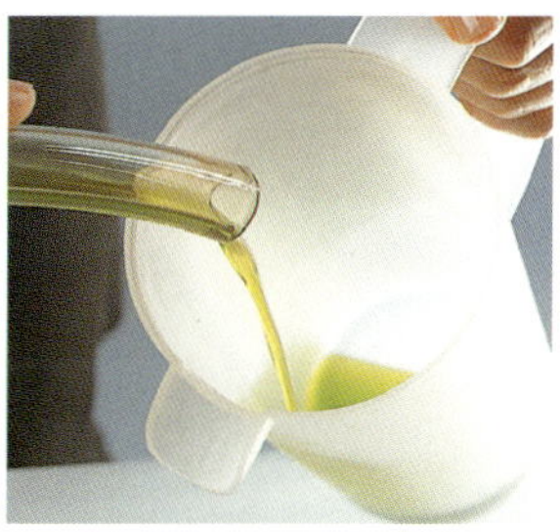

Heißer Aufguss

100 g getrocknete Kräuter (300 g frische Kräuter) in 1/2 l Sonnenblumenöl (oder einem ähnlichen Öl) im Wasserbad für 3 Stunden erhitzen. Das Öl durch ein Seihtuch oder eine Weinpresse ausdrücken.

Das Verfahren eignet sich für Infusionsöle aus Beinwell, Vogelmiere, Brennnessel oder Rosmarin.

Kalter Aufguss

Da das Öl bei diesem Verfahren nicht erhitzt wird, sollte man hochwertige Keimöle verwenden, die reich an essenziellen Fettsäuren wie Gamma-Linolensäure (GLA) oder Cis-Fettsäuren sind, welche eine starke therapeutische Wirkung haben.

Man füllt ein großes Schraubglas mit getrockneten Kräutern und bedeckt sie vollkommen mit Öl. Dann lässt man das Glas auf einer sonnigen Fensterbank oder in einem Treibhaus mindestens 3 Wochen ziehen. Während dieser Zeit verändert sich langsam die Farbe. Johanniskrautöl ist beispielsweise kräftig rot, Ringelblumenöl ist orange. Dann gibt man das Öl durch eine Weinpresse oder ein Seihtuch und wiederholt, wenn möglich, das Ganze nochmals mit frischen Kräutern und dem Infusionsöl, wobei man die Mischung erneut zwei bis drei Wochen ziehen lässt. Dadurch wird das Öl stärker. Dann seiht man das Öl ab und lagert es in sauberen, luftdicht verschlossenen Flaschen.

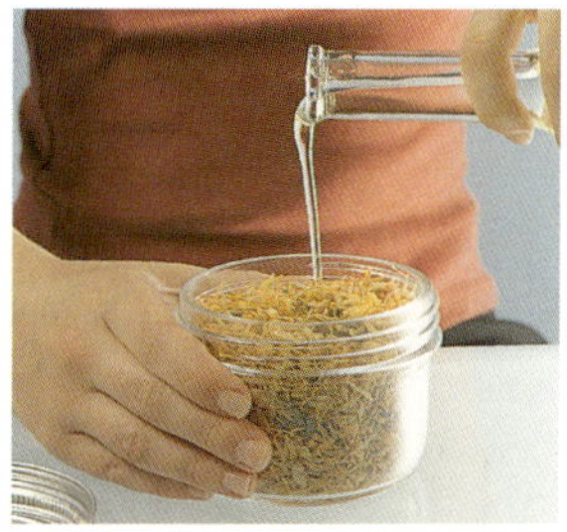

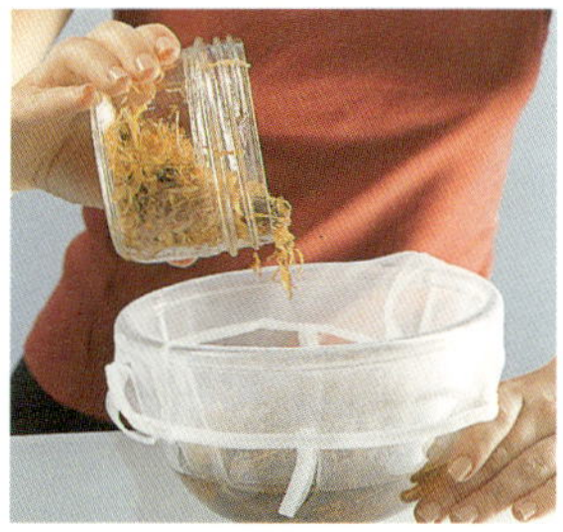

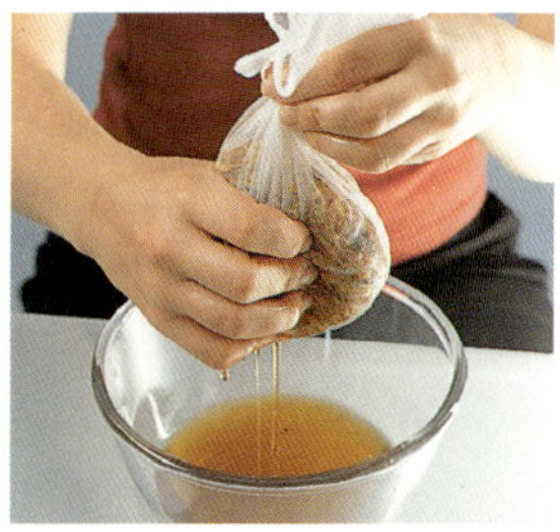

Infusionsöle halten mindestens 1 Jahr, meist jedoch länger. Dieses Verfahren eignet sich für Öle aus Blüten oder Blütenzweigen.

Man kann Infusionsöle mit Bienenwachs oder Lanolin eindicken, um eine Salbe oder Creme herzustellen. Für Salben werden 100 ml Infusionsöl, 25 g Bienenwachs und 25 g wasserfreies Lanolin (in Apotheken erhältlich) verwendet. Das Fett zerlassen und das Infusionsöl separat im Wasserbad erhitzen. Beides mischen und gut verrühren. Die noch warme Flüssigkeit in saubere Gläser füllen und fest werden lassen.

Für eine Creme verwendet man 100 ml Infusionsöl, 25 g Bienenwachs, 25 g wasserfreies Lanolin sowie 50 ml Kräutertinktur (Seite 35). Fett und Öl werden im Wasserbad zerlassen und die Tinktur wird leicht erwärmt. Dann beides gut vermischen und rühren, bis die Mischung abkühlt und eindickt. In einem sauberen Schraubglas aufbewahren.

Auf diese Weise lassen sich auch Cremes aus mehreren Kräutern herstellen. Probieren Sie Beinwell und Rosmarin bei arthritischen Schmerzen (Seite 131), Kamille und Johanniskraut bei Entzündungen sowie Steinklee und Ringelblume bei Ulcus varicosum (Unterschenkelgeschwür; Seite 143).

Massageöl, Kompresse und Kräuterumschlag

Massageöl

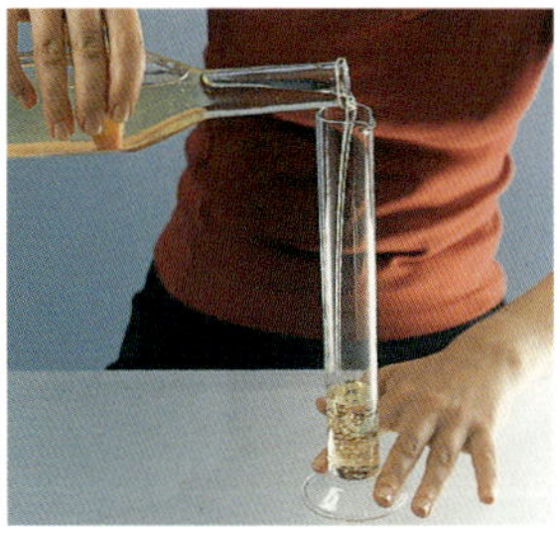

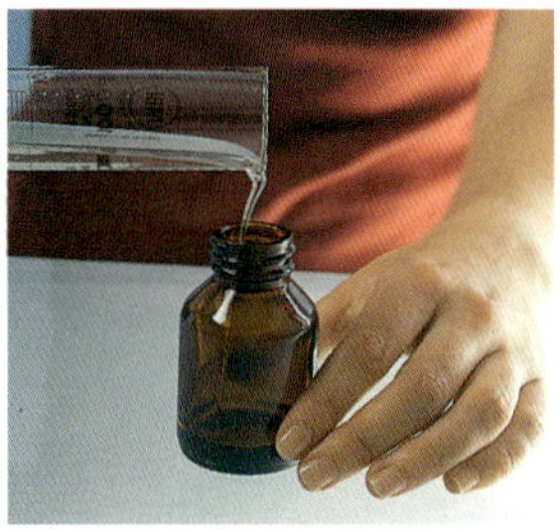

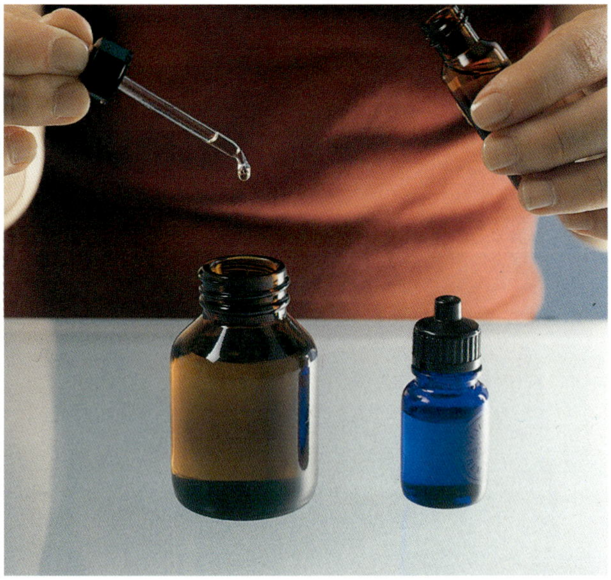

Die meisten ätherischen Öle reizen die Haut und sollten daher mit Pflanzenöl verdünnt werden. Häufig werden Mandel- oder Weizenkeimöl verwendet, aber Sonnenblumenöl oder sogar ein einfaches pflanzliches Speiseöl, wie man es zum Kochen verwendet, eignet sich ebenfalls. Man kann Infusionsöle als solche oder auch als Trägeröl verwenden, in das die Essenzen gegeben werden.

Allgemein verwendet man eine 5- bis 10-prozentige Lösung des ätherischen Öls im Trägeröl. Dafür gibt man 5–10 ml ätherisches Öl auf 90–95 ml Trägeröl, so dass man insgesamt 100 ml erhält. Als Richtlinie gilt: 20 Tropfen entsprechen 1 ml. Für 10 ml oder 2 EL Trägeröl benötigt man somit 10–20 Tropfen eines ätherischen Öls.

Geben Sie etwas Massageöl direkt auf die Haut und reiben Sie es sanft ein. Bei lokalen Beschwerden (z. B. bei Rheumatismus, Seite 131) wird das Öl direkt auf die betroffenen Bereiche gegeben. Entspannende oder tonisierende Mischungen eignen sich für eine Ganzkörpermassage.

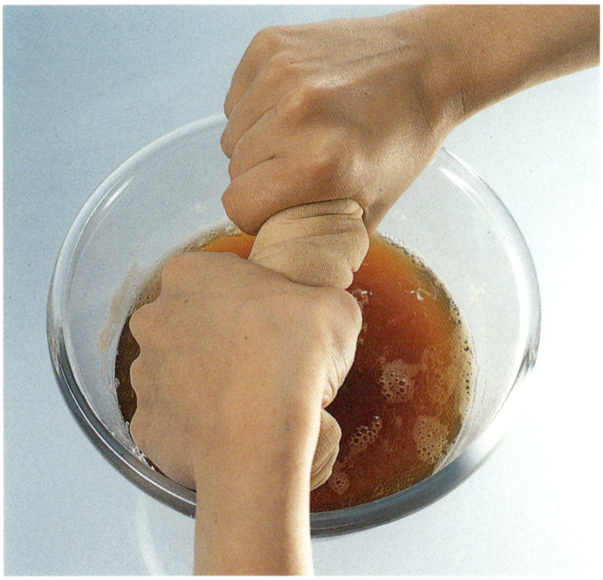

Kompresse

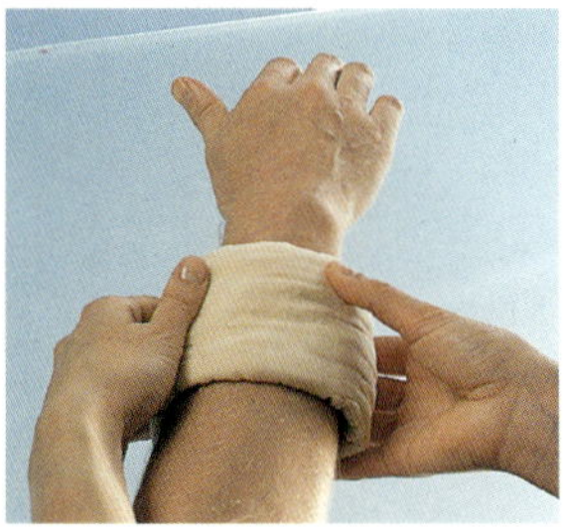

Kompressen beschleunigen den Heilungsprozess von Wunden oder Muskelverletzungen. Es handelt sich um Stoffstücke, die in Kräuterextrakte getaucht und heiß auf Gliedmaßen, Schwellungen und Verstauchungen gelegt werden. Man nimmt ein sauberes Stück Baumwolle, Watte, Leinen oder Gaze, taucht es in einen heißen, abgeseihten Aufguss, einen Absud oder eine Tinktur (10 ml/2 EL Tinktur mit 100 ml Heißwasser verdünnen) und legt es auf den betroffenen Bereich. Nach dem Abkühlen mit frischer warmer Kräuterflüssigkeit wiederholen. Gelegentlich werden auch kalte Kompressen verwendet, z. B. bei einigen Formen von Kopfschmerzen.

Kräuterumschlag

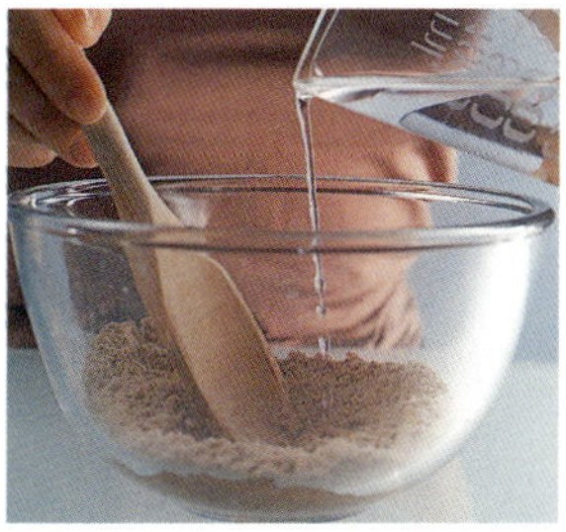

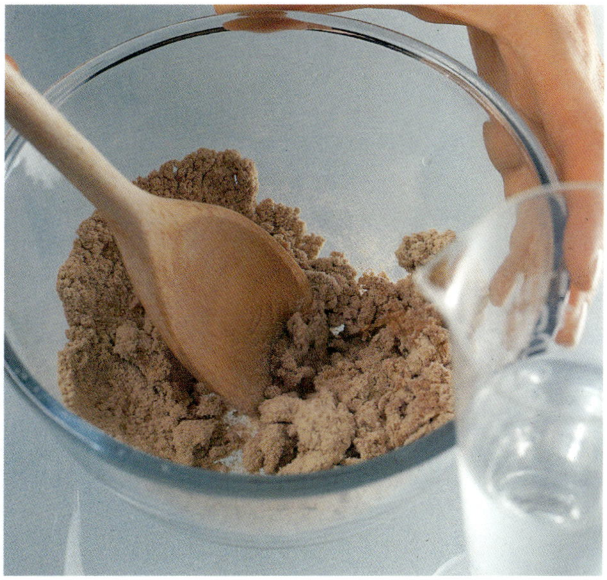

Ein Kräuterumschlag hat eine ähnliche Wirkung wie eine Kompresse; statt des flüssigen Extraktes gibt man dafür allerdings die gesamte Pflanze direkt auf den betroffenen Bereich. Umschläge waren früher ein beliebtes Hausmittel. Als Trägersubstanz für den Kräuteraufguss oder das Öl verwendete man Brot oder Kartoffelbrei. Wie Kompressen eignen sich heiße Umschläge bei Schwellungen, Verstauchungen oder um Eiter und Splitter (Seiten 128 und 147) herauszuziehen, doch auch kalte Pasten/Umschläge können hilfreich sein, beispielsweise Beinwellwurzel bei Krampfadern. Eine wesentlich einfachere Methode besteht darin, das Kraut in einem Topf mit etwas Wasser zu dünsten, abzugießen und die

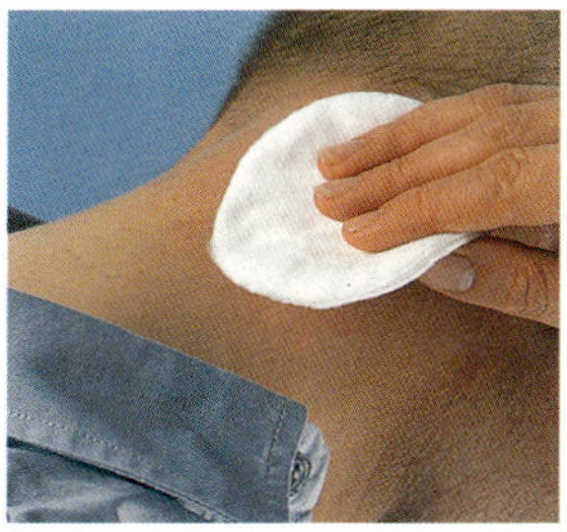

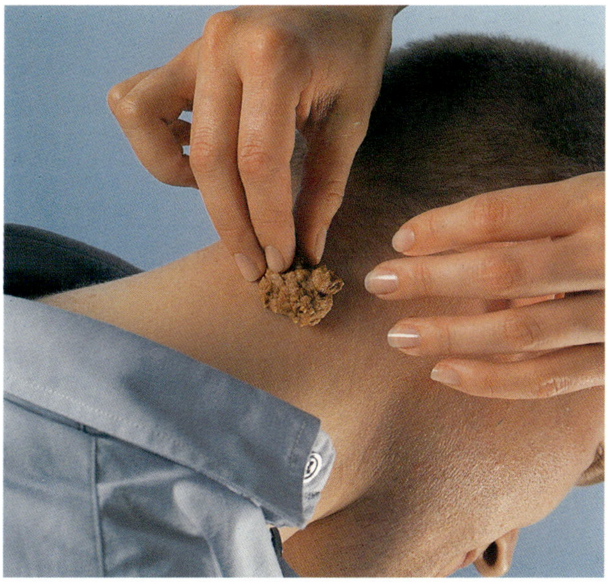

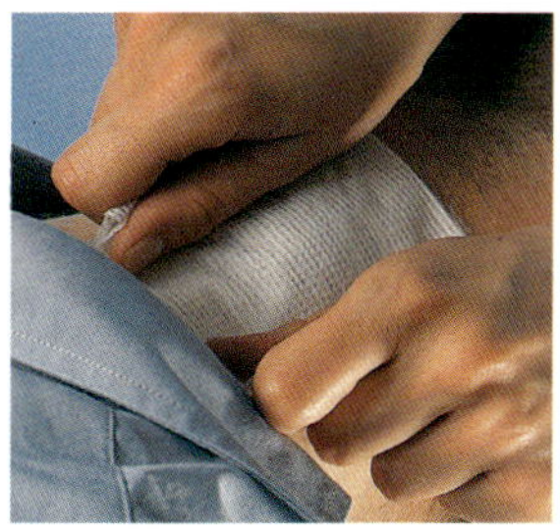

Mischung dann in einem Tuch direkt auf den betroffenen Bereich zu geben. Zum Befestigen nimmt man Pflaster oder eine lockere Bandage.

Pulverisierte Kräuter eignen sich ebenfalls für einen Umschlag. Mischen Sie dazu nur das Pulver mit etwas Heißwasser, so dass eine Paste entsteht, die direkt auf den betroffenen Bereich aufgetragen oder wie oben in ein Tuch gewickelt wird. Gibt man den Kräuterumschlag direkt auf die betroffenen Hautpartien, muss man die Haut vorher mit etwas Speiseöl einfetten, damit der Umschlag nicht festklebt. Nach dem Abkühlen sollte der Umschlag erneuert werden.

Kräuter ziehen und kaufen

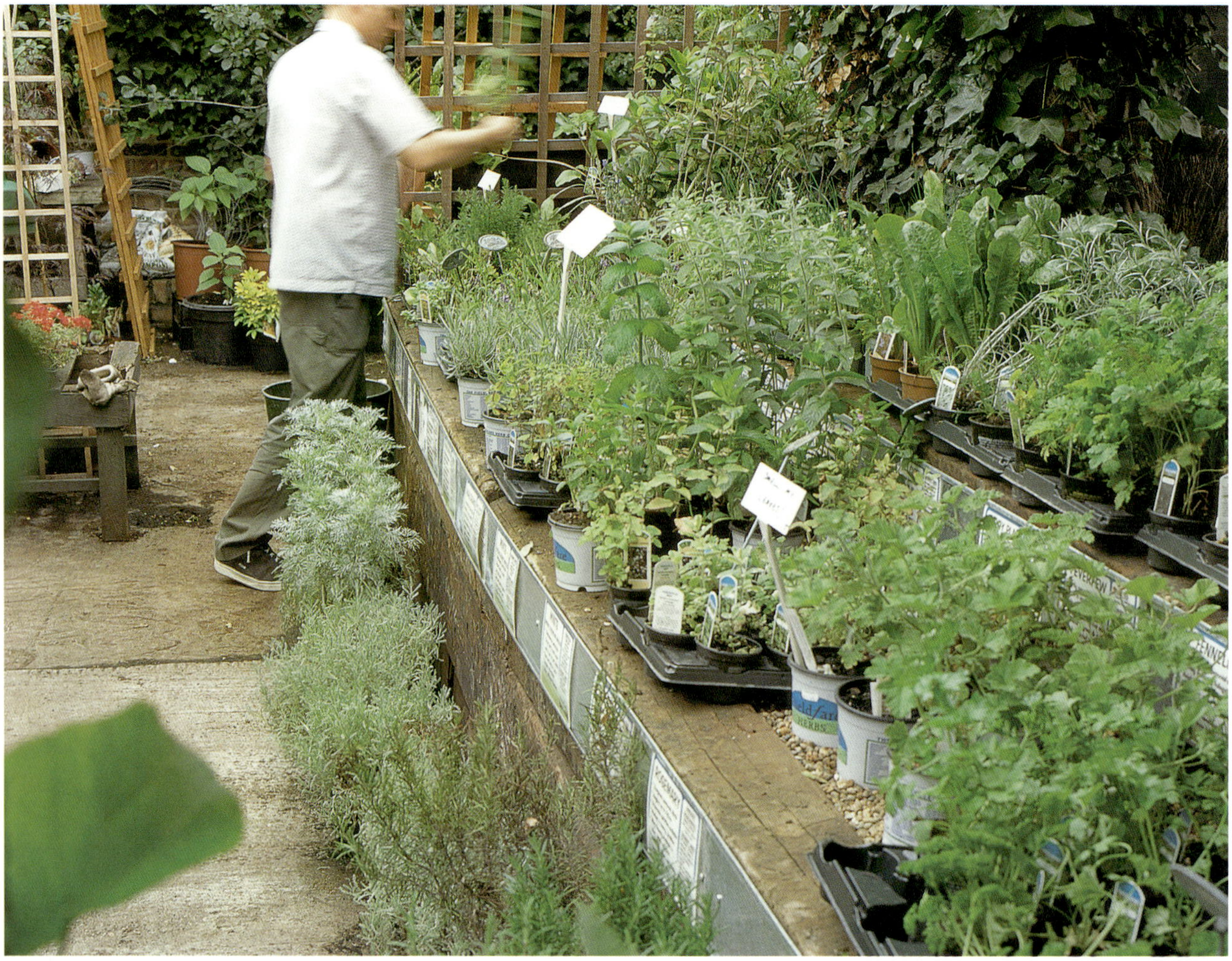

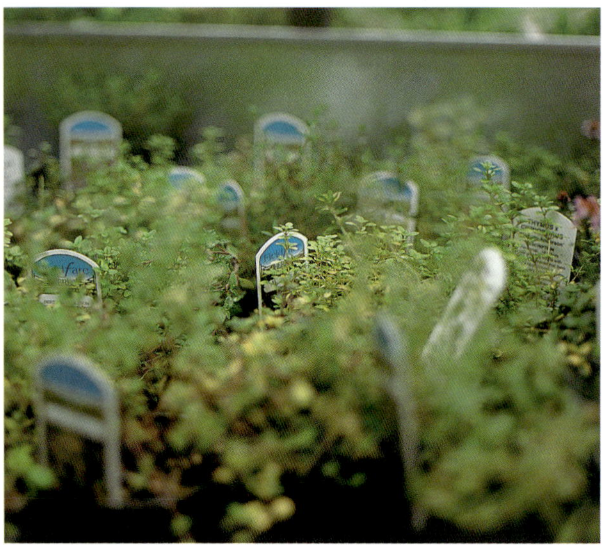

Kräuter ziehen

Es gibt nichts Schöneres, als in den eigenen Garten oder zum Fensterbrett zu gehen und einige Kräuter für einen Kräutertee oder eine heilende Salbe abzuschneiden. Der Anbau von Kräutern ist nicht schwieriger als der Anbau anderer Stauden oder Sträucher und an dem heilenden Aroma, das Kräuter verströmen, kann man sich beim Gang durch den Garten erfreuen.

Bei weniger gebräuchlichen Heilpflanzen kann man durch den eigenen Anbau auch am besten gewährleisten, dass die Pflanzen zur Verfügung stehen, wenn man sie benötigt. Es versteht sich von selbst, dass Kräuter für therapeutische Zwecke nicht mit Pestiziden behandelt werden.

Mehrjährige Kräuter kauft man am besten in einer darauf spezialisierten Gärtnerei oder man zieht sie aus Ablegern; ein- oder zweijährige Kräuter werden aus Samen gezogen. Zu den einjährigen Küchen- und Heilkräutern, die regelmäßig gesät

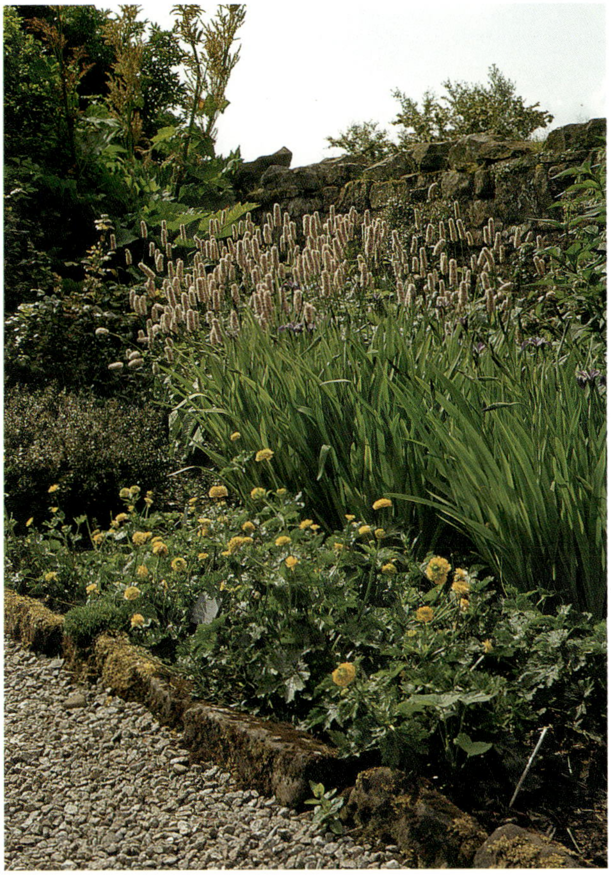

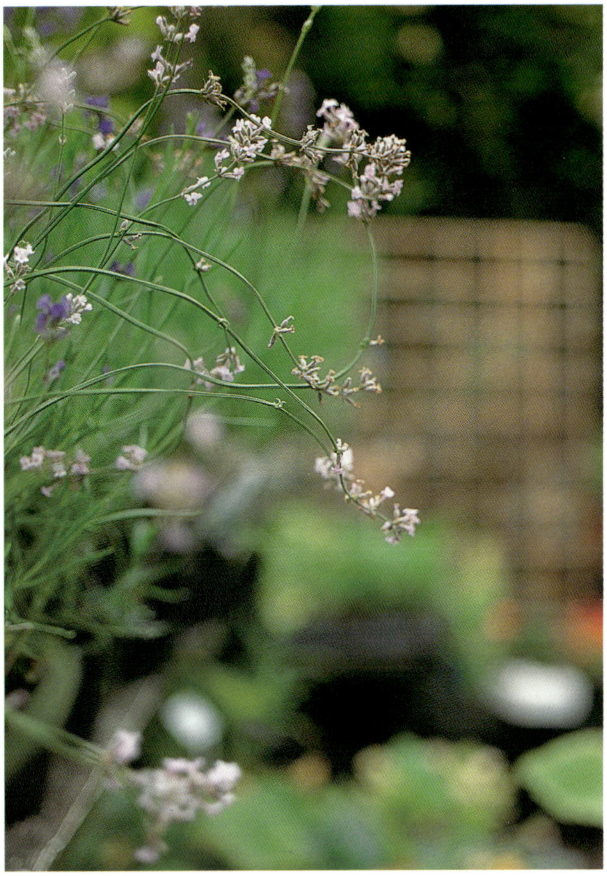

Gegenüberliegend oben
Spezialisierte Gärtnereien führen ein enormes Angebot an Kräutern, die man anpflanzen und dann als Heilmittel verwenden kann. Man sollte mehrjährige Pflanzen kaufen, ein- und zweijährige Pflanzen aber aus Samen ziehen.

Gegenüberliegend unten
Thymian ist ein ausgezeichnetes Mittel für die Verdauung, eignet sich aber ebenfalls als Antiseptikum und Expektorans.

Oben
In diesem üppigen Kräutergarten wächst auch Schlangenknöterich.

Oben rechts
Lavendel wird nicht nur wegen seiner heilenden Eigenschaften angebaut, sondern auch wegen seines Duftes.

Rechts
Einjährige und die meisten zweijährigen Kräuter lassen sich gut aus Samen in Saatschalen ziehen.

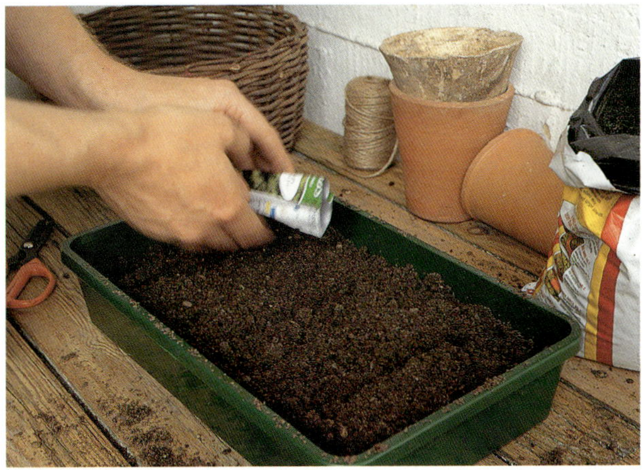

werden müssen, gehören Basilikum, Borretsch, Kalifornischer Kappenmohn, Echte Kamille, Dill und Ringelblume. Petersilie ist zwar eine zweijährige Pflanze, sollte aber jedes Jahr gesät werden, wenn möglich an dem Platz, an dem sie später wachsen soll, da sie sich nicht gut umpflanzen lässt. Um die Keimung zu beschleunigen, kann man frisch abgekochtes Wasser über die ausgesäten Samen gießen. Andere zweijährige Pflanzen, die man aus Samen ziehen kann, sind Königskerze und Steinklee. Viele Kräuter säen sich selbst aus, was einerseits nützlich ist, andererseits aber eine echte Plage sein kann. Pflanzen, die sich besonders stark ausbreiten, sind Fenchel, Frauenmantel, Mutterkraut, Zitronenmelisse, Steinklee, Königskerze und Helmkraut. Einige der vorgestellten Kräuter sind Pflanzen, die normalerweise als »Gartenunkräuter« gelten. »Unkräuter« mit Heilkraft sind Löwenzahn, Rotklee, Hirtentäschelkraut und Efeu-Gundermann.

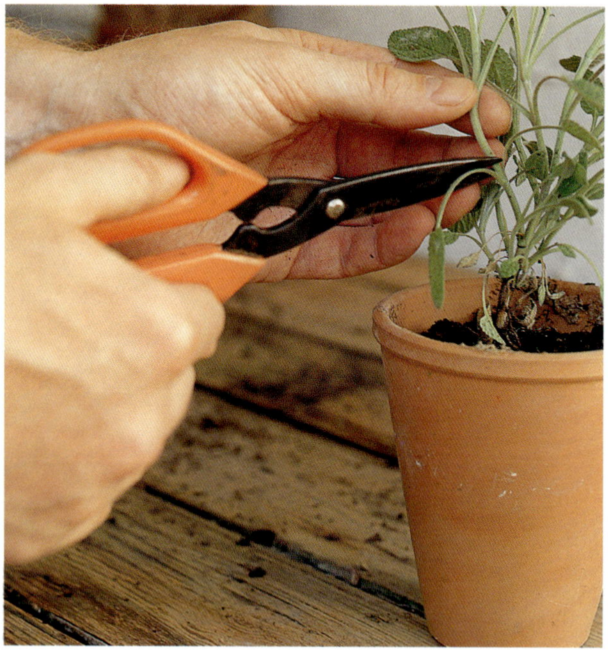

Kräuter ernten

Der Erntezeitpunkt kann starke Auswirkungen auf die chemischen Bestandteile und damit auf die Heilwirkung haben. Früher gab es dafür komplizierte Rituale; wer heutzutage Kräuter sammelt, sollte hauptsächlich darauf achten, dass die Kräuter an einem trockenen Tag gesammelt werden und dass die Pflanze auf dem Höhepunkt ihrer Reife ist, da dann die Konzentration der Wirkstoffe am höchsten ist.

- Blüten: Blüten sollten gesammelt werden, wenn sie vollständig geöffnet sind. Beim Sammeln muss man vorsichtig sein, da sie leicht beschädigt werden. Kleine Blüten (wie Lavendel) können an ihrem Stängel getrocknet werden; bei fleischigen Stängeln – wie der Königskerze – müssen die Blüten entfernt und einzeln getrocknet werden.
- Blätter: Große Blätter, beispielsweise Klettenblätter, pflückt man einzeln, kleinere Blätter wie die der Zitronenmelisse werden am besten mit ihrem Stängel gepflückt. Die Blätter sommergrüner Kräuter sollten kurz vor der Blüte gesammelt werden. Die Blätter immergrüner Kräuter wie Rosmarin können ganzjährig gesammelt werden. Manchmal werden junge Blätter separat zum Kochen – Brennnesseln oder Löwenzahn ergeben beispielsweise leckere Suppen und Salate – oder für ein Frühjahrstonikum gesammelt. Eine zweite Ernte der reiferen Blätter kann dann kurz vor der Blüte erfolgen.
- Oberirdische Teile: Verwendet man alle oberirdischen Teile, dann sollte man die Pflanze zur Mitte der Blüte pflücken, so dass man eine Mischung aus Blättern, Stängeln, Blüten und Samenköpfen erhält. Helmkraut sollte man beispielsweise pflücken, wenn ungefähr die Hälfte der Blüten die charakteristischen helmförmigen Schoten gebildet hat.
- Samen: Samen sollten gesammelt werden, wenn sie reif sind, oder, bei großen Samenköpfen wie Fenchel, wenn ungefähr

Oben
Für Ableger schneidet oder bricht man einen geeigneten Stängel ab, taucht ihn in eine Nährlösung und pflanzt ihn in einen kleinen Topf mit guter Blumenerde.

Rechts
Kauft man Pflanzen in einer Gärtnerei, sollte man auf ein gesundes Wurzelwachstum achten. Prüfen Sie, ob die Pflanzen Krankheiten haben und kaufen Sie keine Pflanzen mit gelben Blättern.

Gegenüberliegende Seite
Um die Wirkung, das Aroma und die Farbe zu erhalten, sollten frisch getrocknete Kräuter nicht im direkten Sonnenlicht stehen.

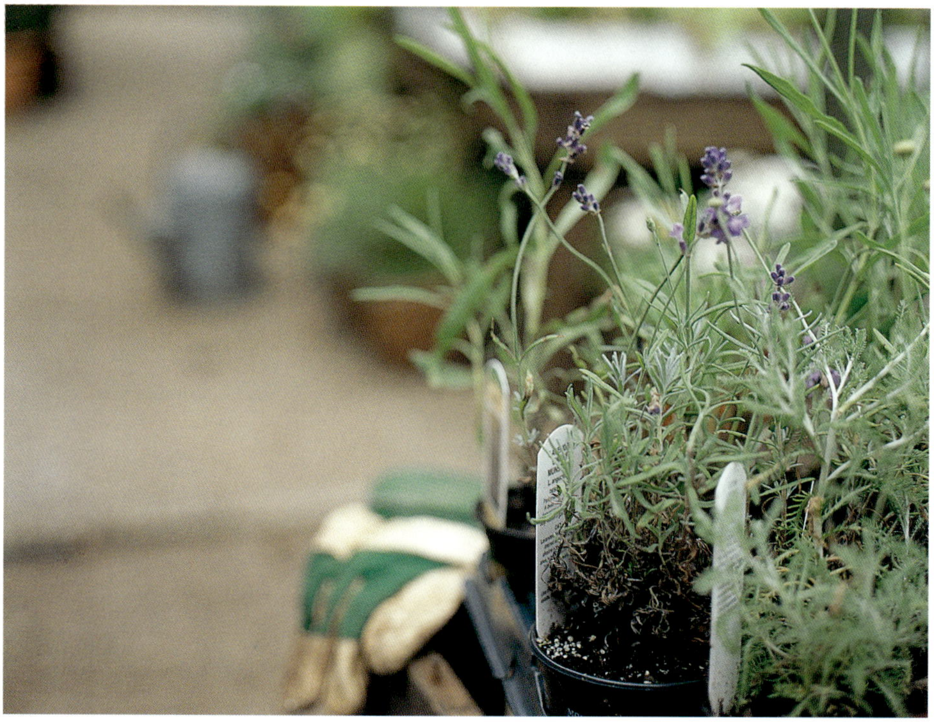

2/3 der Samen eines bestimmten Samenkopfes reif sind und bevor zu viele Samen durch Vögel oder den Wind verbreitet wurden.

- Früchte: Beeren und andere Früchte sollten gesammelt werden, wenn sie gerade reif sind. Um sie gut trocknen zu können, dürfen sie nicht zu weich sein.
- Wurzel: Wurzeln werden generell im Herbst gesammelt, wenn die oberirdischen Pflanzenteile abgestorben sind und bevor der Boden zu hart wird, um die Wurzeln auszugraben. Eine Ausnahme stellt Löwenzahn dar. Löwenzahnwurzeln werden im Frühling gesammelt.
- Rinde: Rinde sollte man im Herbst sammeln, dann enthält sie weniger Pflanzensaft und die Pflanze wird nicht so stark beschädigt. Man darf weder die gesamte Rinde entfernen noch einen Streifen, der einmal um den Baum geht – es sei denn, die Pflanze soll der Kräuterheilkunde geopfert werden.

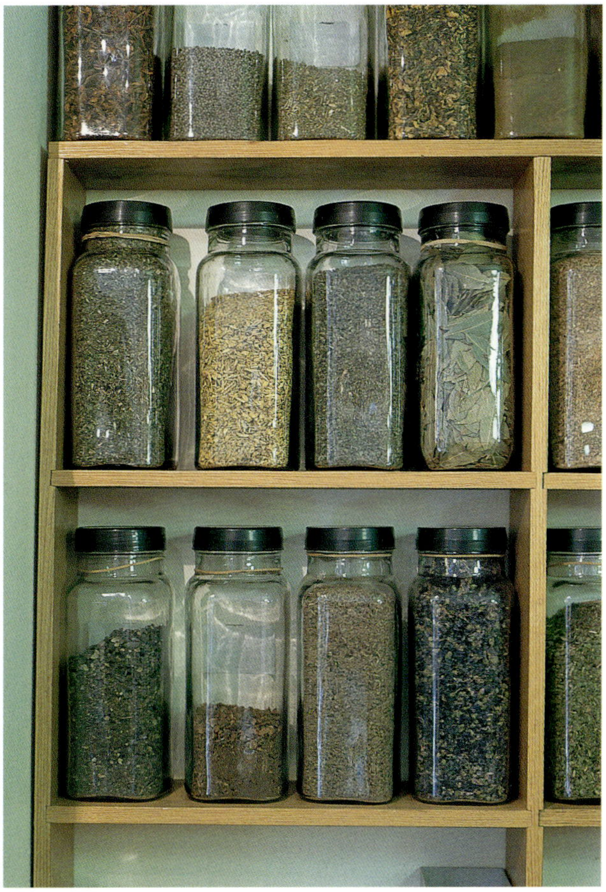

Kräuter trocknen

Kräuter müssen so schnell wie möglich getrocknet werden. Um die aromatischen Bestandteile zu erhalten und die Oxidation zu verhindern, darf dies allerdings nicht im direkten Sonnenlicht geschehen. Eine gute Belüftung ist erforderlich. Daher sollte man nur kleine Sträuße binden oder die Tür des Trockenschranks offen lassen, wenn man darin seine Kräuter trocknet. Ein trockener Gartenschuppen mit einem Ventilator auf niedriger Stufe eignen sich ebenfalls. Trocknen Sie die Kräuter allerdings nicht in der Garage, da die Abgase ihnen schaden.

Unter warmen Bedingungen mit guter Belüftung ist es möglich, Kräuter vollständig innerhalb von 5–6 Tagen oder sogar weniger zu trocknen. Je länger eine Pflanze zum Trocknen benötigt, desto eher verliert sie ihre Farbe und ihr Aroma. Idealerweise werden Kräuter bei einer Temperatur zwischen 20 und 32 °C getrocknet. Die Temperatur sollte 38 °C auf keinen Fall übersteigen.

Getrocknete Kräuter sollten ein Etikett mit Sorte, Herkunft und Datum tragen. Meist halten sie bei richtiger Lagerung 12–18 Monate ohne Qualitätseinbußen.

Kräuter kaufen

Beim Kauf von getrockneten Kräutern sollten Sie darauf achten, dass sie nicht dem direkten Sonnenlicht ausgesetzt sind und dass sie eine kräftige Farbe haben. Kräuter verlieren schnell ihre Farbe; graue oder braune Kräuter haben vermutlich bereits ihren Höhepunkt überschritten.

Man sollte Kräuter bei einem angesehenen Lieferanten oder im Fachhandel kaufen, nur so sind gute Qualität und eine genaue Beschriftung gewährleistet. Häufig sind Pflanzen in Gartenzentren und in Kräuterläden falsch beschriftet, und wenn Sie keine genauen Kenntnisse über das Aussehen, den Geruch oder Geschmack einer Pflanze besitzen, kann dies zur Herstellung vollkommen falscher Heilmittel führen.

Heutzutage erhält man in Apotheken und Drogerien auch eine Fülle frei verkäuflicher Fertigpräparate. Einige dieser Präparate sind als Arzneimittel zugelassen und haben Packungshinweise zu ihrer therapeutischen Verwendung und ihren Eigenschaften. Andere werden als Nahrungsergänzungen oder einfach als Kräuter verkauft und dürfen auf der Verpackung keinen Hinweis auf die empfohlene Verwendung tragen.

Kräuter lagern

Kräuter sollten in sauberen, trockenen, luftdichten Behältern außerhalb des direkten Sonnenlichts aufbewahrt werden. Getrocknete Kräuter verlieren im direkten Sonnenlicht schnell an Qualität, deshalb ist es wichtig, dunkle Glas- oder Tongefäße zu verwenden. Tinkturen, Infusionsöle und ätherische Öle sollten ebenfalls in dunklen Glasflaschen aufbewahrt werden. Mischt man sie, sollte man nur so viel herstellen, dass sie für 2–3 Wochen ausreichen. Bei größeren Mengen muss man eventuell den Rest wegwerfen, da die Wirkung nachlässt.

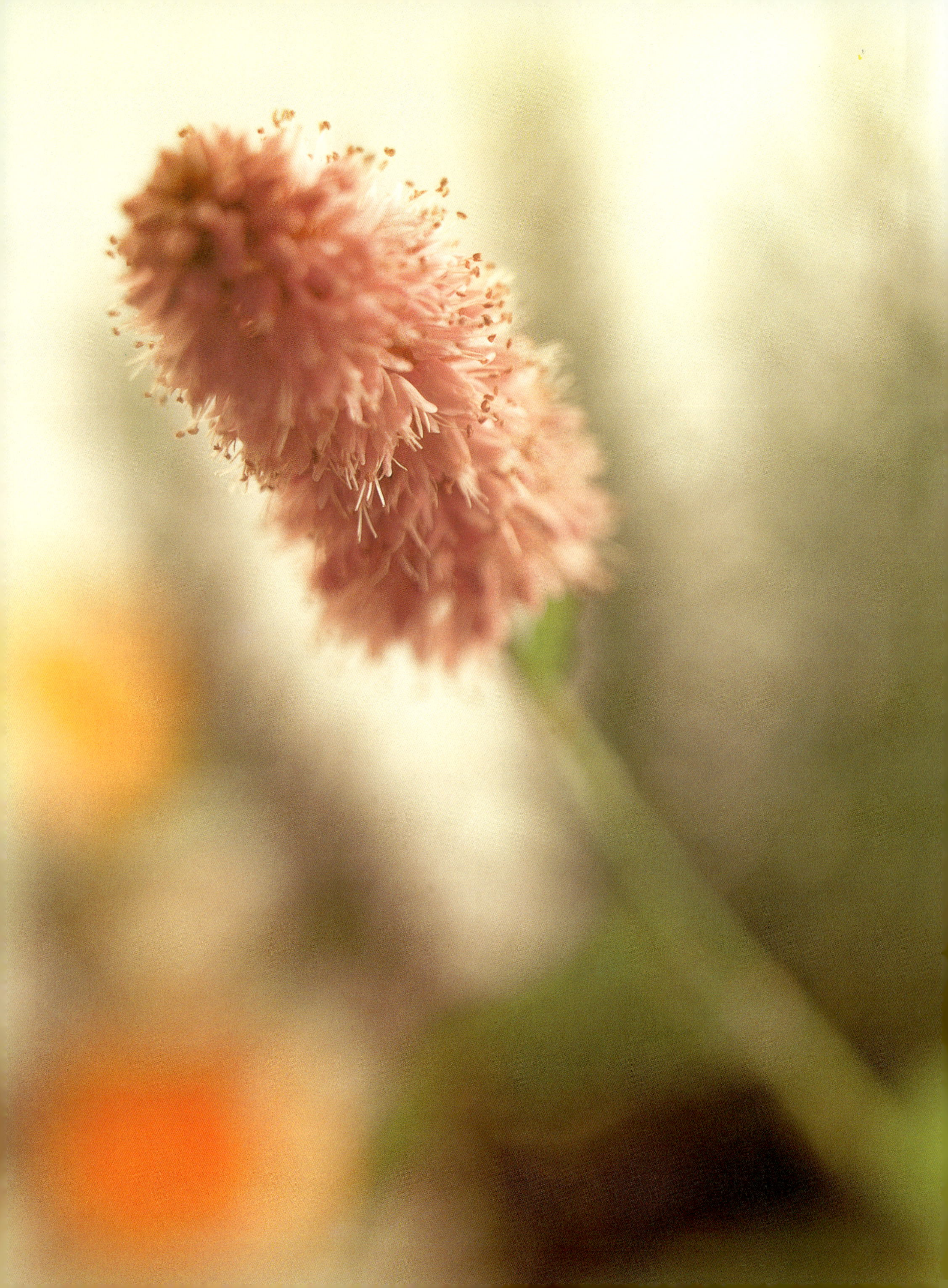

Verzeichnis der Heilpflanzen

Tausende von Heilpflanzen finden weltweit Verwendung und jede Auswahl muss unweigerlich viele hundert nützliche Heilkräuter weglassen. Einige Heilkräuter – beispielsweise Frauenwurzel oder Wolfstrapp – haben eine sehr spezifische Heilwirkung und ihre Verwendung ist daher auf wenige Anwendungsbereiche begrenzt. Andere Heilkräuter wie Ringelblume und Kamille haben eine breitere therapeutische Wirkung und eignen sich für sehr unterschiedliche Beschwerden. In diesem Kapitel werden 120 verbreitete Heilpflanzen vorgestellt, die Sie in Apotheken und im Fachhandel kaufen oder selbst im Garten ziehen können.

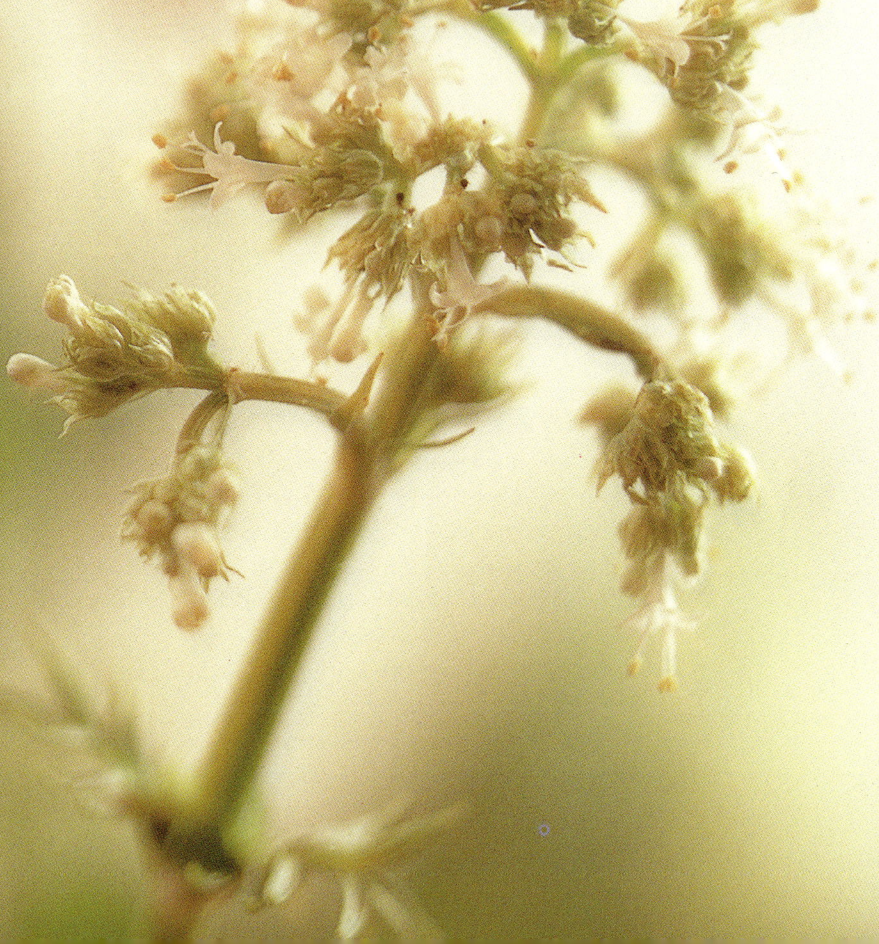

Gemeine Schafgarbe *Achillea millefolium*

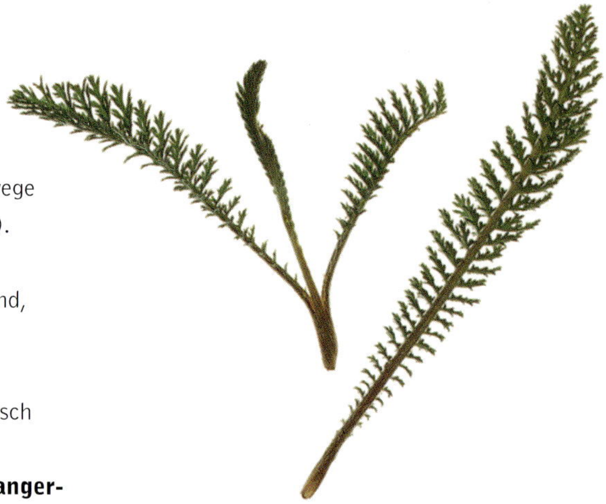

Diese verbreitete Wiesenpflanze findet als Heilmittel gegen Erkältung, Heuschnupfen und Katarr Verwendung. Aufgrund ihrer harntreibenden Wirkung kann sie auch bei Beschwerden der Harnwege eingesetzt werden sowie zur Senkung von Bluthochdruck (Seite 90).
Medizinisches Sammelgut: Blätter, Blüten, ätherisches Öl
Wirkung: *oberirdische Teile/Blüten:* adstringierend, schweißtreibend, gefäßerweiternd, verdauungsfördernd, menstruationsauslösend, fiebersenkend
Ätherisches Öl: entzündungshemmend, antiallergisch, antispasmodisch
Zubereitung: Aufguss, Tinktur, Massageöl
Vorsicht: Stimuliert die Gebärmutter, daher nicht in der Schwangerschaft verwenden. Die frische Pflanze kann manchmal Kontaktdermatitis auslösen und in seltenen Fällen die Lichtempfindlichkeit der Haut erhöhen.

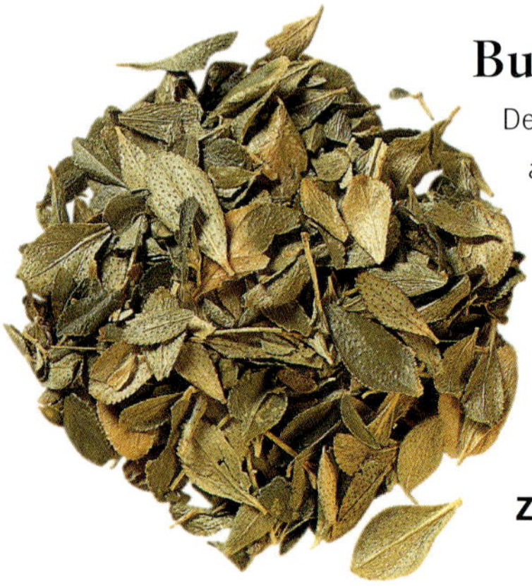

Bukkostrauch *Agathosma betulina*

Der Bukkostrauch ist in Südafrika beheimatet, wo er traditionell als Puder zum Schutz der Haut verwendet wurde. Sein Geschmack erinnert stark an Schwarze Johannisbeeren. Die Blätter sind ein beliebtes Mittel bei Blasenentzündung (Seite 108).
Medizinisches Sammelgut: Blätter
Wirkung: harntreibend, schweißtreibend; tonisierend und wärmend für die Nieren
Zubereitung: Aufguss, Tinktur, Kapseln

Kleiner Odermennig *Agrimonia eupatoria*

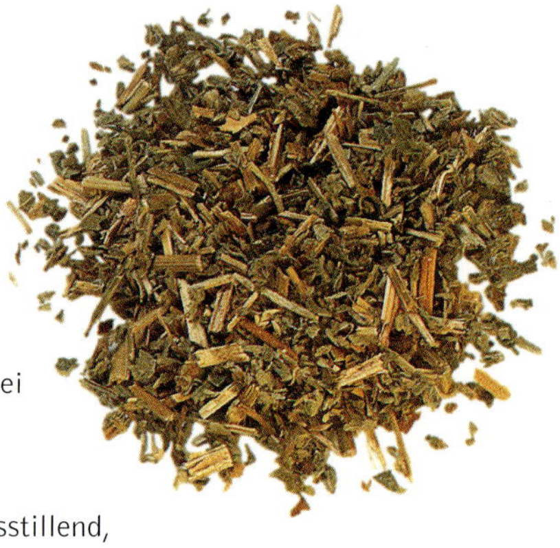

Odermennig ist ein adstringierendes, bitteres Kraut, das bei Durchfall (Seite 121) und zum Stillen von Blutungen eingesetzt wird. Die Pflanze hat eine lange Tradition als Wundkraut und war wesentlicher Bestandteil des Arkebuse-Wassers, ein Heilmittel des 15. Jahrhunderts zur Behandlung von Schussverletzungen. Odermennig wirkt ferner diuretisch und enthält Kieselsäure, wodurch er sich ausgezeichnet bei Beschwerden der Harnwege eignet.
Medizinisches Sammelgut: oberirdische Teile/Blätter
Wirkung: adstringierend, harntreibend, wundheilend, blutungsstillend, anregend für die Galle, leicht antiviral
Zubereitung: Aufguss, Tinktur

Frauenmantel *Alchemilla xanthoclora*

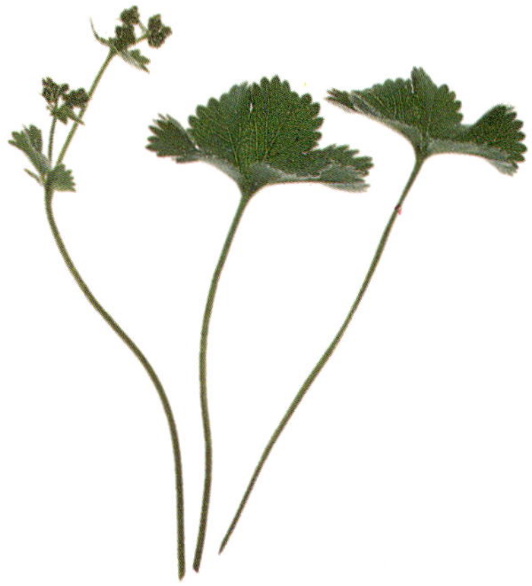

Frauenmantel ist reich an Gerbstoffen und daher ein gutes Adstringens; ferner hilft er bei Durchfall, Halsschmerzen (Seite 97), Hautverletzungen und nässender Dermatitis. Die Pflanze lindert Frauenkrankheiten und wird in vielen Teilen Europas zur Regulierung der Menstruation eingesetzt – insbesondere bei schweren Monatsblutungen (Seite 112) oder als Salbe bei einer juckenden Vagina.

Medizinisches Sammelgut: oberirdische Teile/Blätter

Wirkung: adstringierend, menstruationsfördernd, tonisierend für die Verdauung, entzündungshemmend, wundheilend

Zubereitung: Aufguss, Tinktur, Salbe, Gurgelmittel, Vaginalzäpfchen

Vorsicht: Vermeiden Sie hohe Dosierungen während der Schwangerschaft, da Frauenmantel die Gebärmutter stimuliert.

Knoblauch *Allium sativum*

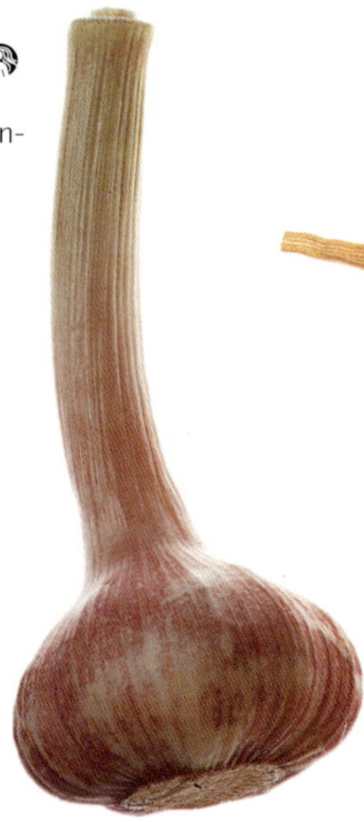

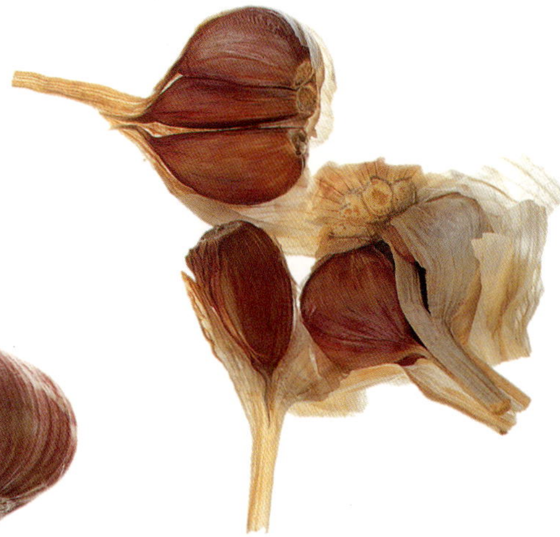

Knoblauch ist nicht nur ein beliebtes Küchengewürz, man behandelt damit seit der Antike auch Erkältungen (Seite 126) und Katarre (Seite 96). Neuere Studien bestätigen auch seine Wirkung bei Herz- und Kreislaufbeschwerden (Seiten 89/90).

Medizinisches Sammelgut: Zehen, Öl

Wirkung: antiseptisch, keimtötend, schleimlösend, schweißtreibend, blutdrucksenkend, die periphere Durchblutung fördernd, fettabbauend, blutzuckersenkend, histaminsenkend

Zubereitung: Kapseln/Tabletten, Salbe, Sirup, roh

Vorsicht: kann einen empfindlichen Magen und eine empfindliche Haut reizen. Hohe Dosierungen während Schwangerschaft und Stillzeit vermeiden.

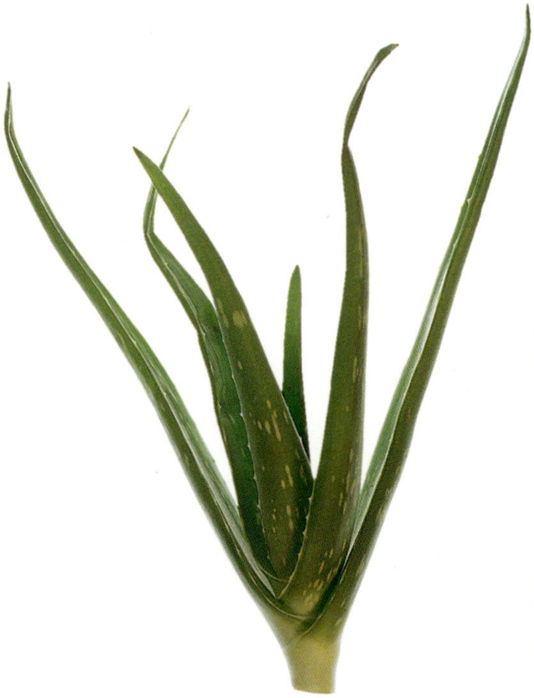

Aloe *Aloe vera*

Während »Aloe-Emodin« ein abführender Extrakt ist, der aus verschiedenen Aloe-Arten hergestellt wird, erhält man aus Aloe vera ein klebriges Gel, das hauptsächlich äußerlich zur Wundheilung und zur Linderung der Schmerzen bei Verbrennungen und Hautentzündungen eingesetzt wird, einschließlich Ekzemen und Soor. Das Gel wird auch zu zahlreichen frei verkäuflichen Präparaten verarbeitet, die die Haut nähren und verjüngen sollen.

Medizinisches Sammelgut: Saft, Blätter

Wirkung: abführend, stimulierend für die Galle, wundheilend, tonisierend, Entzündungen lindernd, antifungal, blutungsstillend, beruhigend

Zubereitung: Salbe, Wein, Tinktur, Kapseln

Vorsicht: Aloe wirkt stark abführend und sollte nicht in der Schwangerschaft genommen werden. Hohe Dosierungen des Blattextrakts können zu Erbrechen führen.

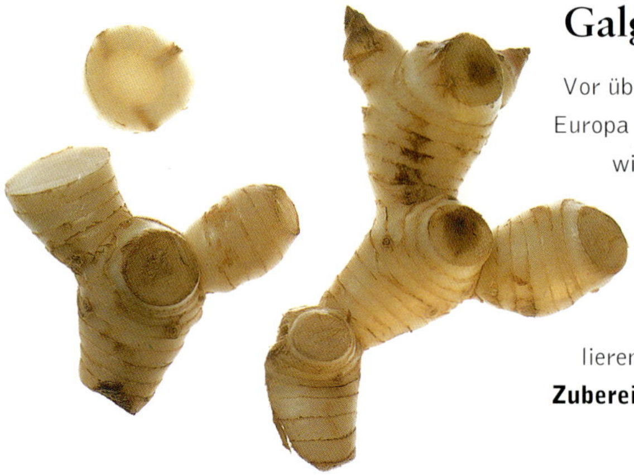

Galgant *Alpinia officinarum*

Vor über 1000 Jahren wurde der Galgant von arabischen Ärzten nach Europa gebracht. Traditionell ist er ein wärmendes Verdauungsmittel und wird ebenfalls, ähnlich wie Ingwer, gegen Reisekrankheit (Seite 152) eingesetzt. Galgant kann ferner die Symptome von Angina pectoris (Herzenge) und leichtere Herzbeschwerden lindern.

Medizinisches Sammelgut: Rhizom, Öl

Wirkung: anregend für die Bildung von Verdauungssäften, stimulierend, karminativ, brechreizlindernd, antifungal, wärmend

Zubereitung: Tinktur, Absud, Kapseln

Echter Eibisch *Althaea officinalis*

Eibisch hilft bei Bronchitis (Seite 95), Reizhusten und Blasenentzündung (Seite 108). Die Wurzel wirkt ausgesprochen beruhigend auf das Verdauungssystem und eignet sich daher bei Magenschleimhautentzündung und Sodbrennen (Seiten 120/121). Äußerlich wird Eibisch bei verschiedenen Hautbeschwerden angewendet; er beruhigt und glättet die Haut.

Medizinisches Sammelgut: Wurzel, Blätter, Blüten

Wirkung: *Wurzel und Blätter:* reizlindernd, schleimlösend, harntreibend, wundheilend; *Blüten:* schleimlösend

Zubereitung: Sirup, Aufguss, Absud, Tinktur, Kräuterpackung

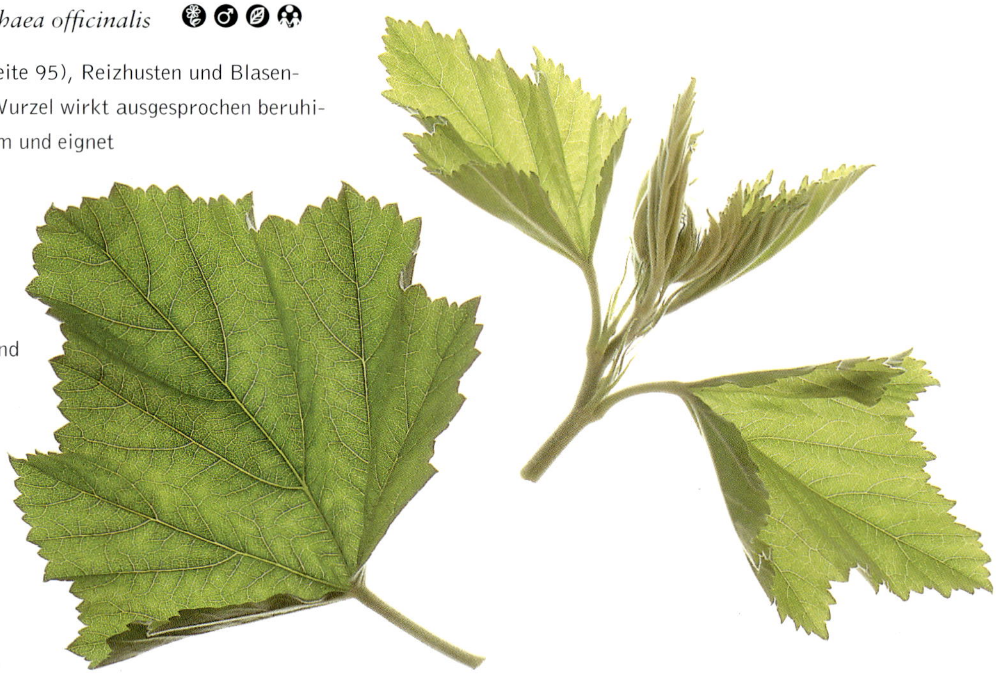

Dill *Anethum graveolens*

Dill ist ein klassisches Mittel gegen Koliken von Neugeborenen. Er ist ein karminativ, beruhigt den Magen und eignet sich daher ausgezeichnet bei Koliken und Blähungen (Seiten 149, 123). Man kann die Samen gegen Mundgeruch kauen und sie helfen ferner bei Menstruationskrämpfen.

Medizinisches Sammelgut: Samen, ätherisches Öl, Blätter

Wirkung: karminativ, krampflösend, milchfördernd

Zubereitung: Aufguss, Tinktur, Kauen roher Samen

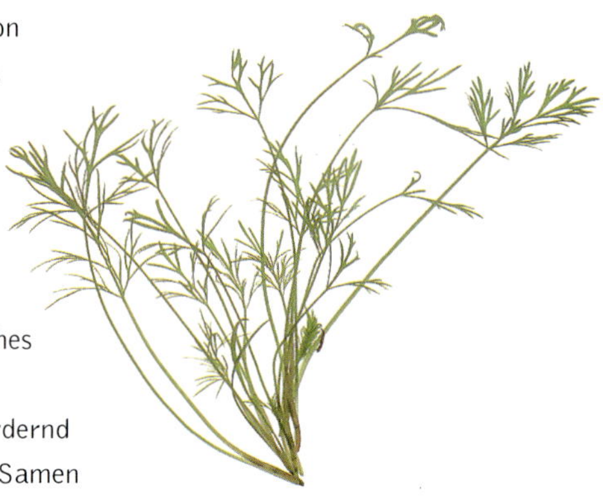

Dang Gui (Chinesische Engelwurz) *Angelica polymorpha* var. *sinensis*

In China gilt Dang Gui als zweitwichtigstes Tonikum nach Ginseng. Man verwendet es zur Stärkung des Blutes bei Anämie (Seite 92), bei Menstruationsbeschwerden (Seiten 111/112) sowie nach der Entbindung (Seite 117). Ferner ist die Chinesische Engelwurz ein leichtes Abführmittel, das sich besonders für ältere Menschen eignet. In Europa ist die Pflanze manchmal noch unter dem Namen »Dong Quai« erhältlich.

Medizinisches Sammelgut: Rhizom

Wirkung: tonisierend für das Blut, kreislaufanregend, abführend, krampflösend, leicht keimtötend

Zubereitung: Absud, Tinktur, Wein, Kapseln

Vorsicht: Nicht in der Schwangerschaft verwenden.

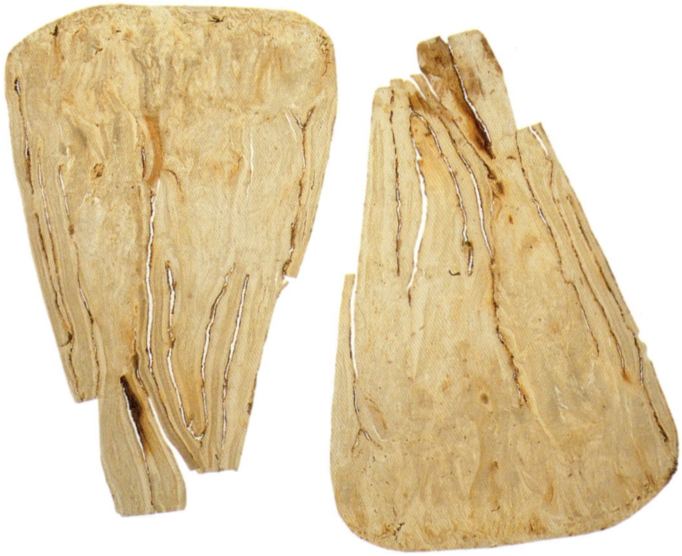

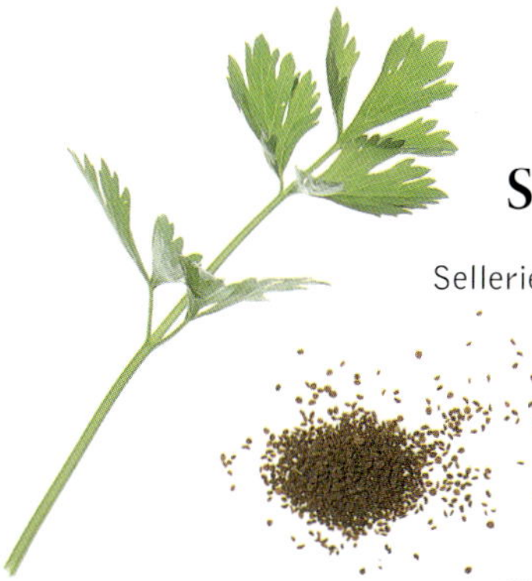

Sellerie *Apium graveolens*

Sellerie fördert die Ausscheidung von Harnsäure, was bei einer Reihe arthritischer Beschwerden, insbesondere Gicht (Seite 133) hilfreich ist. Die Wurzel wurde früher gegen Harnsteine (Seite 109) eingesetzt; heutzutage werden jedoch hauptsächlich die Samen verwendet. Der aus den Stielen gewonnene Saft hat eine kräftigende Wirkung bei Altersschwäche.

Medizinisches Sammelgut: Samen, ätherisches Öl

Wirkung: antirheumatisch, beruhigend, harnreinigend, krampflösend, harntreibend, karminativ, blutdrucksenkend, leicht antifungal

Zubereitung: Saft, Aufguss, Tinktur, Pulver

Vorsicht: Selleriesamen enthalten Bergapten, das die Lichtempfindlichkeit der Haut steigert. Das Öl sowie hohe Dosierungen der Samen sind während der Schwangerschaft ungeeignet.

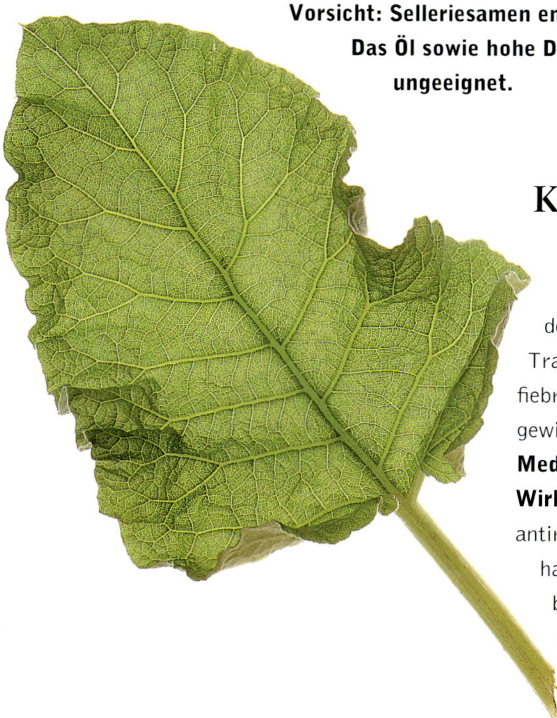

Klette *Arctium lappa*

Die Klettenwurzel wird seit langem zur Reinigung der Haut und bei rheumatischen Beschwerden (Seite 131) eingesetzt sowie in Fällen, in denen eine träge Verdauung zur Ansammlung von Giftstoffen führt. In der Traditionellen Chinesischen Medizin werden die Samen zur Behandlung fiebriger Erkältungskrankheiten eingesetzt und neuere Studien belegen eine gewisse antimikrobielle Wirkung.

Medizinisches Sammelgut: Blätter, Wurzel, Samen

Wirkung: *Wurzel:* reinigend, abführend, harntreibend, schweißtreibend, antirheumatisch, antiseptisch, keimtötend; *Blätter:* leicht abführend, harntreibend; *Samen:* fiebersenkend, entzündungshemmend, keimtötend, blutzuckersenkend

Zubereitung: Aufguss, Absud, Tinktur, Kräuterpackung

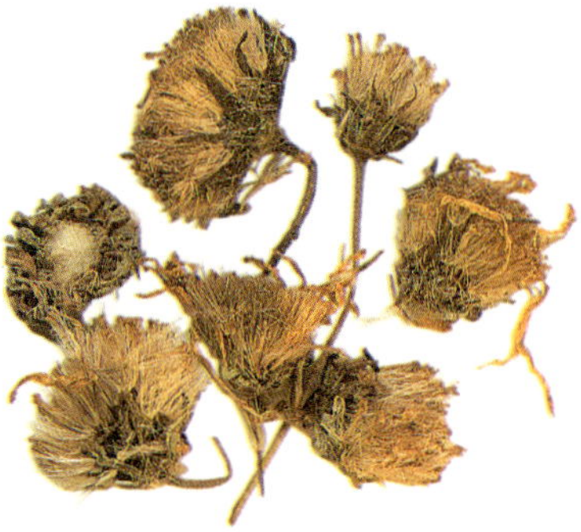

Arnika *Arnica montana*

Arnika fördert die Gewebeheilung, daher eignet sie sich ausgezeichnet nach einer Operation oder nach Zerrungen (Seite 133) und Prellungen. Innerlich verabreicht stimuliert Arnika den Kreislauf, ist aber extrem giftig und wird allgemein nur in homöopathisch verdünnten Dosierungen verwendet.

Medizinisches Sammelgut: Blüten, Rhizom

Wirkung: entzündungshemmend, wundheilend, kreislauffördernd

Zubereitung: Salbe, Creme, Kompresse, homöopath. Tabletten und Extrakte

Vorsicht: Nur in homöopathischen Dosen einnehmen. Nicht auf offene Wunden auftragen. Gelegentlich tritt Kontaktdermatitis auf.

Wermut *Artemisia absinthum*

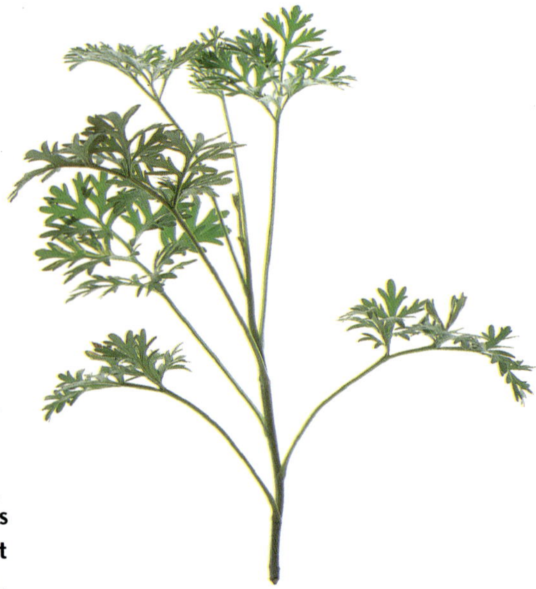

Wermut ist ein bitteres Kraut, das die Verdauung fördert und früher wichtigster Geschmacksstoff in dem Branntwein Absinth war, der im 19. Jahrhundert gern getrunken wurde. Inzwischen wurde er wegen seiner Giftigkeit verboten. Frisch gepressten Saft und Aufgüsse kann man aber relativ unbedenklich verwenden. Wermut kann die Magenfunktion unterstützen und den Appetit fördern.

Medizinisches Sammelgut: oberirdische Teile

Wirkung: anregend für die Bildung der Verdauungssäfte, stimulierend für die Gebärmutter, Parasiten vertreibend

Zubereitung: Aufguss, Saft

Vorsicht: Wermut enthält Thujon, ein toxisches, abhängig machendes Halluzinogen, deshalb sollte er nur über kurze Zeitspannen verwendet werden. Während der Schwangerschaft und bei Epilepsie ungeeignet.

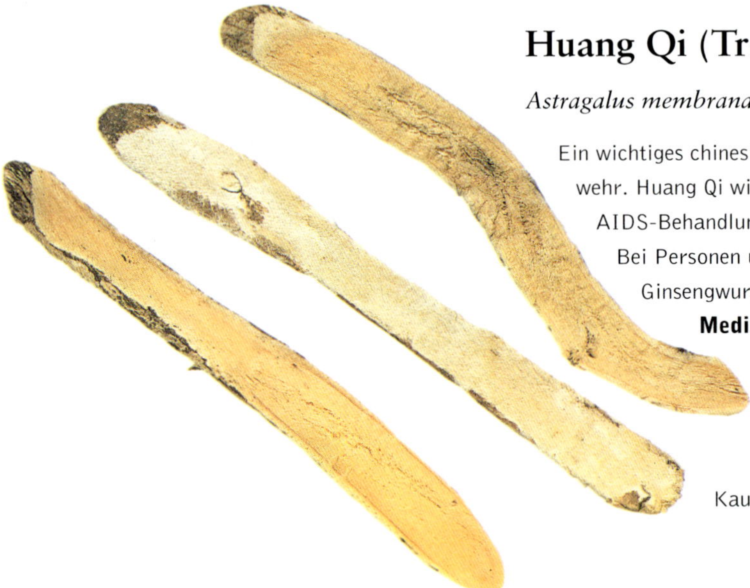

Huang Qi (Tragant)

Astragalus membranaceous

Ein wichtiges chinesisches Tonikum zur Stärkung der körperlichen Abwehr. Huang Qi wird im Westen als Stimulans der Immunabwehr in der AIDS-Behandlung eingesetzt sowie bei wiederkehrenden Infektionen. Bei Personen unter 40 Jahren wird in China die Tragantwurzel der Ginsengwurzel vorgezogen.

Medizinisches Sammelgut: Wurzel

Wirkung: stärkend für das Immunsystem, harntreibend, tonisierend, gefäßerweiternd, fiebersenkend, antiviral

Zubereitung: Absud, Tinktur, Kapseln/Tabletten, Kauen der gebratenen Wurzel

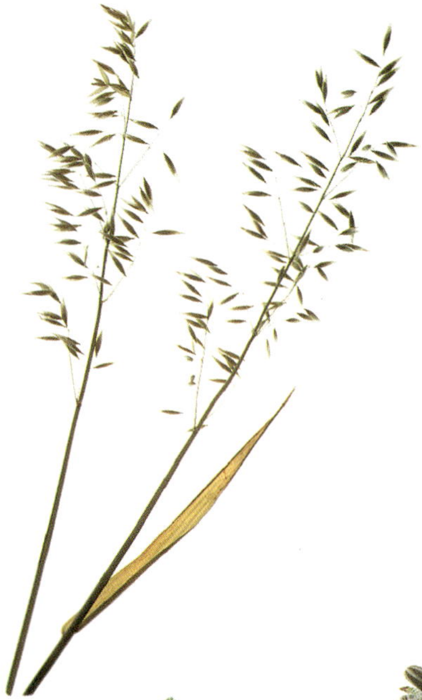

Saathafer *Avena sativa*

Hafer ist seit Jahrhunderten ein Grundnahrungsmittel in Europa. Die Pflanze ist außerdem ein gutes Nerventonikum und Stärkungsmittel. In jüngster Zeit konnte ihre Wirkung auch bei der Senkung des Cholesterinspiegels nachgewiesen werden. Hafermehl ist häufig Bestandteil von Hautcremes zur äußeren Anwendung; Haferstroh wurde im Mittelalter gegen Rheuma eingesetzt (Seite 131).

Medizinisches Sammelgut: Samen, Stroh, Kleie, ganze unreife Pflanze

Wirkung: antidepressiv, nervenstärkend, schweißtreibend, nahrhaft; Haferkleie wirkt antithrombotisch und cholesterinsenkend.

Zubereitung: Tinktur, Haferbrei, Kräuterpackung, Saft, Tabletten

Borretsch *Borago officinalis*

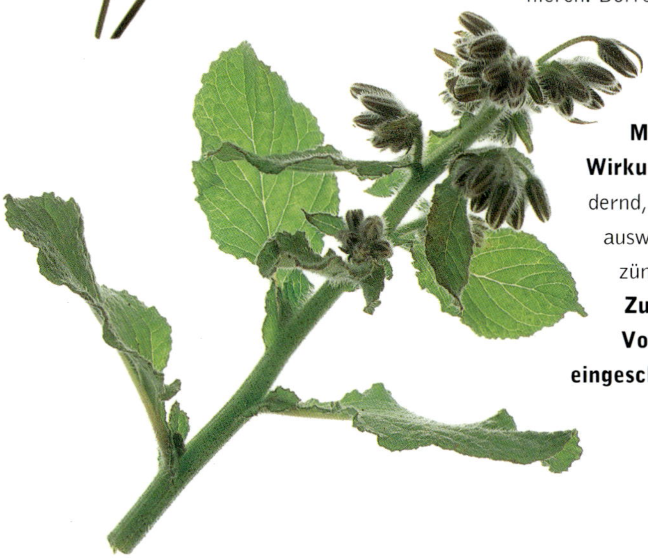

Borretsch fördert die Produktion von Adrenalin (Stresshormon) in den Nebennieren. Borretsch ist ferner ein Beruhigungsmittel und Antidepressivum. Äußerlich aufgetragen wirkt der Saft gegen Juckreiz. Die Samen enthalten Gamma-Linolensäure, eine essenzielle Fettsäure, die für verschiedene Körperfunktionen benötigt wird.

Medizinisches Sammelgut: Öl der Samen, Blätter, Blüten, Saft

Wirkung: *Blätter:* stimulierend für die Nebennieren, den Milchfluss fördernd, hanrtreibend, fiebersenkend, antirheumatisch, schweißtreibend, auswurflösend; *Saft:* antidepressiv, Juckreiz stillend, reizlindernd, entzündungshemmend; *Samen:* Quelle für essenzielle Fettsäuren

Zubereitung: Aufguss, Tinktur, Kapseln, Saft

Vorsicht: Die Verwendung ist in einigen Ländern gesetzlich eingeschränkt.

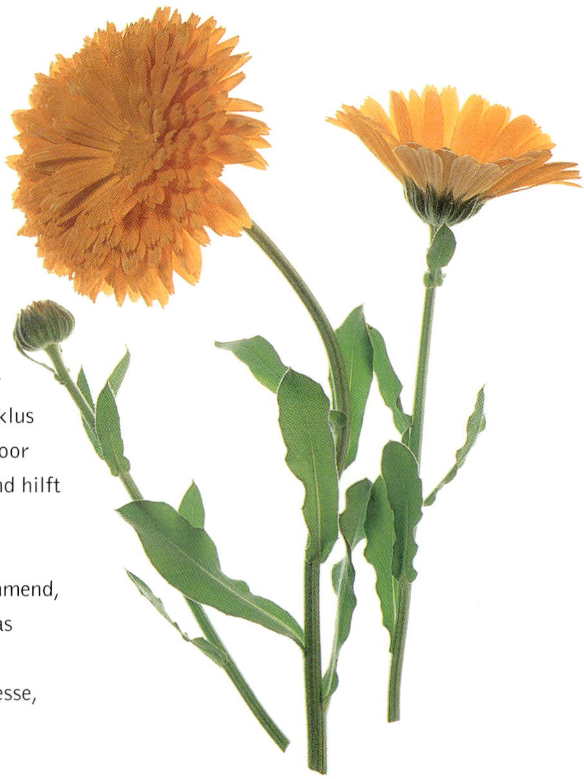

Ringelblume *Calendula officinalis*

Calendula ist ein wichtiger Bestandteil in Salben und Cremes gegen trockene Haut und Ekzeme (Seite 143); die Pflanze hat aber ebenfalls eine stark regulierende Wirkung auf den Menstruationszyklus und fördert die Verdauung. Als Antimykotikum lindert sie Vaginalsoor (Seite 114) und Fußpilz (Seite 145). Ferner wirkt sie entgiftend und hilft bei chronischen Entzündungen.

Medizinisches Sammelgut: Blüten, ätherisches Öl

Wirkung: adstringierend, antiseptisch, antifungal, entzündungshemmend, krampflösend, wundheilend, menstruationsfördernd, stärkend für das Immunsystem, schweißtreibend; pflanzliches Östrogen

Zubereitung: Aufguss, Tinktur, Infusionsöl, Creme, Salbe, Kompresse, Mundspülung, Vaginalzäpfchen

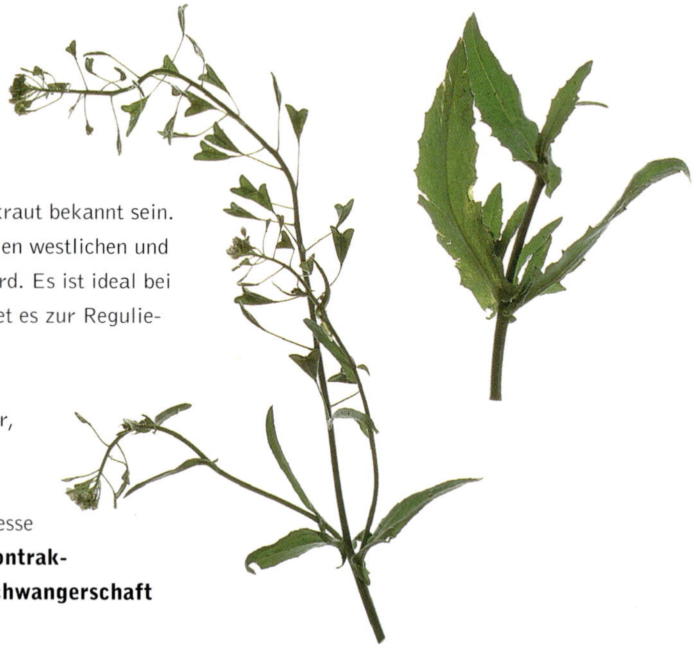

Hirtentäschelkraut

Capsella bursa-pastoris

Hirtentäschelkraut wird Vielen als hartnäckiges Gartenunkraut bekannt sein. Weniger bekannt ist, dass es seit langem in der traditionellen westlichen und chinesischen Kräuterheilkunde bei Blutungen eingesetzt wird. Es ist ideal bei schwerer Blasenentzündung (Seite 108) und man verwendet es zur Regulierung starker Menstruationsblutungen (Seite 112).

Medizinisches Sammelgut: Blätter, oberirdische Teile

Wirkung: adstringierend, stimulierend für die Gebärmutter, blutungsstillend, antiseptisch für die Harnwege, kreislauffördernd, blutdrucksenkend

Zubereitung: Aufguss, Tinktur, Kräuterumschlag, Kompresse

Vorsicht: Hirtentäschelkraut stimuliert Gebärmutterkontraktionen, deshalb sind hohe Dosierungen während der Schwangerschaft kontraindiziert.

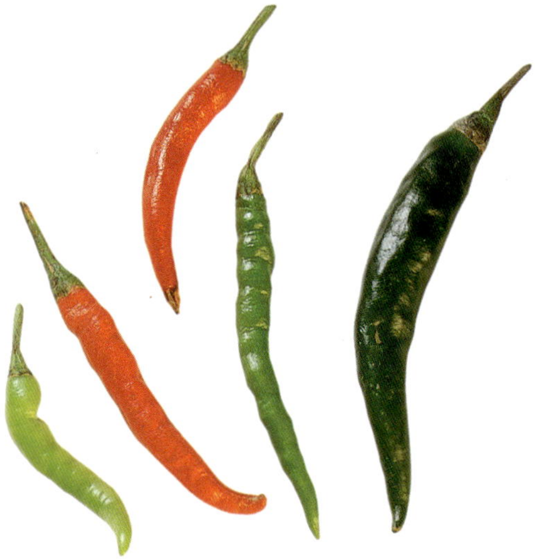

Cayennepfeffer *Capsicum frutescens*

Cayennepfeffer ist ein pikantes Würzmittel, das in der westindischen und asiatischen Küche verwendet wird. In Europa setzt man ihn seit dem 16. Jahrhundert als wärmendes Stimulans zur Verbesserung der Durchblutung ein (Kältetaubheit und Durchblutungsstörungen; Seiten 93, 91) sowie zur Bekämpfung von Erkältungen.

Medizinisches Sammelgut: Frucht

Wirkung: kreislauffördernd, tonisierend, krampflösend, schweißtreibend, fördernd für die Magenfunktion, karminativ, antiseptisch, keimtötend, schmerzlindernd. Äußerliche Anwendung als Gegenreizmittel und Hyperämikum

Zubereitung: Infusionsöl, Salbe, Tinktur, Gurgelmittel, Massageöl, Kompresse, Aufguss, Pulver, Kapseln/Tabletten

Vorsicht: Bei Magengeschwüren, während der Schwangerschaft und Stillzeit meiden. Die Samen niemals pur essen; bei der Verarbeitung von Cayennepfeffer nie Augen oder Wunden berühren.

Frauenwurzel *Caulophyllum thalictroides*

Der Pflanzenname deutet schon auf die heilende Wirkung bei zahlreichen gynäkologischen Beschwerden hin. Die Heilpflanze der nordamerikanischen Indianer wird auch heute noch zur Regulierung des Menstruationszyklusses und zur Linderung von Schmerzen der Gebärmutter und der Eierstöcke eingesetzt (Seite 114).

Medizinisches Sammelgut: Wurzel und Rhizom

Wirkung: entzündungshemmend, krampflösend, stimulierend und tonisierend für die Gebärmutter, harntreibend, menstruationsfördernd, antirheumatisch, schweißtreibend

Zubereitung: Absud, Tinktur

Vorsicht: Da Frauenwurzel die Gebärmutter stimuliert, ist sie – abgesehen von den Wehen – während der Schwangerschaft kontraindiziert.

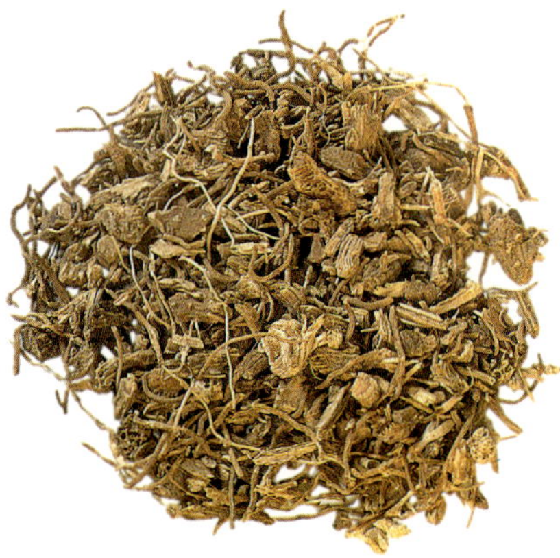

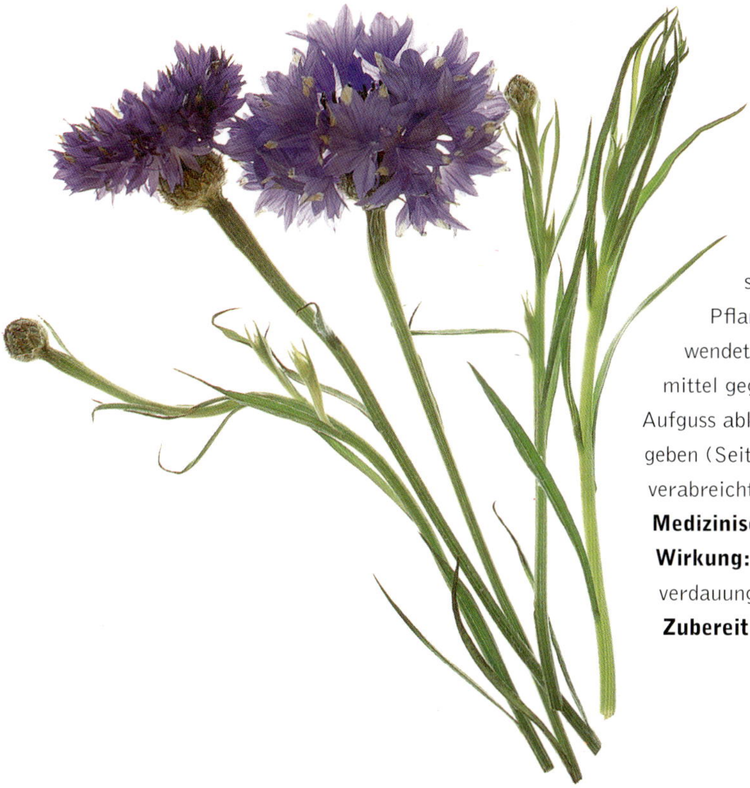

Kornblume *Centaurea cyanus*

Kornblumen enthalten Bitterstoffe, die die Verdauung stimulieren (Seite 121). In vielen Teilen Europas wird die Pflanze als Kräutertee gegen Verdauungsbeschwerden verwendet. Ein Aufguss der Blüten ist auch ein traditionelles Hausmittel gegen müde, überanstrengte Augen. Dafür sollte man den Aufguss abkühlen lassen, abseihen und verdünnt in ein Augenbad geben (Seite 136). Die Samen werden Kindern gegen Verstopfung verabreicht.

Medizinisches Sammelgut: Blüten, Samen
Wirkung: adstringierend, entzündungshemmend, verdauungsfördernd, leicht harntreibend
Zubereitung: Aufguss, Tinktur, Augenbad

Wassernabel *Centella asiatica*

Wassernabel, den man in Indien als »Brahmi« bezeichnet, zählt zu den wichtigsten Tonika im Ayurveda. Seit Jahrhunderten wird er als Verjüngungsmittel gegen altersbedingte Beschwerden und Gedächtnisschwund eingesetzt.

Medizinisches Sammelgut: oberirdische Teile
Wirkung: tonisierend, antirheumatisch, gefäßerweiternd, harntreibend, beruhigend, verdauungsfördernd, abführend
Zubereitung: Aufguss, Tinktur, Pulver, Kräuterumschlag

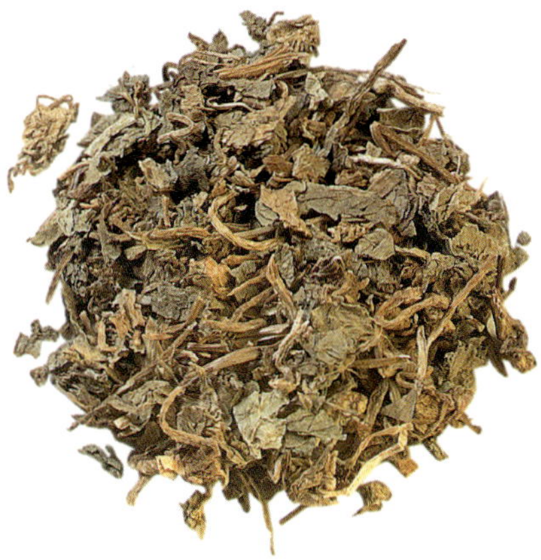

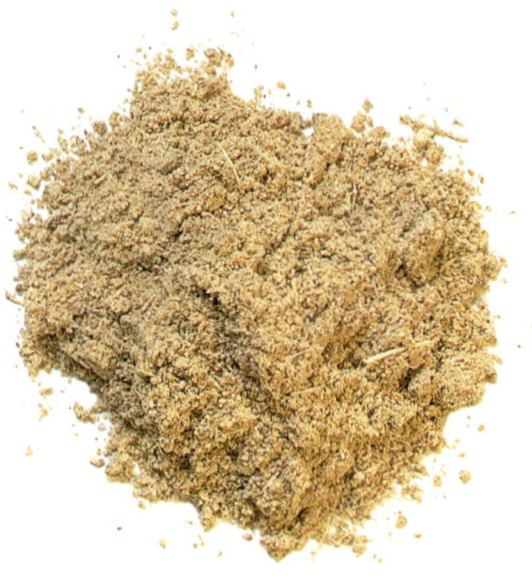

Falsches Einkorn *Chamaelirium luteum*

Eine weitere traditionelle Heilpflanze der Indianer. Indianerstämme in Arkansas verwendeten die Pflanze zur Behandlung von Geschwüren, Durchfall und Beschwerden der Harnwege. Im Westen wird sie hauptsächlich bei gynäkologischen Beschwerden, u. a. Eierstockzysten und Wechseljahrbeschwerden (Seite 115) eingesetzt. Die Pflanze wird auch als Funkelstern bezeichnet.

Medizinisches Sammelgut: Wurzel
Wirkung: tonisierend für Gebärmutter und Eierstöcke, menstruationsfördernd, hanrtreibend, pflanzliches Östrogen, verdauungsfördernd
Zubereitung: Tinktur, Absud, Kapseln

Schneeflockenstrauch

Chionanthus virginianum

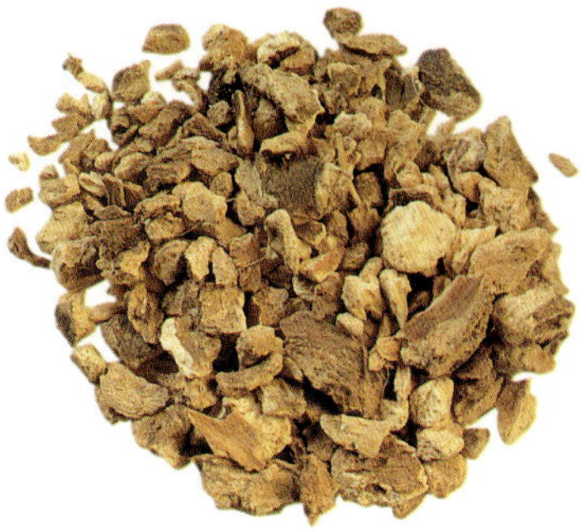

Die Indianer verwendeten den Schneeflockenstrauch bei Malaria und als Wundkraut. Heute gilt die Pflanze als hoch wirksames Mittel für Leber und Gallenblase bei Gelbsucht und Gallensteinen (Seite 123), Hepatitis und einer Leberunterfunktion (Seite 124).

Medizinisches Sammelgut: Wurzelrinde

Wirkung: leberstärkend, abführend, harntreibend, tonisierend

Zubereitung: Absud, Tinktur, Kapseln

Wanzenkraut *Cimicifuga racemosa*

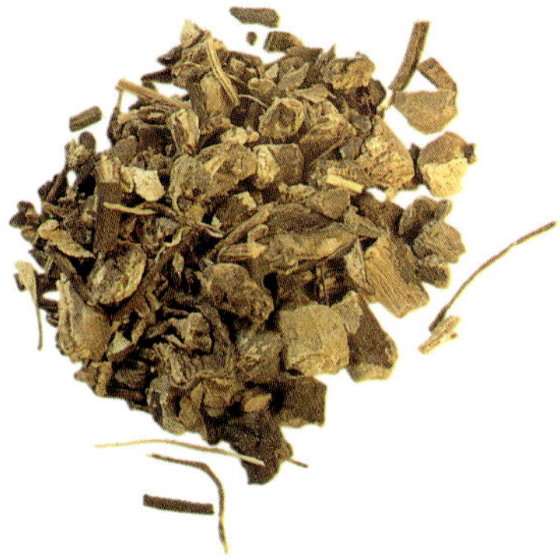

Auch Wanzenkraut ist ein traditionelles Kraut der Indianer, das im 19. Jahrhundert nach Europa kam. Über die Wirkstoffe ist nur wenig bekannt, doch das Kraut wird bei so unterschiedlichen Beschwerden wie Menstruationsschmerzen (Seite 112), Keuchhusten und Rheuma (Seite 131) eingesetzt. Es ist ferner ein beliebtes Kraut bei Wechseljahrbeschwerden.

Medizinisches Sammelgut: Wurzel

Wirkung: beruhigend, entzündungshemmend, harntreibend, krampflösend, menstruationsfördernd, blutdrucksenkend, blutzuckersenkend

Zubereitung: Absud, Tinktur, Kapseln

Vorsicht: Überdosierungen können zu Übelkeit und Erbrechen führen. Nicht in der Schwangerschaft anwenden.

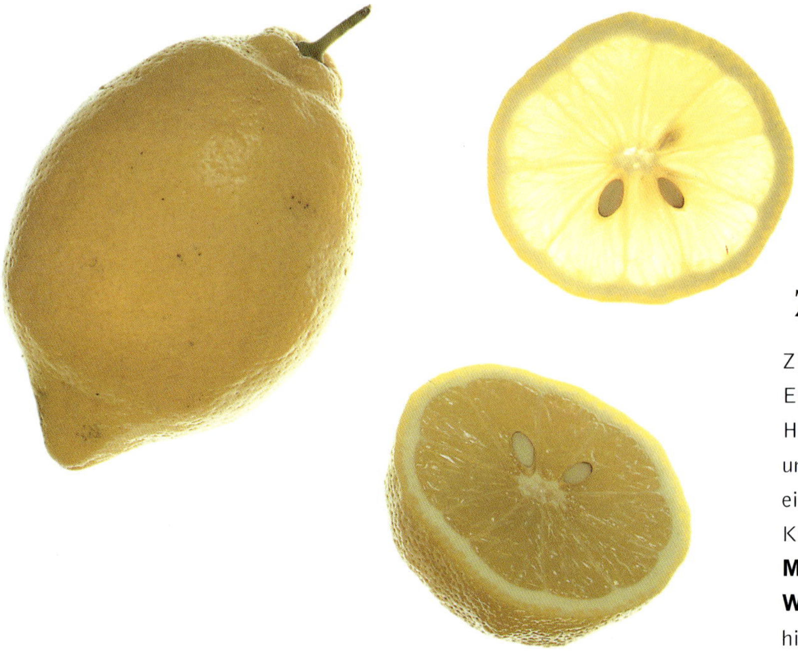

Zitrone *Citrus limon*

Zitrone, mit der man früher in Südeuropa sogar Epidemien bekämpft hat, ist ein ausgezeichnetes Hausmittel zur Linderung von Erkältungen, Grippe und den damit verbundenen Symptomen. Außerdem eignet sie sich zur Vorbeugung von Magen- und Kreislaufbeschwerden.

Medizinisches Sammelgut: Frucht, ätherisches Öl

Wirkung: keimtötend, entzündungshemmend, histaminsenkend, antiviral, Vitamin-C-Quelle, zellstärkend, fiebersenkend

Zubereitung: Saft, Sirup, Massageöl

Myrrhe *Commiphora myrrha*

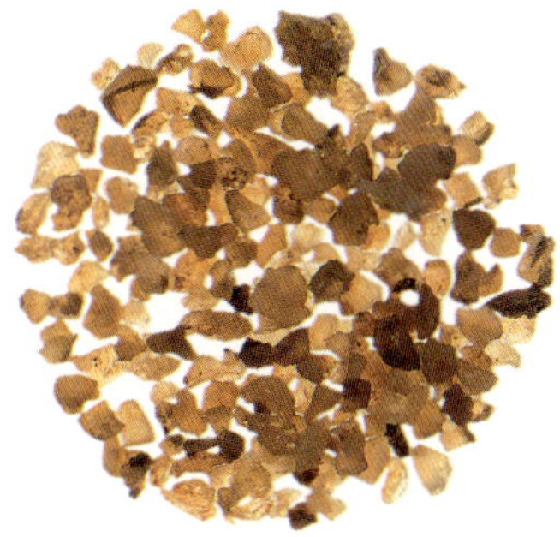

Das Gummiharz der Myrrhe wird in den Trockengebieten von Nordsomalia, Arabien und dem Jemen aus Bäumen gewonnen. Es besitzt eine stark antiseptische Wirkung und wird häufig als Mundspülung oder Gurgelmittel bei Mandelentzündung, wunden Stellen im Mund und Zahnfleischerkrankungen verwendet.

Medizinisches Sammelgut: Oleoresin (Gummiharz)

Wirkung: antiseptisch, stimulierend, entzündungshemmend, adstringierend, auswurflösend, karminativ, krampflösend

Zubereitung: Tinktur, Kapseln, Gurgelmittel und Mundspülung, Pulver, Dampfinhalation

Vorsicht: Nicht in der Schwangerschaft verwenden.

Weißdorn *Crataegus laevigata; C. monogyna*

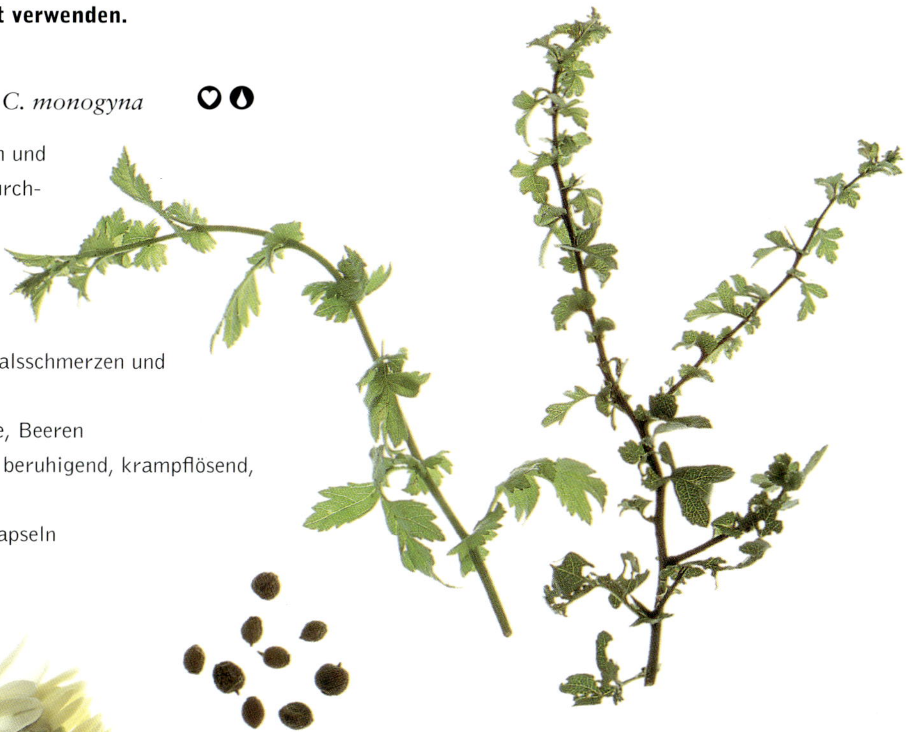

Weißdorn ist ein verbreitetes Herztonikum und verbessert die periphere Durchblutung (Durchblutungsstörung, Seite 91), reguliert die Herzfrequenz und den Blutdruck und fördert die Durchblutung der Herzkranzgefäße (Arteriosklerose, Seite 89). Früher wurde Weißdorn häufig bei Halsschmerzen und Durchfall eingesetzt.

Medizinisches Sammelgut: Blütenzweige, Beeren

Wirkung: herzstärkend, gefäßerweiternd, beruhigend, krampflösend, blutdrucksenkend, harntreibend

Zubereitung: Aufguss, Absud, Tinktur, Kapseln

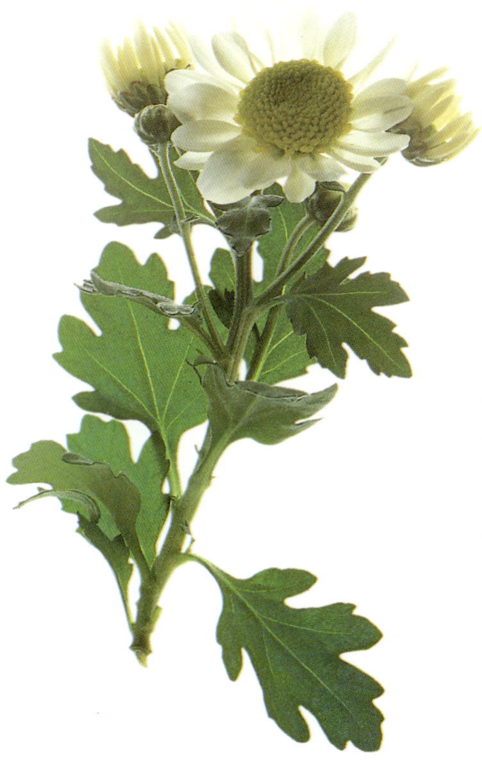

Ju Hua (Chrysantheme)

Dendranthema **x** *grandiflorum*

Der kühlende, beruhigende Tee ist in China sehr beliebt; die Blüten wirken ferner blutdrucksenkend. Der Tee wird bei fiebrigen Erkältungen getrunken und lindert Leberbeschwerden.

Medizinisches Sammelgut: Blütenköpfe

Wirkung: kühlend, fiebersenkend, schweißtreibend, antiseptisch, blutdrucksenkend

Zubereitung: Aufguss, Tinktur, Pulver, Kräuterumschlag

Yamswurzel *Dioscorea villosa*

Die Yamswurzel, die reich an Steroidsaponinen ist, wurde ursprünglich zur Empfängnisverhütung eingesetzt. Man verwendet sie heutzutage überwiegend bei Koliken und Rheuma, aber auch gegen Menstruationsbeschwerden, Krämpfe, Asthma, Magenschleimhautentzündung und Gallenblasenbeschwerden (Seite 123).

Medizinisches Sammelgut: Wurzel und Rhizom

Wirkung: muskelberuhigend, krampflösend, stimulierend für die Galle, entzündungshemmend, leicht schweißtreibend

Zubereitung: Absud, Tinktur

Vorsicht: kann in hohen Dosierungen Übelkeit verursachen. Keine hohen Dosierungen während der Schwangerschaft.

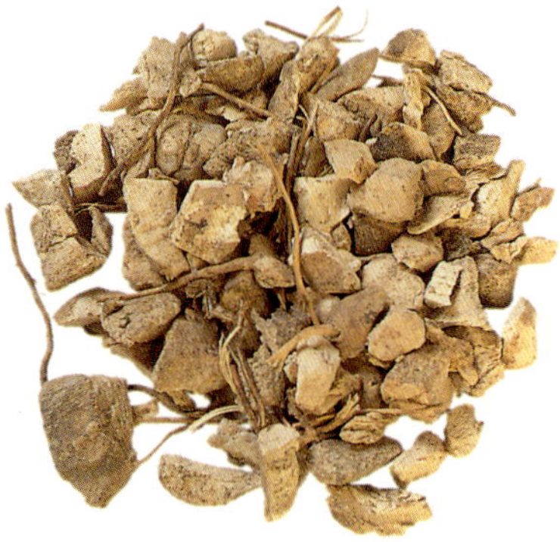

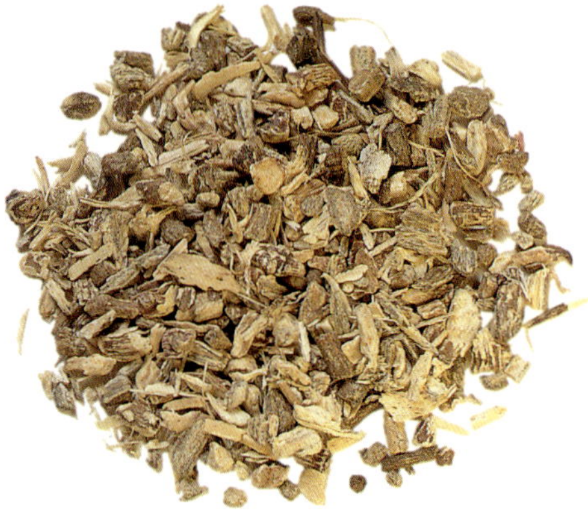

Echinacea (Sonnenhut)

Echinacea spp. *(E. pallida, E. purpurea. E. angustifolia)*

Echinacea ist wahrscheinlich gegenwärtig das verbreitetste, pflanzliche Antibiotikum. Seit Mitte der 1930er Jahre wird die Pflanze, die ursprünglich aus Nordamerika stammt, in Europa erforscht. Überwiegend verwendet man die Wurzel, doch neuere Forschungsergebnisse aus Deutschland deuten darauf hin, dass die oberirdischen Teile von *E. purpurea* ähnliche Eigenschaften besitzen, was den Anbau im eigenen Garten enorm erleichtern würde. Echinacea bekämpft alle Arten von Infektionen und ist fast überall in Apotheken und Naturkostläden erhältlich.

Medizinisches Sammelgut: Wurzel, oberirdische Teile

Wirkung: keimtötend, fördernd für das Immunsystem, antiallergisch, stärkend für die Lymphdrüsen, entzündungshemmend, schweißtreibend, wundheilend

Zubereitung: Kapseln/Tabletten, Tinktur, Absud, Salbe, Creme, Aufguss

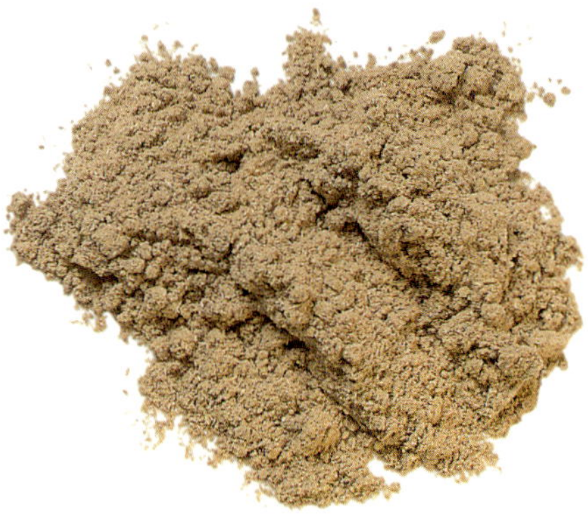

Sibirischer Ginseng *Eleutherococcus senticosus*

Sibirischer Ginseng kam in den 1950er Jahren zu zweifelhaftem Ruhm, als er hoch dosiert von sowjetischen Sportlern verwendet wurde, die damit ihr Durchhaltevermögen steigern und ihre Leistung verbessern wollten. Sibirischer Ginseng ist ein Tonikum, das dem Körper hilft, mit der gestiegenen Stressbelastung zurechtzukommen, und zusätzliche Energie liefert.

Medizinisches Sammelgut: Wurzel

Wirkung: tonisierend, stimulierend, Stress bekämpfend, antiviral, blutzuckersenkend, stärkend für das Immunsystem

Zubereitung: Absud, Tinktur, Kapseln

Vorsicht: Nicht überdosieren und nicht über längere Zeiträume einnehmen.

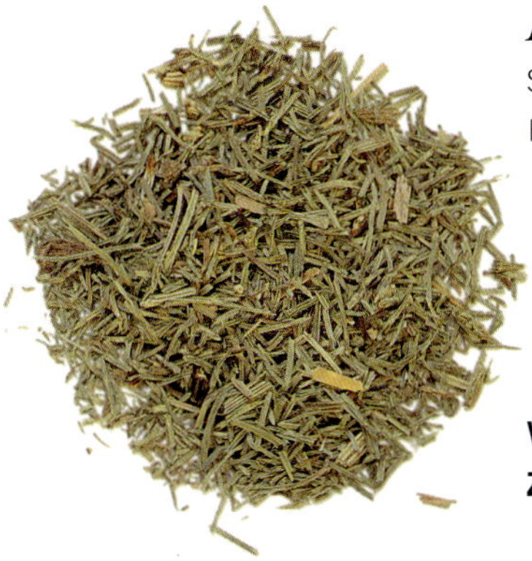

Acker-Schachtelhalm *Equisetum arvense*

Schachtelhalme wuchsen bereits in prähistorischer Zeit auf der Erde und ihre Überreste bilden heutzutage die Kohlenflöze. Die Pflanzen sind reich an Kieselsäure, die eine gute Heilwirkung besitzt, und werden hauptsächlich bei Beschwerden der Harnwege (Blasenentzündung, Seite 108) einschließlich Prostatabeschwerden (Seite 109) eingesetzt. Auch kann das Kraut tiefsitzende Lungenbeschwerden wie chronische Bronchitis (Seite 95) lindern.

Medizinisches Sammelgut: oberirdische Teile, Saft

Wirkung: adstringierend, blutungsstillend, harntreibend, entzündungshemmend, wundheilend

Zubereitung: Absud, Tinktur, Saft, Kapseln

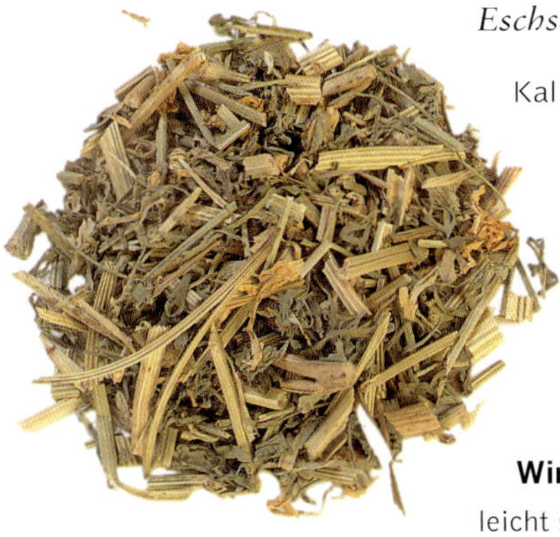

Kalifornischer Kappenmohn
Eschscholzia californica

Kalifornischer Kappenmohn oder auch Schlafmützchen zählt zwar zur Familie der Mohngewächse, ist aber nur ein leichtes Schlafmittel (Schlaflosigkeit, Seite 104) und eignet sich sogar für Kinder. Die Pflanze wirkt außerdem schmerzlindernd.

Medizinisches Sammelgut: oberirdische Teile

Wirkung: beruhigend, schmerzlindernd, leicht schlaffördernd

Zubereitung: Aufguss, Kapseln

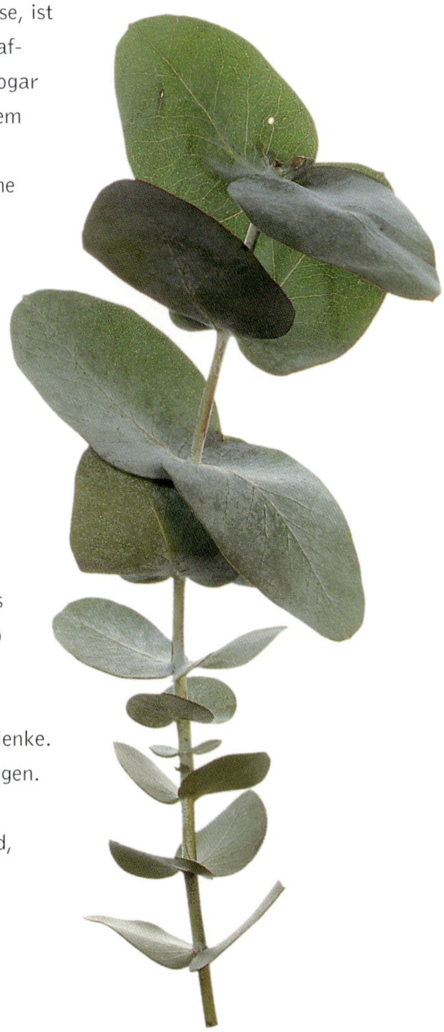

Eukalyptus *Eucalyptus globulus*

Eukalyptus war ursprünglich ein Heilmittel der Aborigines Australiens und kam im 19. Jahrhundert nach Europa, wo er seitdem wegen seiner stark antiseptischen Wirkung bei Infektionen verwendet wird. Das verdünnte Öl ist ein ausgezeichnetes Massageöl für schmerzende Muskeln und Gelenke. Frische Blätter eignen sich zum Inhalieren und für Spülungen.

Medizinisches Sammelgut: Blätter, ätherisches Öl

Wirkung: antiseptisch, antiviral, antifungal, krampflösend, stimulierend, fiebersenkend, blutzuckersenkend

Zubereitung: Dampfinhalation, Massageöl für die Brust, Aufguss, Tinktur, Kapseln/Tabletten

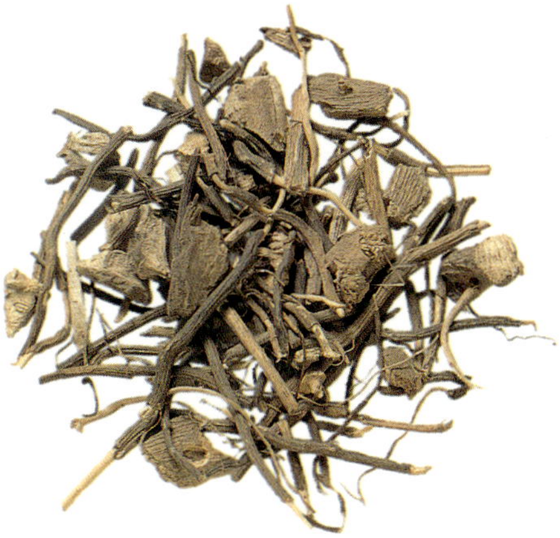

Wasserhanf *Eupatorium cannabium*

Ein beliebtes Wundkraut des Mittelalters; früher wickelte man die Blätter des Wasserhanfs um Brot, um Schimmelbildung zu verhindern. Inzwischen weiß man, dass das Kraut das Immunsystem stimuliert und den Widerstand gegenüber Virusinfektionen erhöht.

Medizinisches Sammelgut: Wurzel, oberirdische Teile

Wirkung: fiebersenkend, harntreibend, Vitamin-C-Quelle, abführend, tonisierend, stimulierend für die Galle, auswurflösend, schweißtreibend, antirheumatisch, stimulierend für das Immunsystem

Zubereitung: Aufguss, Absud, Kapseln, Tinktur

Vorsicht: Hohe Dosierungen können Übelkeit hervorrufen; das frische Kraut kann abführend wirken.

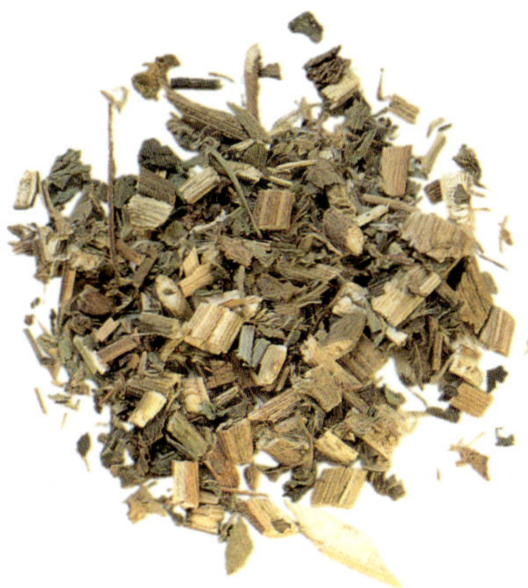

Wasserdost *Eupatorium perfoliatum*

Wasserdost ist eine traditionelle Medizin der nordamerikanischen Indianer gegen grippales Fieber mit den damit verbundenen Gliederschmerzen. Schon bald verwendeten die Siedler das Kraut als Allheilmittel. Im 19. Jahrhundert kam Wasserdost nach Europa.

Medizinisches Sammelgut: oberirdische Teile

Wirkung: stimulierend für das Immunsystem, schweißtreibend, gefäßerweiternd, abführend, Steinbildung vorbeugend

Zubereitung: Aufguss, Tinktur

Augentrost *Euphrasia officinalis*

Augentrost ist eine winzige, halbparasitäre Wiesenpflanze, die mindestens seit dem 14. Jahrhundert als Heilmittel bei Augenleiden eingesetzt wird (Bindehautentzündung und Kräuteraugenbäder Seiten 135/136). Augentrost ist ausgesprochen wirksam bei der Linderung der Reizsymptome von Heuschnupfen und löst den Schleim bei Katarr und Nebenhöhlenentzündung (Seiten 96/97).

Medizinisches Sammelgut: oberirdische Teile

Wirkung: entzündungshemmend, histaminabbauend, auswurflösend, adstringierend

Zubereitung: Aufguss, Kapseln, Tinktur, Augenbad

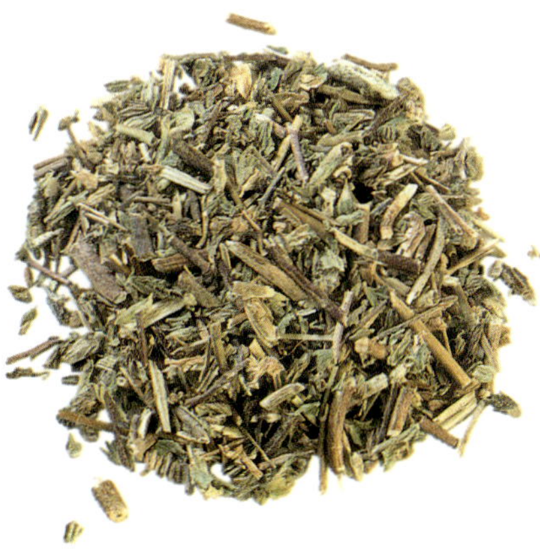

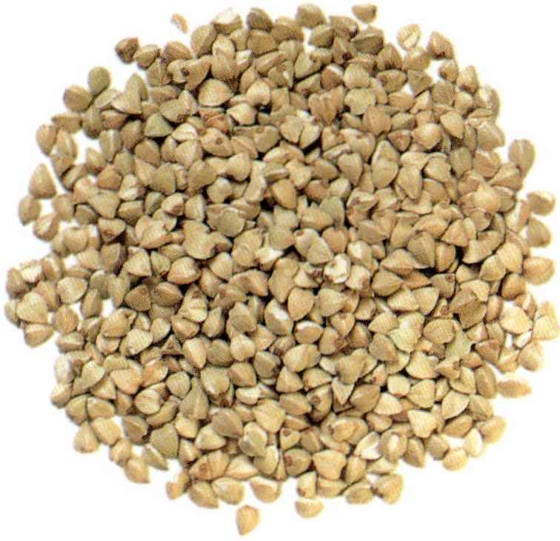

Buchweizen *Fagopyrum esculentum*

Buchweizen wurde als Getreide von den Kreuzrittern nach Europa gebracht und wird immer noch in der Bretagne für Crêpes und in Italien für Polenta verwendet. Buchweizen ist reich an Rutin, einer Substanz, die die Blutgefäße kräftigt (Durchblutungsstörung Seite 91, Krampfadern Seite 92), den Blutdruck senkt und Blutungen kontrolliert.

Medizinisches Sammelgut: Blüten, Blätter, Samen (zum Kochen)

Wirkung: venenstärkend, blutdrucksenkend, gefäßerweiternd, gerinnungsverhindernd

Zubereitung: Aufguss, Kapseln

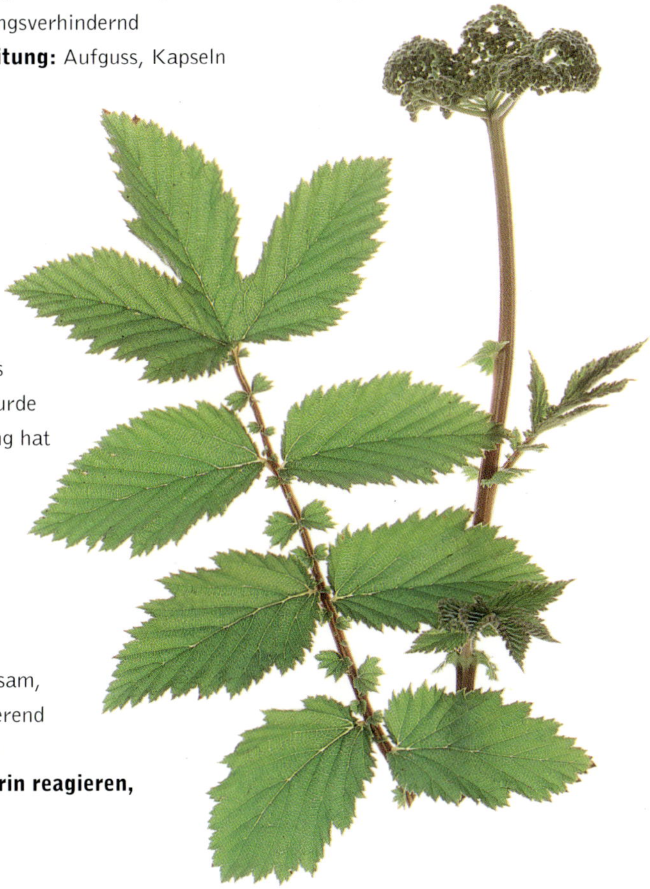

Mädesüß *Filipendula ulmaria*

Der alte botanische Name von Mädesüß, *Spiraea ulmaria,* war der Namensgeber des Medikamentes Aspirin, das Ende des 19. Jahrhunderts von Bayer patentiert wurde. Aus Mädesüß wurde ursprünglich das Salizylat gewonnen, das eine ähnliche Wirkung hat wie die heutigen synthetischen Wirkstoffe des verbreiteten Medikaments. Heutzutage verwendet man Mädesüß bei Magenschleimhautentzündung (Seite 120), Verdauungsstörungen und Sodbrennen (Seite 121) sowie zur Linderung arthritischer und rheumatischer Beschwerden (Seite 131).

Medizinisches Sammelgut: oberirdische Teile, Blätter

Wirkung: entzündungshemmend, antirheumatisch, magenwirksam, harntreibend, schweißtreibend, säureneutralisierend, adstringierend

Zubereitung: Tinktur, Aufguss, Pulver, Kompresse, Augenbad

Vorsicht: Personen, die empfindlich auf Salizylat und Aspirin reagieren, sollten Mädesüß meiden.

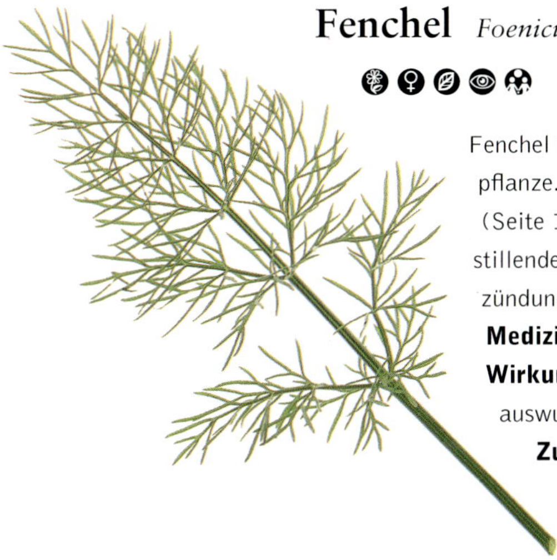

Fenchel *Foeniculum vulgare*

Fenchel ist ein verbreitetes Gemüse und Küchengewürz, aber auch eine wertvolle Heilpflanze. Sie wird hauptsächlich bei Verdauungsstörungen (Seite 121), Blähungen (Seite 123) und Koliken (Seite 149) eingesetzt, fördert aber auch den Milchfluss bei stillenden Frauen und kann als Mundspülung und Gurgelmittel bei Zahnfleischentzündung und Halsschmerzen verwendet werden.

Medizinisches Sammelgut: Samen, ätherisches Öl, oberirdische Teile, Wurzel

Wirkung: karminativ, kreislauffördernd, entzündungshemmend, milchbildend, auswurflösend, harntreibend

Zubereitung: Aufguss, Absud, Tinktur, Gurgelmittel und Mundspülung, Massageöl

Vorsicht: Hohe Dosierungen in der Schwangerschaft meiden.

Lian Qiao (Forsythie)

Forsythia suspensa

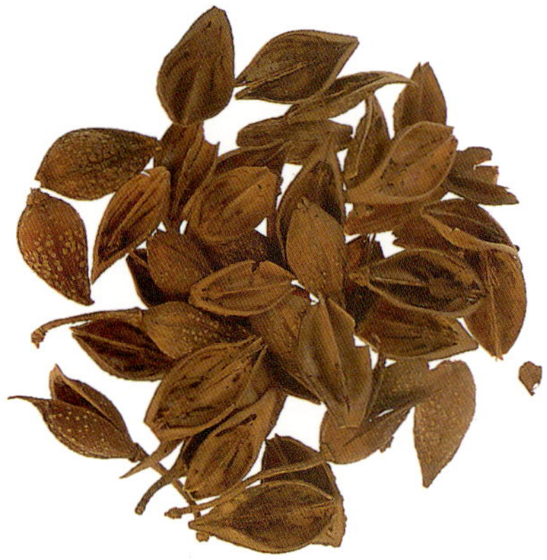

Die Beeren dieses verbreiteten Gartenstrauchs sind ein wichtiges Heilmittel in der chinesischen Kräutermedizin zur Bekämpfung jeder Art von Infektion – von Erkältungen und Grippe über Mumps bis zu Drüsenbeschwerden.

Medizinisches Sammelgut: Früchte

Wirkung: keimtötend, fiebersenkend, harntreibend, verdauungsfördernd, beruhigend bei Übelkeit

Zubereitung: Absud, Tinktur

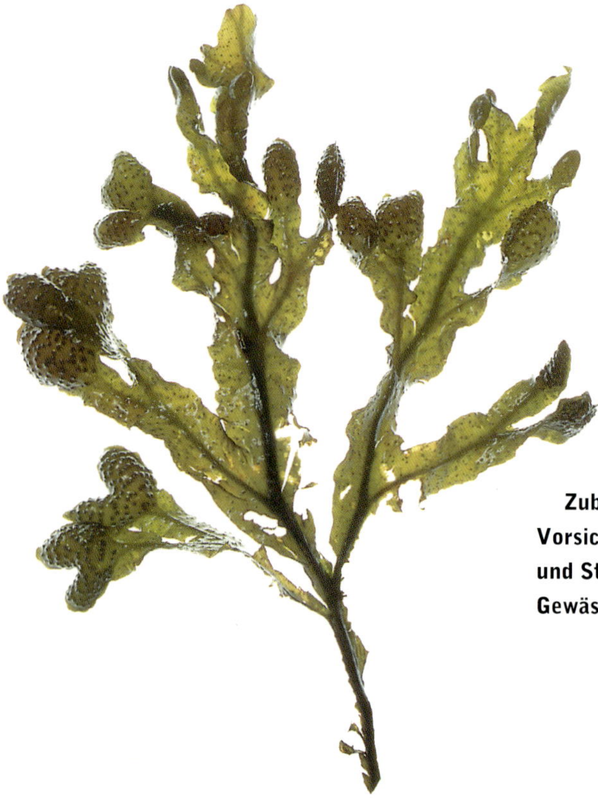

Blasentang *Fucus vesiculosis*

Blasentang ist eine salzige, kräftigende Alge, reich an Jod und Spurenelementen und ausgesprochen nahrhaft. Das Jod stimuliert die Schilddrüse und beschleunigt dadurch den Stoffwechsel; daher genießt Blasentang den Ruf, das Abnehmen zu fördern. Das Infusionsöl kann äußerlich bei rheumatischen und arthritischen Beschwerden helfen.

Medizinisches Sammelgut: Thallus (ganze Pflanze)

Wirkung: stoffwechselfördernd, sehr nahrhaft, gegen Schilddrüsenunterfunktion, antirheumatisch, entzündungshemmend

Zubereitung: Kapseln/Tabletten, Infusionsöl, Aufguss

Vorsicht: In Blasentang werden giftige Schwermetalle wie Kadmium und Strontium angereichert. Daher sollte er nicht in verschmutzten Gewässern gesammelt werden.

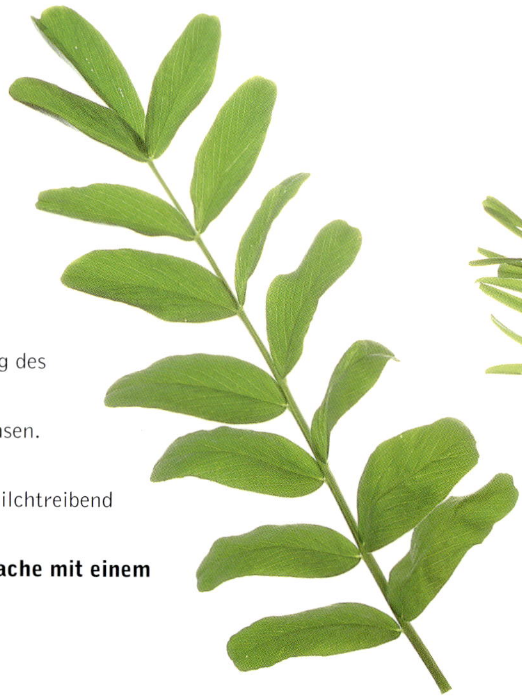

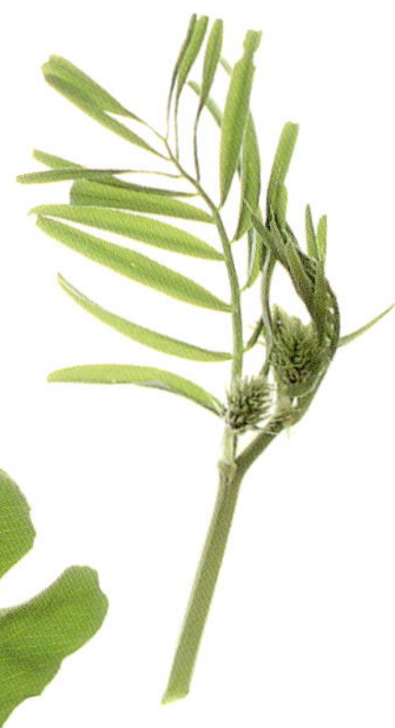

Geißraute *Galega officinalis*

Früher war Geißraute ein wichtiges Mittel zur Behandlung der Pest. Inzwischen wird die Pflanze hauptsächlich zur Regulierung des Blutzuckerspiegels bei Altersdiabetes eingesetzt (Seite 139). Geißraute fördert auch den Milchfluss und lässt die Brüste wachsen.

Medizinisches Sammelgut: Blätter

Wirkung: blutzuckersenkend, harntreibend, schweißtreibend, milchtreibend

Zubereitung: Aufguss, Tinktur, Kapseln

Vorsicht: Bei insulinabhängiger Diabetes nur nach Rücksprache mit einem Arzt einnehmen.

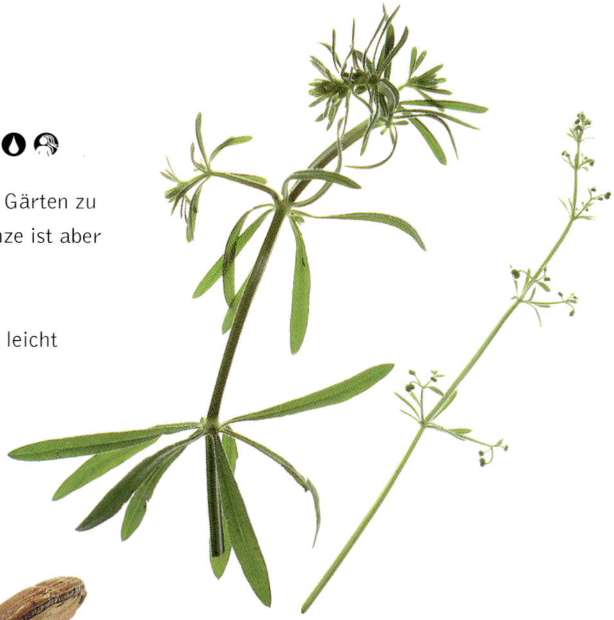

Klebkraut *Galium aparine*

Klebkraut oder Klettenlabkraut ist im Unterwuchs vieler Gärten zu finden und wird dort meist als Unkraut gejätet. Die Pflanze ist aber auch ein wichtiges Reinigungsmittel des Lymphsystems.

Medizinisches Sammelgut: oberirdische Teile

Wirkung: harntreibend, reinigend für das Lymphsystem, leicht adstringierend

Zubereitung: Aufguss, Saft, Tinktur, Creme

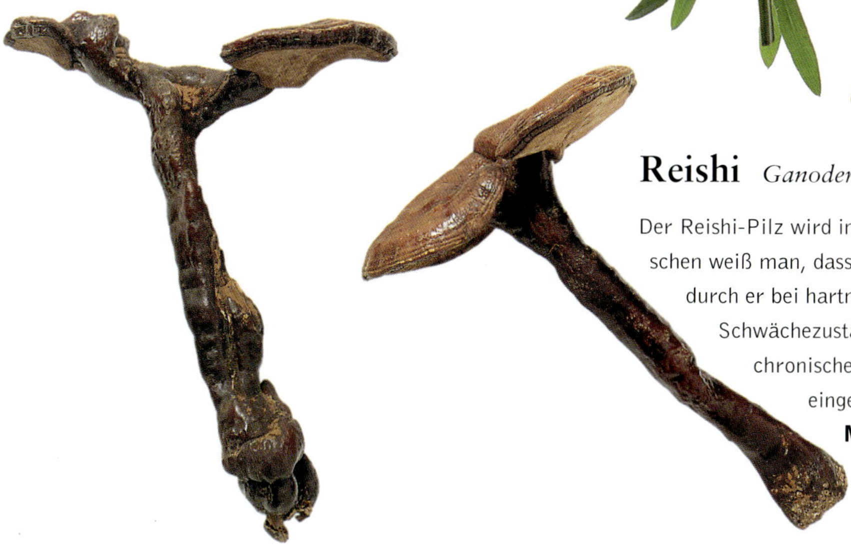

Reishi *Ganoderma lucidem*

Der Reishi-Pilz wird in China als Tonikum sehr geschätzt. Inzwischen weiß man, dass er auch das Immunsystem stimuliert, wodurch er bei hartnäckigen Infektionen (Seite 127) und Schwächezuständen geeignet ist. Auch wird er bei chronischer Müdigkeit (Seite 104) und AIDS eingesetzt.

Medizinisches Sammelgut: Fruchtkörper

Wirkung: blutdrucksenkend, blutzuckersenkend, antiviral, fördernd für das Immunsystem, auswurflösend, hustenlindernd, histaminabbauend, krebshemmend

Zubereitung: Tinktur, Pulver, Kapseln

Ginkgo *Ginkgo biloba*

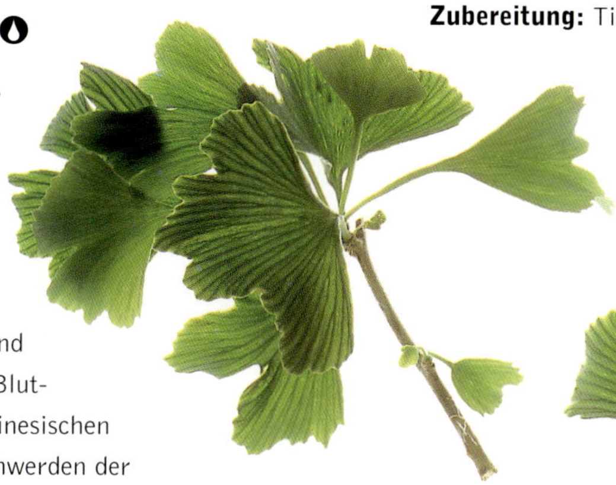

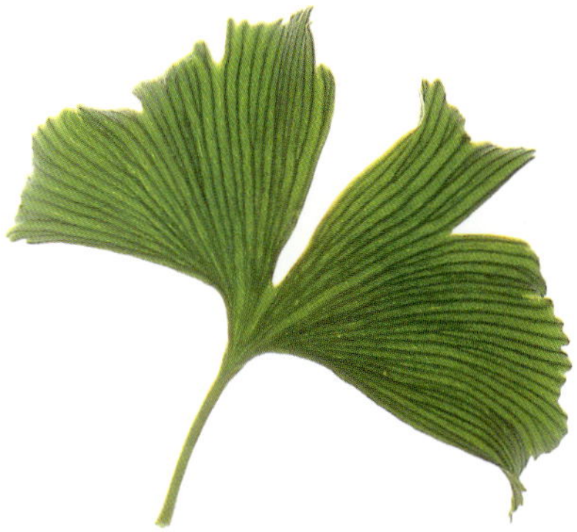

Wegen seines hübschen Aussehens wird der Baum seit 1727 in vielen botanischen Gärten angepflanzt. Ginkgo ist eine laubabwerfende Konifere – ein seltenes rezentes Fossil. Neuere Untersuchungen konnten belegen, dass Ginkgo die Durchblutung des Gehirns erheblich verbessert, und man setzt ihn für ein breites Spektrum an Bluterkrankungen ein. In der Traditionellen Chinesischen Medizin wird Ginkgo bei Asthma und Beschwerden der Harnwege empfohlen.

Medizinisches Sammelgut: Blätter, Samen (in der Traditionellen Chinesischen Medizin)

Wirkung: *Blätter:* gefäßerweiternd, kreislauffördernd, entzündungshemmend; *Samen:* adstringierend, antifungal, keimtötend

Zubereitung: Tabletten/Kapseln, Tinktur, Aufguss, Absud, Flüssigextrakt

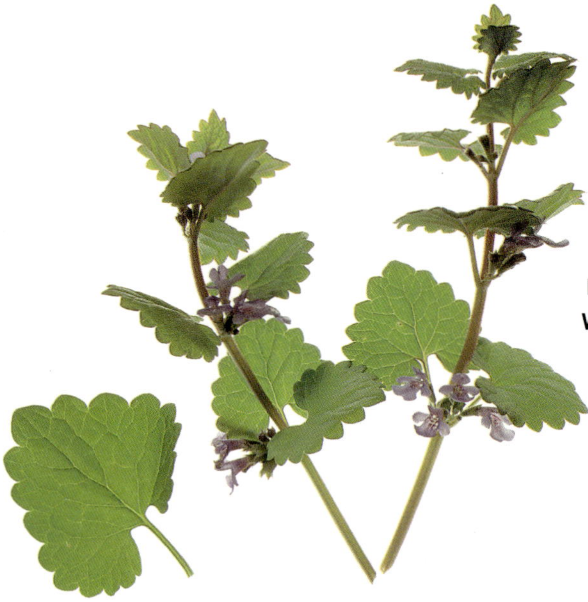

Efeu-Gundermann *Glechoma hederacea*

Efeu-Gundermann ist eine nützliche Pflanze bei Nebenhöhlenentzündung (Seite 97) und Ohrenschmerzen, ferner beruhigt sie bei Magenschleimhaut- und Blasenentzündung (Seite 108). Lotionen mit pulverisiertem Efeu-Gundermann können äußerlich auf Hämorrhoiden und einen entzündeten Rachen aufgetragen werden.

Medizinisches Sammelgut: oberirdische Teile
Wirkung: auswurflösend, adstringierend, harntreibend
Zubereitung: Aufguss, Tinktur, Kapseln

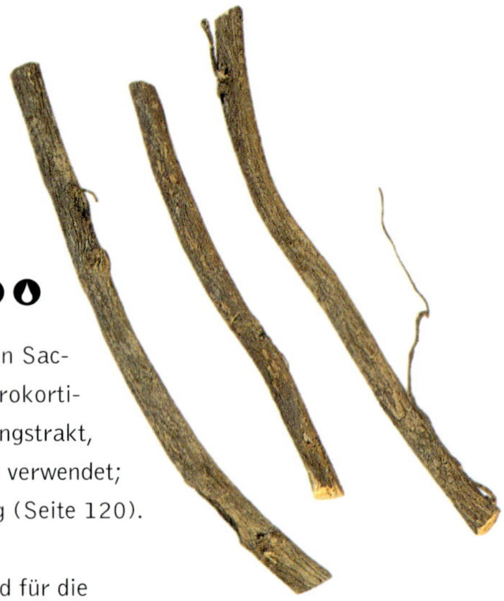

Süßholzstrauch *Glycyrrhiza glabra*

Süßholz enthält Glycyrrhizin, der die 50-fache Süßkraft von Saccharose besitzt und die Produktion von Hormonen wie Hydrokortison anregt. Glycyrrhizin wirkt beruhigend auf den Verdauungstrakt, deshalb wird die Pflanze traditionell bei Magengeschwüren verwendet; außerdem ist sie ein beliebtes Abführmittel bei Verstopfung (Seite 120).

Medizinisches Sammelgut: Wurzel
Wirkung: entzündungshemmend, antiarthritisch, kräftigend für die Nebennierenrinde, blutzuckersenkend, beruhigend für die Magenschleimhaut, leicht antiallergisch, fiebersenkend, auswurflösend, abführend
Zubereitung: Tinktur, Flüssigextrakt, Absud, getrocknete Wurzel, Pulver
Vorsicht: Überdosierungen können zu Wasseransammlungen und erhöhtem Blutdruck führen. Personen mit Bluthochdruck sollten Süßholz meiden. Bei Einnahme von Medikamenten auf Digoxin-Basis kontraindiziert.

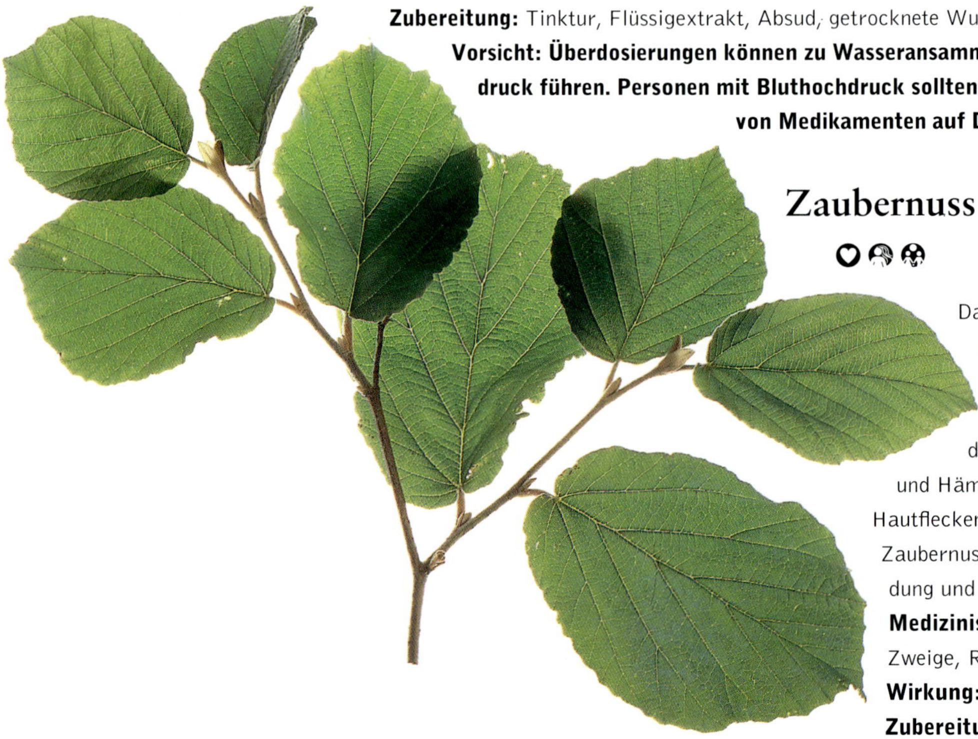

Zaubernuss *Hamamelis virginiana*

Das Destillat der Zaubernuss hilft bei Prellungen, Zerrungen, Schnitten und Schürfwunden. Es wird häufig zur Linderung der Beschwerden bei Krampfadern und Hämorrhoiden eingesetzt sowie auf Hautflecken aufgetragen. Innerlich hilft Zaubernuss bei Durchfall, Dickdarmentzündung und starken Menstruationsblutungen.

Medizinisches Sammelgut: Blätter, Zweige, Rinde
Wirkung: adstringierend, blutungsstillend
Zubereitung: Destillat, Tinktur, Aufguss

Teufelskralle *Harpagophytum procumbens*

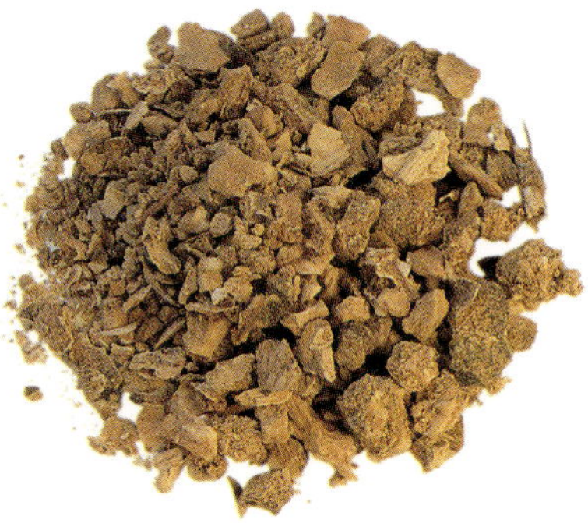

Die Teufelskralle wächst in der südafrikanischen Kalahari-Wüste und verdankt ihren Namen der Form ihrer Samenkapseln. Laut Überlieferung wurde sie von einem südafrikanischen Farmer in die westliche Medizin eingeführt. Er hatte beobachtet, dass Buschmänner einen Absud der Pflanze für verschiedene Beschwerden verwendeten, u. a. Verdauungsstörungen und Rheuma. Heute wird Teufelskralle häufig bei Arthritis (Seite 131) eingesetzt.

Medizinisches Sammelgut: Knollenwurzel

Wirkung: entzündungshemmend, schmerzlindernd, verdauungsfördernd, leberstärkend, gallenwirksam, harntreibend, stimulierend

Zubereitung: Absud, Kapseln/Tabletten, Tinktur, Creme, Massageöl

Vorsicht: Während der Schwangerschaft meiden.

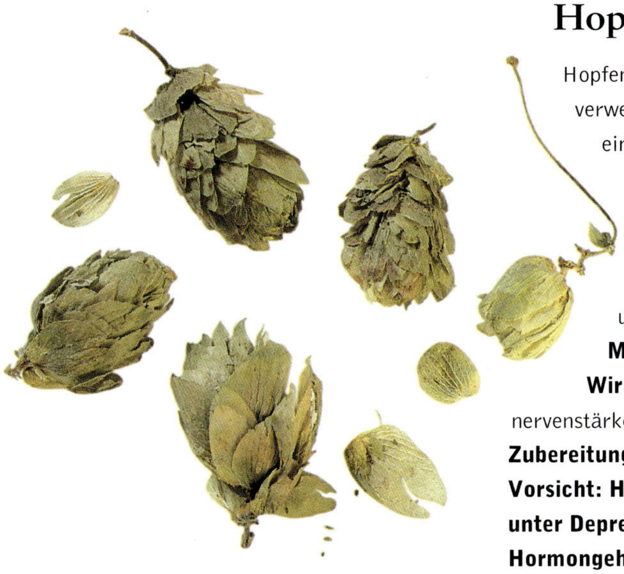

Hopfen *Humulus lupulus*

Hopfen wird seit dem 11. Jahrhundert in Deutschland zum Bierbrauen verwendet. In England wurde die Pflanze erst im 16. Jahrhundert eingeführt und zeitgenössische Kräuterheilkundler missbilligten die Verwendung, weil sie »Melancholie auslöse«. Hopfen ist außerdem ein männliches Anaphrodisiakum; übermäßiger Bierkonsum kann zum Verlust der Libido führen. Hopfen stimuliert die Verdauung und ist hilfreich bei Stress, Reizbarkeit und Schlaflosigkeit (Seite 104).

Medizinisches Sammelgut: Strobili (weibliche Blüten)

Wirkung: beruhigend, hemmend für den Geschlechtstrieb, nervenstärkend, verdauungsfördernd, harntreibend

Zubereitung: Aufguss, Tinktur, Kräuterkissen, Kapseln, Kompresse

Vorsicht: Hopfen sollte nicht von Personen genommen werden, die unter Depressionen leiden. Bei regelmäßiger Verwendung kann der Hormongehalt den Menstruationszyklus beeinträchtigen.

Kanadische Gelbwurzel *Hydrastis canadensis*

Die Kanadische Gelbwurzel wurde früher von den Cherokee bei Verdauungsbeschwerden und zur Herstellung eines Insektenschutzmittels verwendet. Die Wurzel hat einen bitteren Geschmack und fördert die Verdauung; die Pflanze bekämpft allerdings auch Infektionen, löst Katarre (Seite 96) und lindert Heuschnupfen (Seite 97). Außerdem kann sie bei Hitzewallungen während der Wechseljahre (Seite 115) hilfreich sein.

Medizinisches Sammelgut: Rhizom

Wirkung: adstringierend, tonisierend, entzündungshemmend, verdauungsfördernd, antikatarralisch, abführend, heilend für die Magenschleimhaut, möglicherweise bltudruckerhöhend, Gebärmutterkontraktionen stimulierend

Zubereitung: Tinktur, Kapseln, Gurgelmittel, Dusche

Vorsicht: Nicht in der Schwangerschaft und bei Bluthochdruck verwenden.

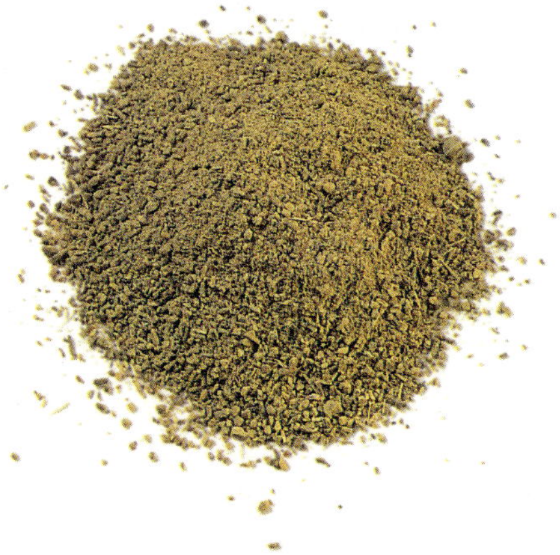

Johanniskraut *Hypericum perforatum*

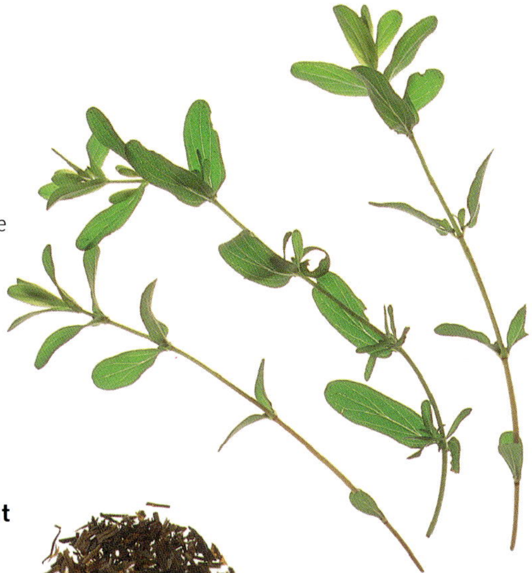

Johanniskraut ist ein traditionelles Wundkraut und schmerzlindernd, gewinnt aber zunehmend als Antidepressivum (Seite 101), insbesondere gegen Winterdepressionen, an Popularität. Man setzt Johanniskraut ferner in der AIDS-Therapie ein und die Pflanze lässt sich ausgezeichnet bei kleineren Verbrennungen und Abschürfungen auftragen.

Medizinisches Sammelgut: blühende Zweige

Wirkung: adstringierend, schmerzlindernd, entzündungshemmend, beruhigend, nervenstärkend, antidepressiv, krampflösend, antiviral

Zubereitung: Infusionsöl, Aufguss, Tinktur, Creme, Kapseln/Tabletten

Vorsicht: Langzeiteinnahme kann zu erhöhter Lichtempfindlichkeit der Haut führen.

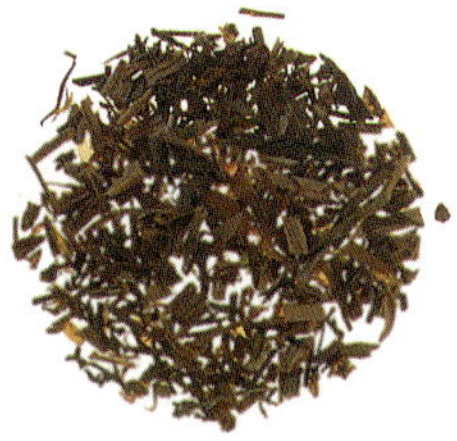

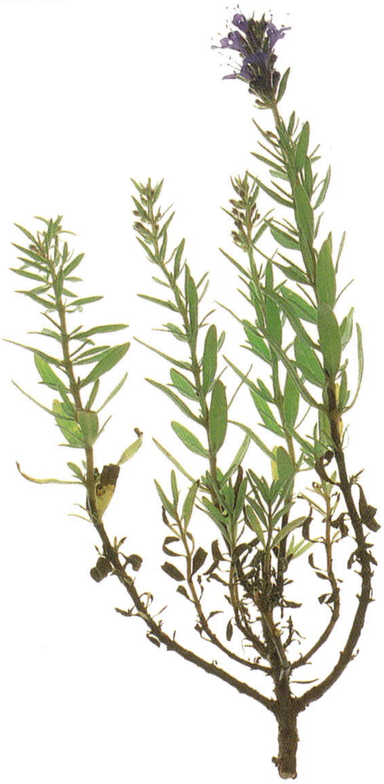

Ysop *Hyssopus officinalis*

Wie viele andere Lippenblütler ist Ysop ein Bittertonikum, das die Verdauung anregt und sich ausgezeichnet zum Kochen eignet. In der Naturheilkunde wird Ysop jedoch hauptsächlich bei Infektionen der oberen Atemwege, Husten (Seite 96) und fiebrigen Erkältungen eingesetzt. Ferner lindert Ysop Blähungen und Koliken und ist auch für Kinder geeignet. Das ätherische Öl wirkt leicht beruhigend und kann zur Entspannung in Wannenbäder gegeben werden.

Medizinisches Sammelgut: oberirdische Teile, ätherisches Öl

Wirkung: auswurflösend, karminativ, gefäßerweiternd, schweißtreibend, antikatarralisch, entzündungshemmend, antiviral (Herpes simplex)

Zubereitung: Aufguss, Tinktur, Sirup, Einreibemittel, Wannenbad

Vorsicht: Übermäßige Verwendung des ätherischen Öls kann zu Krämpfen führen.

Alant *Inula helenium*

Im 8. Jahrhundert verwendete man Alant zum Schutz vor Elfen und dem bösen Blick. Heute ist Alant ein wichtiges Expektorans und Lungentonikum (Asthma und Bronchitis Seite 95), das hauptsächlich in Arzneimitteln gegen Husten und Katarre verwendet wird. Er ist außerdem ein bedeutendes Stärkungsmittel bei körperlicher Schwäche nach einer Grippe. In der westlichen Kräuterheilkunde verwendet man die Wurzel, in China die Blüten.

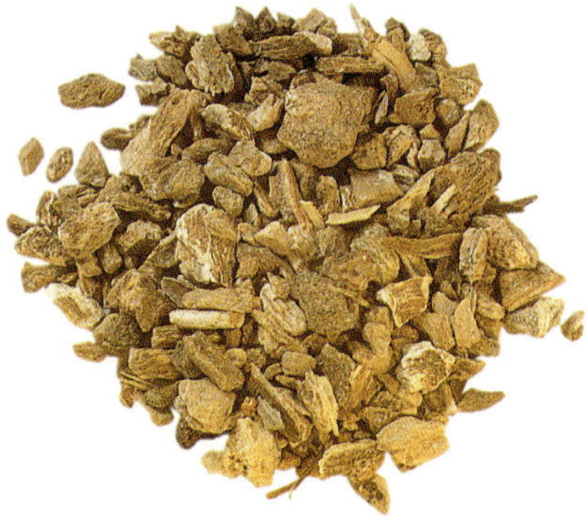

Medizinisches Sammelgut: Wurzel, Blüten

Wirkung: tonisierend, stimulierend, auswurflösend, schweißtreibend, antibakteriell, antifungal, Parasiten bekämpfend

Zubereitung: Absud, Tinktur, Sirup

Weiße Taubnessel *Lamium album*

Die Heilpflanze wird hauptsächlich bei Menstruationsbeschwerden und Erkrankungen der Harnwege eingesetzt. Taubnesseltee lindert Blasen- und Prostataentzündung (Seite 108). Ferner kann man Taubnessel bei starken Menstruationsblutungen (Seite 112) verwenden und als Vaginaldusche bei Ausfluss. Creme und Salbe können auf Schnitte, Abschürfungen und leichte Verbrennungen aufgetragen werden.

Medizinisches Sammelgut: oberirdische Teile

Wirkung: entzündungshemmend, krampflösend, adstringierend, harntreibend, auswurflösend, menstruationsfördernd, blutungsstillend, wundheilend

Zubereitung: Aufguss, Tinktur, Creme

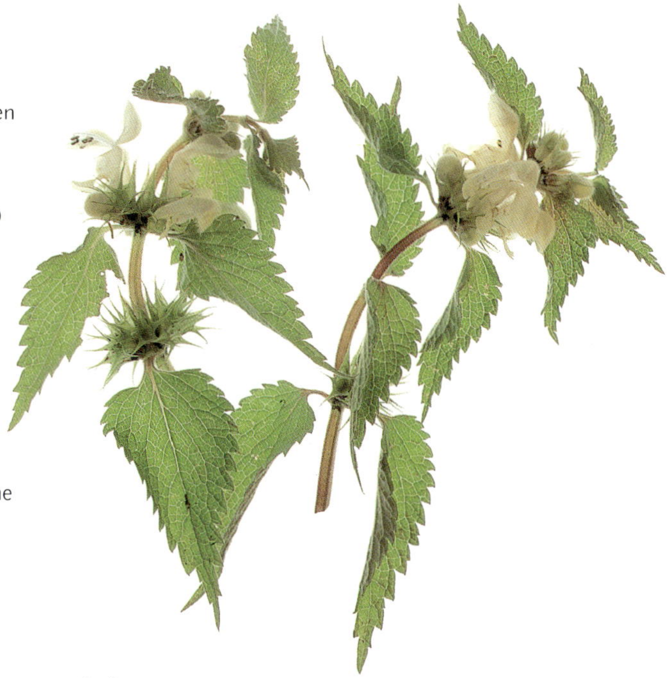

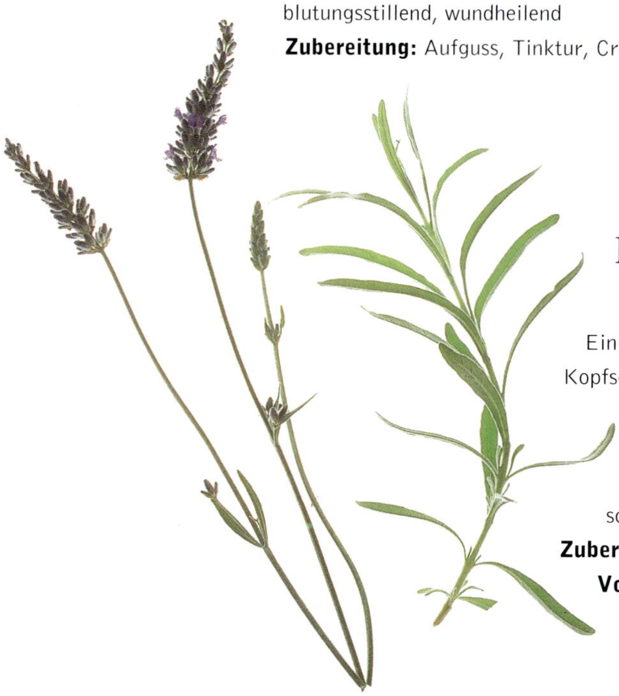

Lavendel

Lavandula angustifolia

Ein wertvolles Kraut bei zahlreichen gesundheitlichen Beschwerden, u. a. Kopfschmerzen (Seite 134), Verdauungsbeschwerden und Nervenleiden.

Medizinisches Sammelgut: Blüten, ätherisches Öl

Wirkung: antiseptisch, antibakteriell, antidepressiv, karminativ, beruhigend, krampflösend, kreislauffördernd, nervenstärkend, schmerzlindernd, gallenwirksam

Zubereitung: Aufguss, Tinktur, Einreibemittel

Vorsicht: Hohe Dosierungen in der Schwangerschaft vermeiden.

Herzgespann *Leonurus cardiaca*

Herzgespann ist ein Herz-Kreislauf-Tonikum, wurde früher aber hauptsächlich zur Beruhigung der Ängste bei der Geburt eingesetzt. Die Heilpflanze kann außerdem Thrombose verhindern und ist beliebt zur Behandlung von Wechseljahrbeschwerden (Seite 115) und PMS.

Medizinisches Sammelgut: oberirdische Teile

Wirkung: stimulierend für die Gebärmutter, beruhigend, herzstärkend, karminativ

Zubereitung: Aufguss, Tinktur, Sirup, Dusche

Vorsicht: Da Herzgespann die Gebärmutter stimuliert, ist die Pflanze – abgesehen von den Wehen – während der Schwangerschaft kontraindiziert.

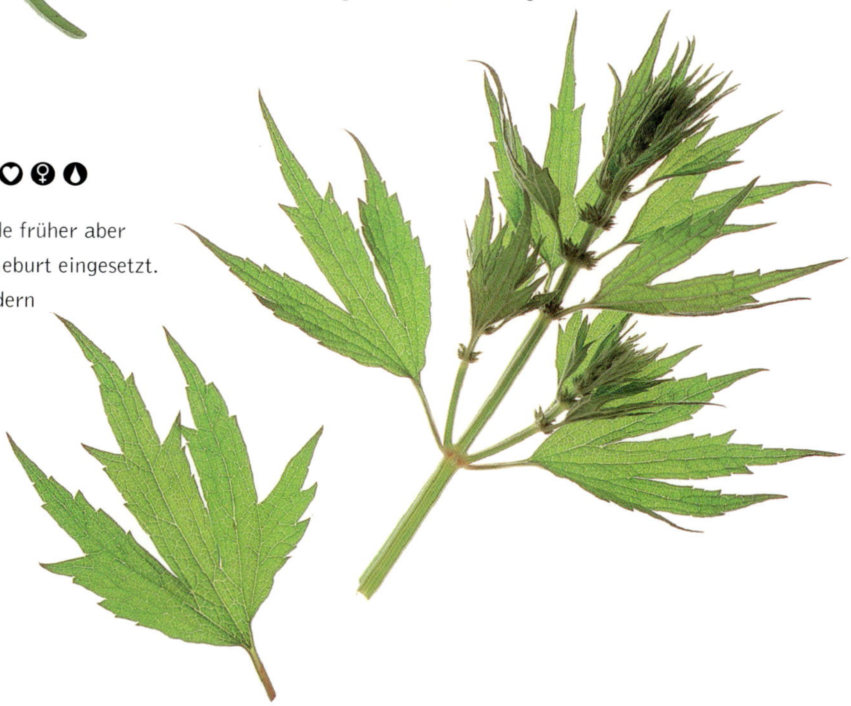

Wolfstrapp *Lycopus virginicus*

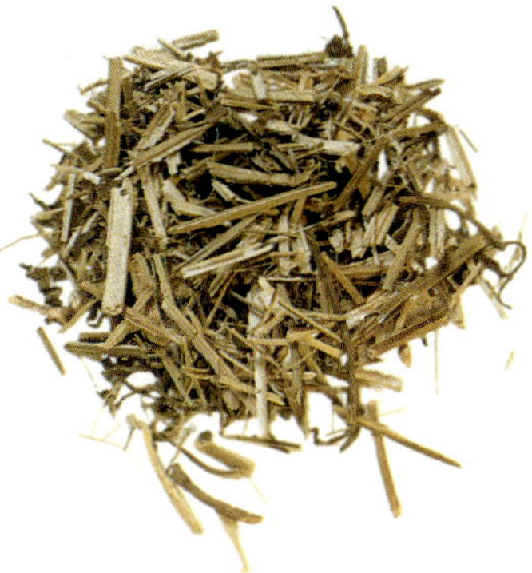

Wolfstrapp wird hauptsächlich zur Linderung der Symptome von Schilddrüsenüberfunktion, insbesondere Herzjagen, eingesetzt. Ferner kann Wolfstrapp bei einem niedrigen Blutzuckerspiegel helfen und er wird in Teilen Europas traditionell zur Empfängnisverhütung verwendet.

Medizinisches Sammelgut: oberirdische Teile

Wirkung: beruhigend, adstringierend, tonisierend, gefäßerweiternd, hustenlindernd, blutzuckererhöhend, blutungsstillend

Zubereitung: Aufguss, Tinktur

Vorsicht: Nicht in der Schwangerschaft verwenden.

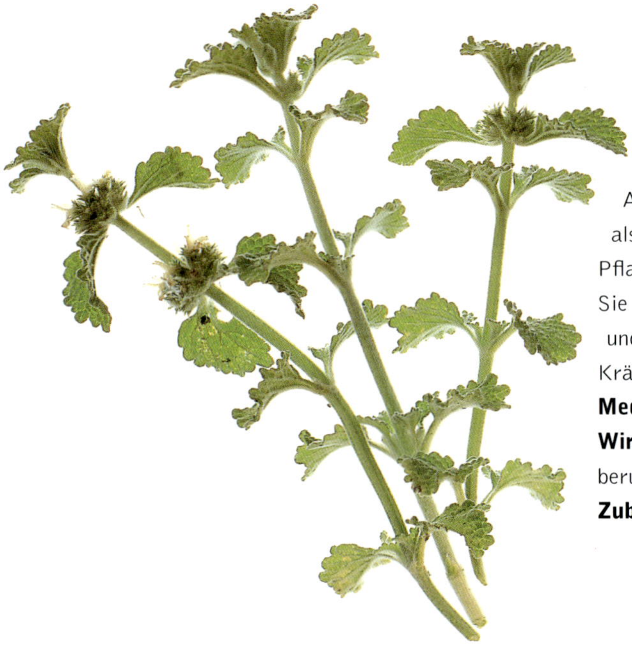

Andorn *Marrubium vulgare*

Andorn-Hustenbonbons waren früher sowohl in Süßwarenläden als auch in Apotheken erhältlich; auch heute verwendet man die Pflanze hauptsächlich bei Bronchitis, Erkältungen und Katarr. Sie stimuliert die Leber und kann äußerlich bei Abschürfungen und Hautausschlag aufgetragen werden. Zumeist werden die Kräuterheilmittel allerdings eingenommen.

Medizinisches Sammelgut: Blätter

Wirkung: auswurflösend, verdauungsfördernd, krampflösend, beruhigend, wundheilend, harntreibend

Zubereitung: Aufguss, Sirup, Tinktur, Pastille, Creme, Salbe

Echte Kamille *Matricaria recutita*

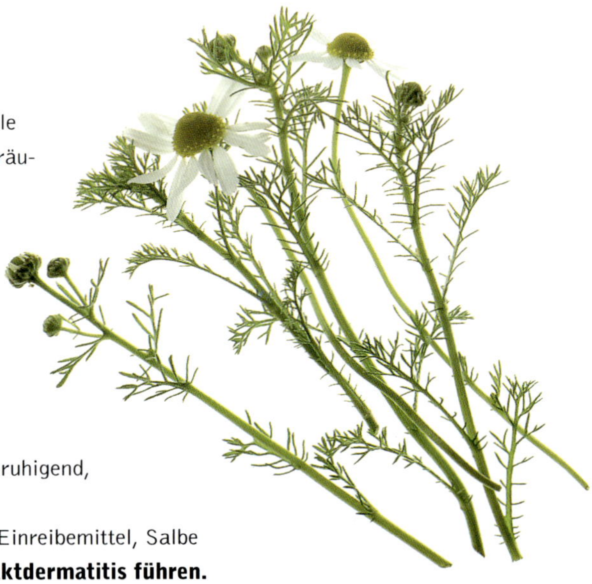

Sowohl die Echte Kamille als auch die verwandte Römische Hundskamille *(Chamaemelum nobilis)* zählen zu den am häufigsten verwendeten Heilkräutern. Die Römische Hundskamille ist etwas bitterer, während die Echte Kamille stärker entzündungshemmend und schmerzstillend wirkt. Die Blüten ergeben einen beliebten Tee und eignen sich als Haarspülung bei blonden Haaren. In homöopathischen Mitteln werden sie beim Zahnen und gegen Koliken (Seite 149) verwendet. Durch Wasserdampfdestillation der Blüten erhält man ein tiefblaues ätherisches Öl, das sehr entspannend wirkt und die Haut pflegt.

Medizinisches Sammelgut: Blüten, ätherisches Öl

Wirkung: entzündungshemmend, krampflösend, verdauungsfördernd, beruhigend, karminativ, brechreizstillend, antiallergisch

Zubereitung: Aufguss, Dampfinhalation, Tinktur, Creme, Wannenbad, Einreibemittel, Salbe

Vorsicht: Bei empfindlicher Haut kann die frische Pflanze zu Kontaktdermatitis führen.

Teebaum *Melaleuca alternifolia*

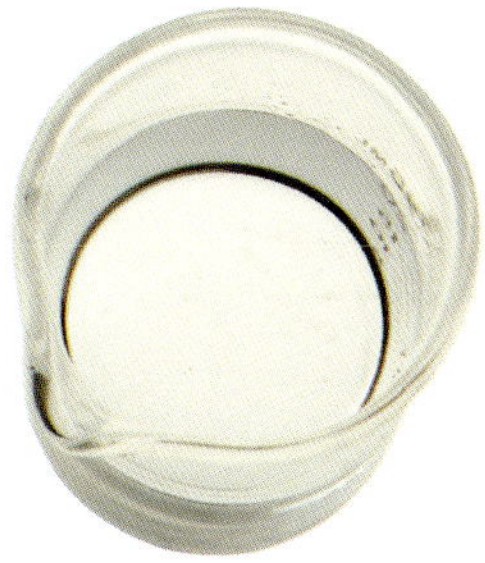

Das europäische Interesse an diesem in Australien beheimateten Baum reicht in die 1920er Jahre zurück, als man in Frankreich erstmals die stark antibakterielle Wirkung des Öls untersuchte. Die Aborigines verwendeten den Extrakt in ihren traditionellen Heilmitteln. In den letzten Jahren wuchs der Handel mit diesem Baum in Europa stark an, was dazu führte, dass viele gepanschte Öle auf den Markt geworfen wurden. Echtes Teebaumöl zählt zu den wenigen Ölen, die die Schleimhäute nicht reizen und man kann es unverdünnt auf die Haut auftragen.

Medizinisches Sammelgut: ätherisches Öl

Wirkung: antiseptisch, antibakteriell, antifungal, antiviral, stimulierend für das Immunsystem, Parasiten bekämpfend

Zubereitung: Creme, Lotion, Salbe, Vaginalzäpfchen

Echter Steinklee *Melilotus officinalis*

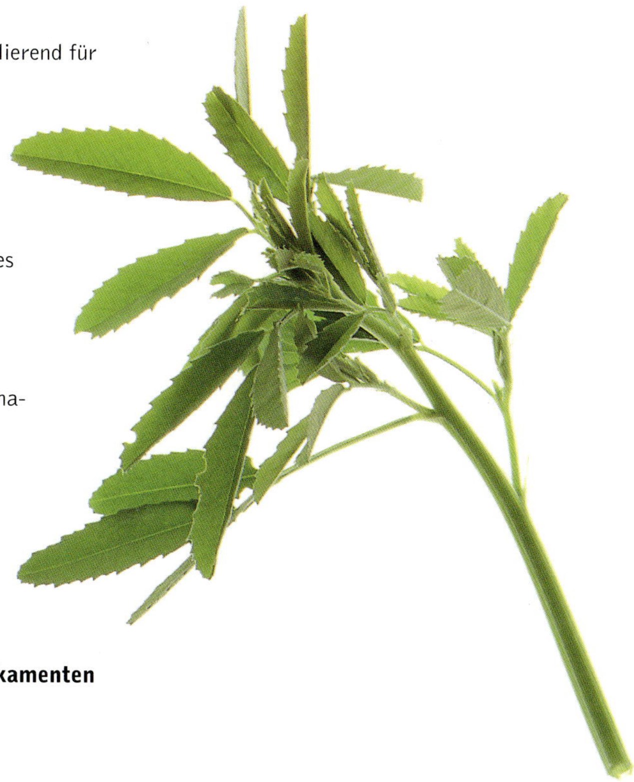

Steinklee duftet aufgrund des Cumarin-Gehalts wie frisch gemähtes Heu; Cumarin ist auch für die gerinnungshemmende Wirkung der Pflanze verantwortlich. Steinklee eignet sich zur Linderung der Schmerzen und Ekzeme bei Krampfadern (Seite 92) und kann Neuralgie im Gesicht lindern (Seite 104); ferner hilft er bei rheumatischen Schmerzen und als Augenbad bei Bindehautentzündung.

Medizinisches Sammelgut: oberirdische Teile

Wirkung: gerinnungshemmend, krampflösend, entzündungshemmend, harntreibend, auswurflösend, beruhigend, blutungsstillend, leicht schmerzlindernd

Zubereitung: Aufguss, Tinktur, Salbe, Creme, Kompresse, Pulver, Augenbad

Vorsicht: Nicht gleichzeitig mit gerinnungshemmenden Medikamenten einnehmen.

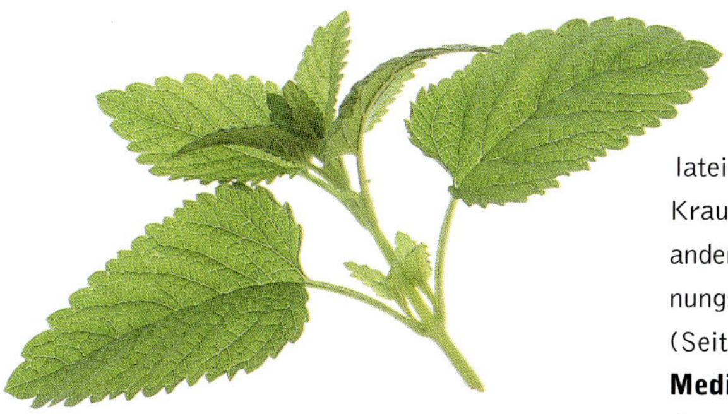

Zitronenmelisse *Melissa officinalis*

Die alten Griechen verbanden Zitronenmelisse mit Bienen und der Heilkraft von Honig, daher auch der botanische Name, der von dem lateinischen Wort für Honig (mel) kommt. Zitronenmelisse ist ein sanftes Kraut, das sich bei nervösen Magenbeschwerden bei Kindern eignet, aber andererseits kräftig genug ist, um Depressionen, Angstzustände und Spannungskopfschmerzen zu behandeln. Die Creme kann man auf Insektenstiche (Seite 147), Wunden und langsam verheilende Verletzungen auftragen.

Medizinisches Sammelgut: oberirdische Teile, ätherisches Öl (das unter dem Namen Oleum melissae erhältlich ist)

Wirkung: beruhigend, antidepressiv, stimulierend für die Verdauung, gefäßerweiternd, schweißtreibend, kräftigend und entspannend auf das Nervensystem, antiviral und antibakteriell

Zubereitung: Aufguss, Tinktur, Creme, Wannenbad, Insektenschutzmittel

Pfefferminze *Mentha* **x** *piperita*

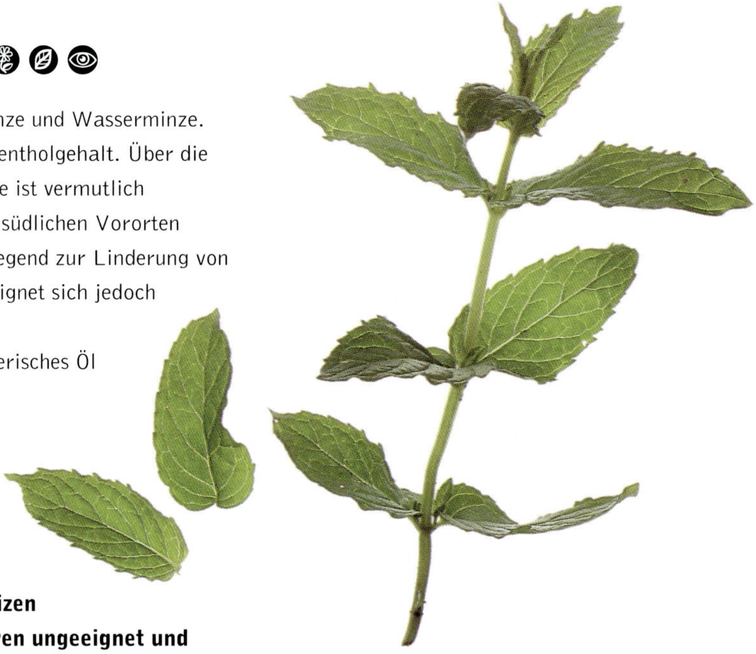

Pfefferminze ist eine Kreuzung zwischen Grüner Minze und Wasserminze. Ihr charakteristischer Duft beruht auf dem hohen Mentholgehalt. Über die Jahre wurden viele Sorten gezüchtet; die bekannteste ist vermutlich Mitcham-Minze, die einst verbreitet in den heutigen südlichen Vororten Londons angebaut wurde. Pfefferminze wird überwiegend zur Linderung von Blähungen (Seite 123) und Koliken verwendet; sie eignet sich jedoch ebenfalls bei Katarr und Reisekrankheit.

Medizinisches Sammelgut: oberirdische Teile, ätherisches Öl
Wirkung: krampflösend, verdauungsfördernd, brechreizlindernd, karminativ, gefäßerweiternd, schweißtreibend, gallenstärkend, schmerzlindernd
Zubereitung: Aufguss, Tinktur, Lotion, Kapseln, Dampfinhalation, Kompresse, Einreibemittel
Vorsicht: Langzeiteinnahme und Überdosierung vermeiden, da Pfefferminze die Schleimhäute reizen kann. Pfefferminze ist für Kinder unter vier Jahren ungeeignet und Pfefferminzöl für Kinder unter 10 Jahren.

Muskatnuss *Myristica fragrans*

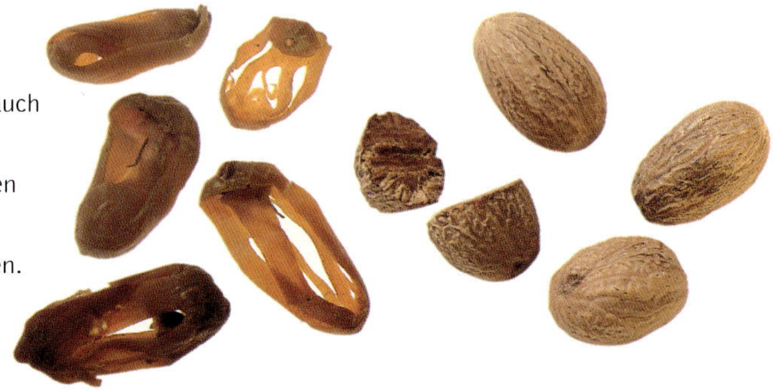

Muskatnuss ist nicht nur ein bekanntes Küchengewürz, sondern auch ein relativ starkes Halluzinogen und Schlafmittel. Bereits 1576 berichtete man von Delirien aufgrund einer Überdosis. In geringen Mengen eignet sich Muskatnuss ausgezeichnet bei Verdauungsbeschwerden wie Übelkeit, einem aufgeblähten Bauch und Koliken.

Medizinisches Sammelgut: Samen (Muskatnuss), Arillus (Samenmantel), ätherisches Öl
Wirkung: karminativ, verdauungsfördernd, krampflösend, brechreizlindernd, appetitanregend, entzündungshemmend
Zubereitung: Pulver, Salbe, Absud, Kapseln, Einreibemittel
Vorsicht: Hohe Dosierungen von 5 g und mehr können zu Krämpfen führen. Nicht in der Schwangerschaft verwenden.

Katzenminze *Nepeta cataria*

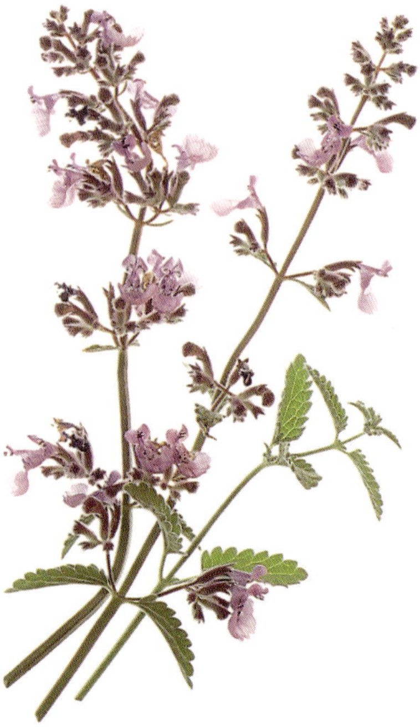

Schon der Name ist ein Hinweis auf die Beliebtheit der Pflanze bei Katzen. Katzen rollen sich in Verzückung in einem Beet mit Katzenminze. Dieses sanfte Kraut kann man auch bei Kindern verwenden; es eignet sich bei Koliken (Seite 149), fiebrigen Erkältungen und Hyperaktivität. Wie andere Lippenblütler lindert Katzenminze Verdauungsbeschwerden, enthält aber im Gegensatz zur Pfefferminze kein Menthol, das Reizungen hervorrufen kann. (Die hier abgebildete Gartensorte hat eine geringere therapeutische Wirkung als die weißblühende Sorte.)

Medizinisches Sammelgut: oberirdische Teile
Wirkung: krampflösend, schweißtreibend, karminativ, leicht beruhigend, Durchfall lindernd, menstruationsfördernd
Zubereitung: Aufguss, Kompresse, Salbe, Lotion, Einreibemittel

Basilikum *Ocimum basilicum*

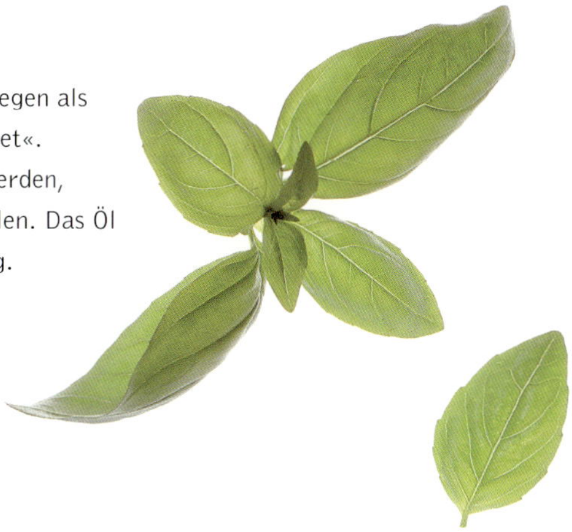

In Europa wird Basilikum verbreitet in der Küche eingesetzt; in Indien gilt es hingegen als kräftiges Tonikum, das Vishnu und Krishna gewidmet ist und »Herz und Geist öffnet«. Etwas prosaischer ausgedrückt, wird Basilikum im Westen bei Verdauungsbeschwerden, zur Bekämpfung von Darmparasiten und zur Verbesserung der Verdauung empfohlen. Das Öl ist ein Nerventonikum und Antidepressivum (Seite 101) und fördert die Verdauung.

Medizinisches Sammelgut: Blätter, ätherisches Öl

Wirkung: antidepressiv, antiseptisch, stimulierend für die Nebennierenrinde, brechreizlindernd, tonisierend, karminativ, fiebersenkend, auswurflösend

Zubereitung: Infusion, Absud, Wannenbad, Saft, frische Blätter, Sirup, Inhalation, Puder, Einreibemittel

Vorsicht: Basilikumöl nicht in der Schwangerschaft verwenden.

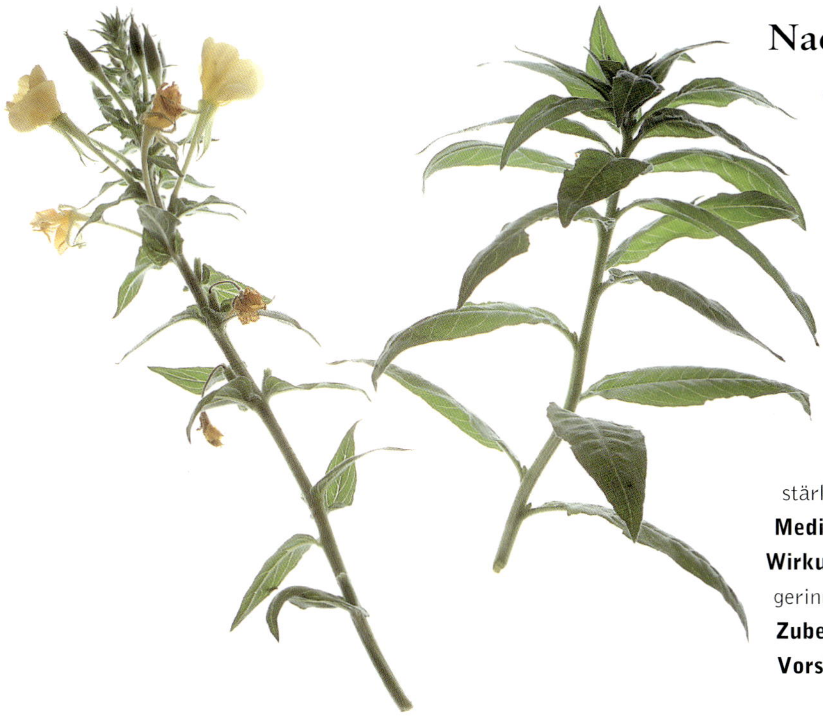

Nachtkerze

Oenethera biennis

Die Nachtkerze ist eine nordamerikanische Pflanze, deren Tee bei Asthma und Verdauungsbeschwerden verwendet wird. Die Samen sind reich an der essenziellen Fettsäure Gamma-Linolensäure (GLA), das krankhafte Zellwucherung hemmt. Man vermutet, dass ein Mangel an GLA Rheuma- und Hautbeschwerden bedingt. Das Öl soll außerdem Menstruations- und Wechseljahrbeschwerden lindern, den Kreislauf kräftigen und das Immunsystem stärken.

Medizinisches Sammelgut: Öl der Samen

Wirkung: lindernd bei Ekzemen, reizlindernd, gerinnungshemmend

Zubereitung: Kapseln, Salbe

Vorsicht: Für Epileptiker ist das Öl ungeeignet.

Ginseng *Panax ginseng*

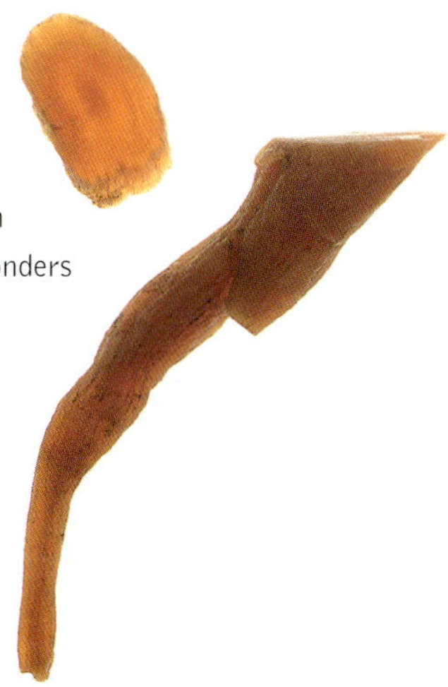

Ginseng wird in China seit über 5000 Jahren verwendet. Die Pflanze ist reich an Steroiden, die starke Ähnlichkeit mit den menschlichen Geschlechtshormonen haben; deshalb gilt Ginseng auch als Aphrodisiakum. Ginseng ist aber vielmehr ein Tonikum für den gesamten Körper. Es ist besonders wertvoll für ältere Menschen und zur Kräftigung der Lunge. Als Tonikum empfiehlt sich die Einnahme über einen Monat im Spätherbst, wenn das Wetter umschlägt und es kalt wird.

Medizinisches Sammelgut: Wurzel

Wirkung: tonisierend, stimulierend, blutzuckersenkend, cholesterinsenkend, fördernd für das Immunsystem

Zubereitung: Kapseln/Tabletten, Wein, Absud

Vorsicht: Jeweils nur 4 Wochen in Folge nehmen und dann eine Pause einlegen. Nicht zusammen mit Koffein und nicht in der Schwangerschaft einnehmen.

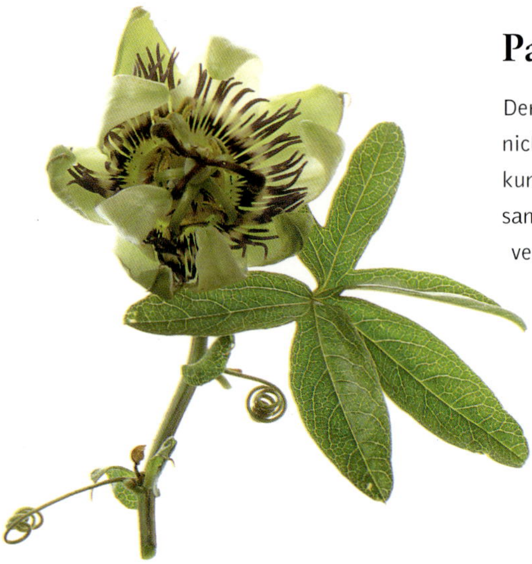

Passionsblume *Passiflora incarnata*

Der Name der Passionsblume basiert auf dem religiösen Symbolismus und nicht auf ihrer Heilwirkung. Die Indianer verwendeten die Pflanze als Tonikum und als Heilmittel bei Epilepsie. Heute gilt die Passionsblume als wirksames, aber sanftes Beruhigungsmittel, das hauptsächlich bei Schlaflosigkeit verwendet wird (Seite 104).

Medizinisches Sammelgut: oberirdische Teile

Wirkung: beruhigend, krampflösend, gefäßerweiternd, schmerzlindernd

Zubereitung: Aufguss, Tinktur, Kapseln

Vorsicht: Hohe Dosierungen während der Schwangerschaft meiden. Kann zu Schläfrigkeit führen.

Petersilie *Petroselinum crispum*

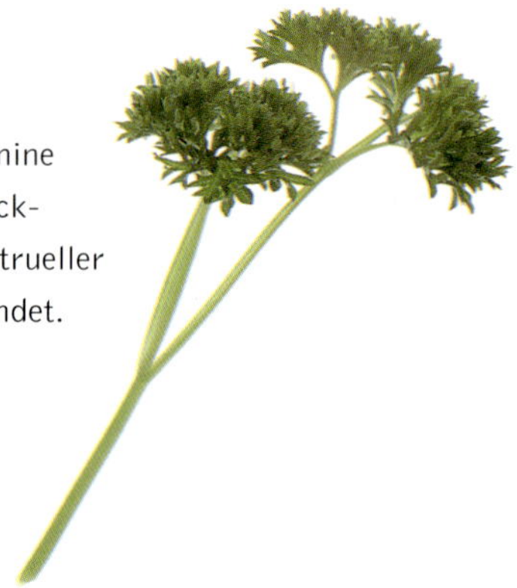

Petersilie eignet sich nicht nur zum Garnieren von Speisen, sie ist außerdem eine wichtige Heilpflanze und eine gute Quelle für Vitamine und Mineralstoffe, die man besonders bei Anämie (Seite 92) berücksichtigen sollte. Petersilie wird häufig als Diuretikum bei prämenstrueller Wasseransammlung und als reinigendes Mittel bei Rheuma verwendet. Das Kauen frischer Petersilie kann Knoblauchgeruch lindern.

Medizinisches Sammelgut: Blätter, Wurzel, Samen

Wirkung: krampflösend, antirheumatisch, harntreibend, karminativ, auswurflösend, tonisierend, keimtötend, nahrhaft

Zubereitung: Aufguss, Saft, Tinktur, Kapseln, frische Blätter

Vorsicht: Therapeutische Dosierungen in der Schwangerschaft meiden.

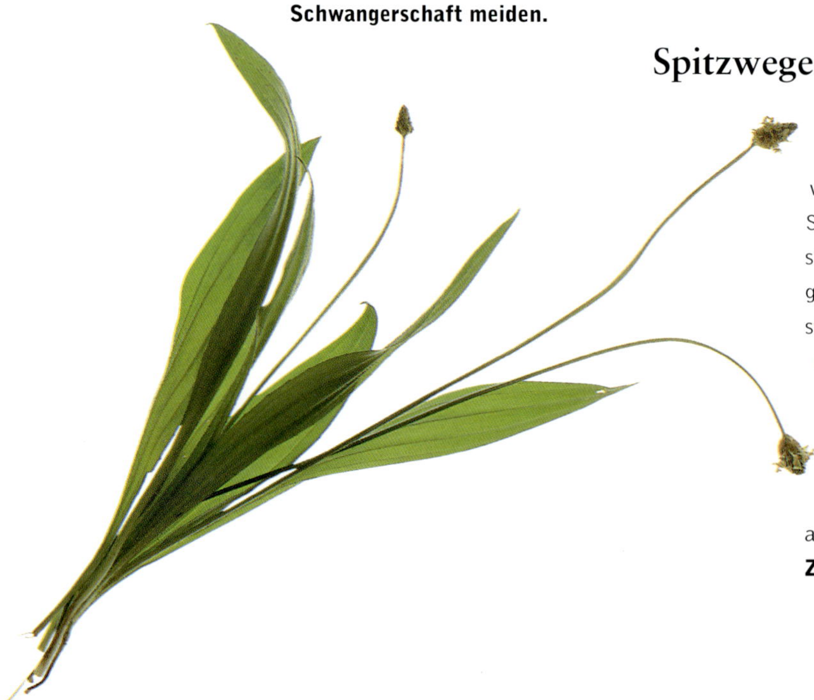

Spitzwegerich *Plantago lanceolata*

Spitzwegerich besitzt lange zugespitzte Blätter und erreicht eine Höhe von 30–40 cm, was ihn vom Großen Wegerich unterscheidet (Seite 71). Spitzwegerich löst Katarre und wird hauptsächlich bei Erkältungen und Heuschnupfen eingesetzt. Ferner werden in den Blättern Mineralstoffe und Spurenelemente aus dem Boden angereichert, wodurch er gute Heileigenschaften hat und das Immunsystem kräftigt.

Medizinisches Sammelgut: Blätter

Wirkung: entspannend, auswurflösend, kräftigend für die Schleimhäute, antikatarralisch, krampflösend

Zubereitung: Aufguss, Tinktur, Kapseln

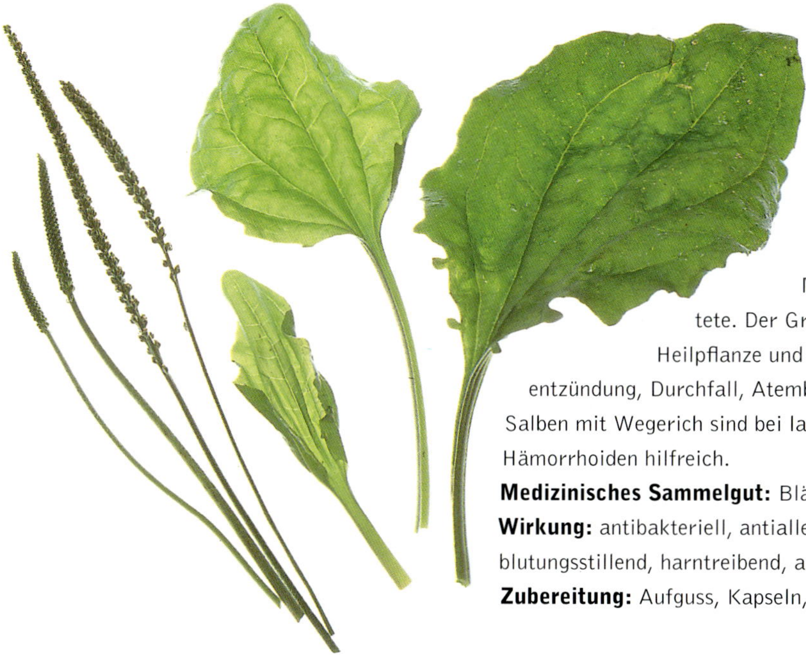

Großer Wegerich

Plantago major

Die frischen Blätter eignen sich als Wundkraut und bei Insektenstichen. Die Pflanze ist weit verbreitet; in Nordamerika erhielt sie sogar den Namen »Fuß des weißen Mannes«, da sie sich mit den Siedlern ausbreitete. Der Große Wegerich ist eine ausgesprochen vielseitige Heilpflanze und kann bei Magenschleimhautentzündung, Blasenentzündung, Durchfall, Atembeschwerden und Katarr verwendet werden. Salben mit Wegerich sind bei langsam heilenden Wunden, Verbrennungen und Hämorrhoiden hilfreich.

Medizinisches Sammelgut: Blätter
Wirkung: antibakteriell, antiallergisch, sträkend für Blut und Lymphdrüsen, blutungsstillend, harntreibend, auswurflösend, reizlindernd, adstringierend
Zubereitung: Aufguss, Kapseln, Tinktur, Kompresse, Saft, Salbe, frische Blätter

Flohkraut *Plantago psyllium; P. ovata*

Flohkraut fördert die Verdauung. Die Samen quellen, sobald sie feucht werden und bilden eine klebrige Masse, die die Peristaltik (die Muskelkontraktion des Verdauungstraktes) fördert und die Darmpassage beschleunigt. Man verwendet die Samen hauptsächlich bei Verstopfung (Seite 120), doch die voluminöse Masse kann auch Durchfall lindern und wird manchmal bei Reizdarm empfohlen.

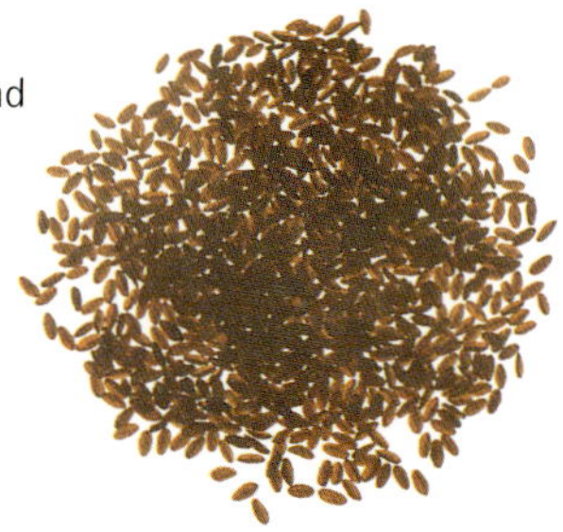

Medizinisches Sammelgut: Samen und Samenhüllen
Wirkung: reizlindernd, abführend, Durchfall lindernd
Zubereitung: Mazeration, Kräuterumschlag, Kapseln
Vorsicht: Kapseln oder getrocknetes Flohkraut immer mit reichlich Wasser einnehmen.

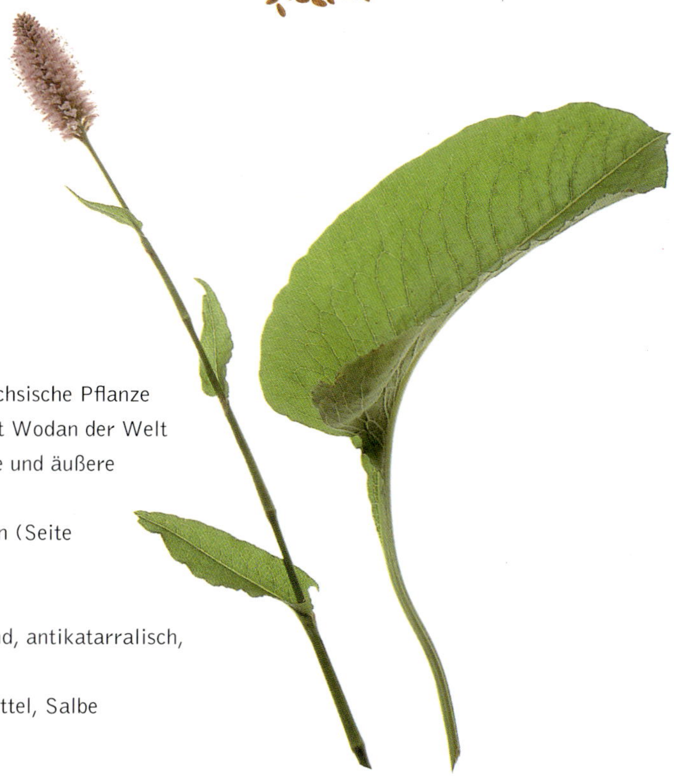

Schlangenknöterich *Polygonum bistorta*

Bei Schlangenknöterich handelt es sich vermutlich um die angelsächsische Pflanze Atterlothe – eines von neun bedeutenden Heilkräutern, die der Gott Wodan der Welt gab. Schlangenknöterich ist ein starkes Adstringens, das für innere und äußere Blutungen sowie bei Durchfall (Seite 121) verwendet wird. Etwas pulverisierter Knöterich an den Nasenlöchern kann bei Nasenbluten (Seite 98) helfen.

Medizinisches Sammelgut: Wurzeln und Rhizom
Wirkung: adstringierend, Durchfall lindernd, entzündungshemmend, antikatarralisch, reizlindernd, blutungsstillend
Zubereitung: Absud, Tinktur, Pulver, Mundspülung und Gurgelmittel, Salbe

He Shou Wu (Chinesischer Knöterich)

Polygonum multiflorum ♂ ♀

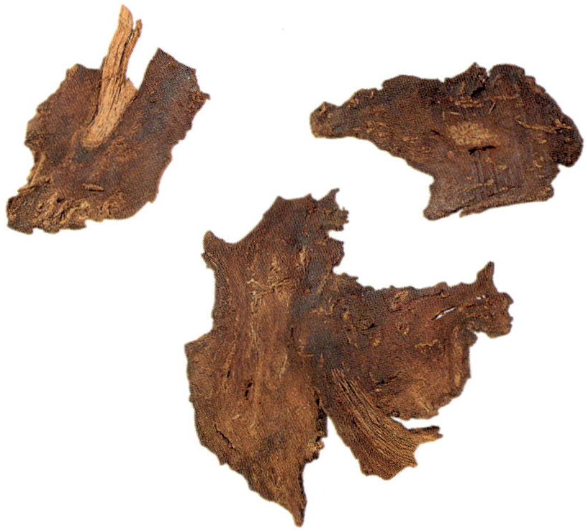

He Shou Wu, den man auch als »Fo-Ti« bezeichnet, zählt zu den wichtigsten tonisierenden chinesischen Heilkräutern. Er kräftigt das Qi von Leber und Nieren und ist häufig Bestandteil von Heilmitteln gegen Wechseljahrbeschwerden. Die Chinesen beugen damit auch vorschneller Alterung vor und verleihen ergrauten Haaren wieder ihre ursprüngliche Farbe.

Medizinisches Sammelgut: Wurzel
Wirkung: beruhigend, blutstärkend, energiespendend
Zubereitung: Absud, Tinktur, Pulver, Kapseln, Wein

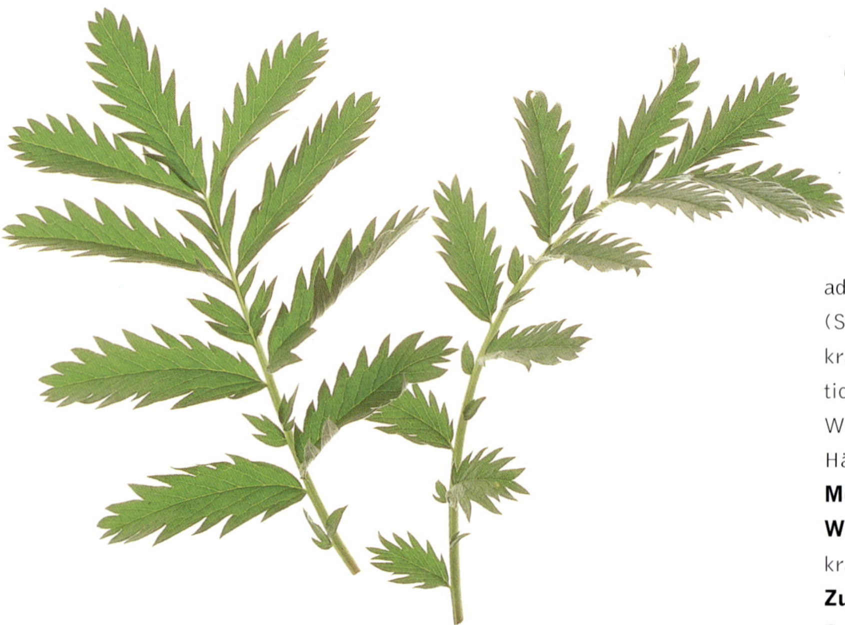

Gänse-Fingerkraut

Potentilla anserina

Gänse-Fingerkraut ist eine hübsche Pflanze von niedrigem Wuchs, deren kultivierte Form in Gärten verbreitet ist. Sie ist stark adstringierend und eignet sich bei Katarren (Seite 96) und als Wundkraut. Sie lindert ferner krampfartige Schmerzen während der Menstruation und bei Koliken und kann zum Spülen von Wunden, nässenden Ekzemen oder als Salbe bei Hämorrhoiden verwendet werden.

Medizinisches Sammelgut: Blätter, Blüten
Wirkung: entzündungshemmend, adstringierend, krampflösend, harntreibend, blutungsstillend
Zubereitung: Aufguss, Tinktur, Kompresse, Gurgelmittel, Salbe

Echte Schlüsselblume *Primula veris*

Die Echte Schlüsselblume ist reich an Saponinen, wodurch die Pflanze ein wirksames Expektorans bei rauem, hartnäckigem Husten mit festsitzendem Schleim ist, der sich nur schwer löst. Die Wurzel enthält außerdem Salizylsäure und wird bei Arthritis verwendet. Den Blüten fehlen diese Wirkstoffe; sie werden hauptsächlich zur Entspannung der Nerven bei Schlaflosigkeit (Seite 104) und Anspannung eingesetzt.

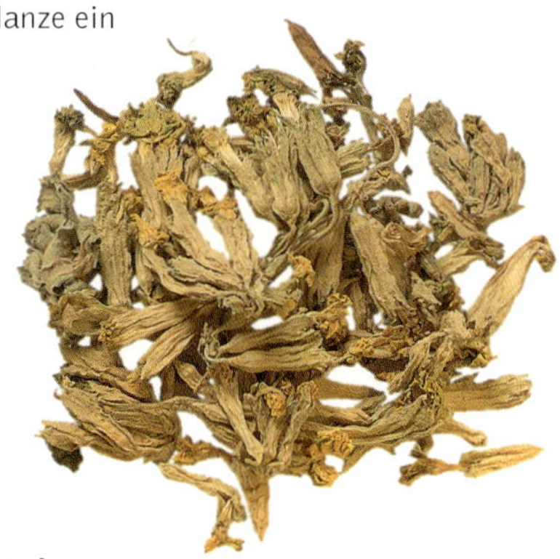

Medizinisches Sammelgut: Wurzel, Blüten
Wirkung: *Wurzel:* auswurflösend, krampflösend, entzündungshemmend, adstringierend; *Blüten:* beruhigend
Zubereitung: Aufguss, Absud, Tinktur
Vorsicht: Nicht in der Schwangerschaft und bei Salizylat-Allergie verwenden.

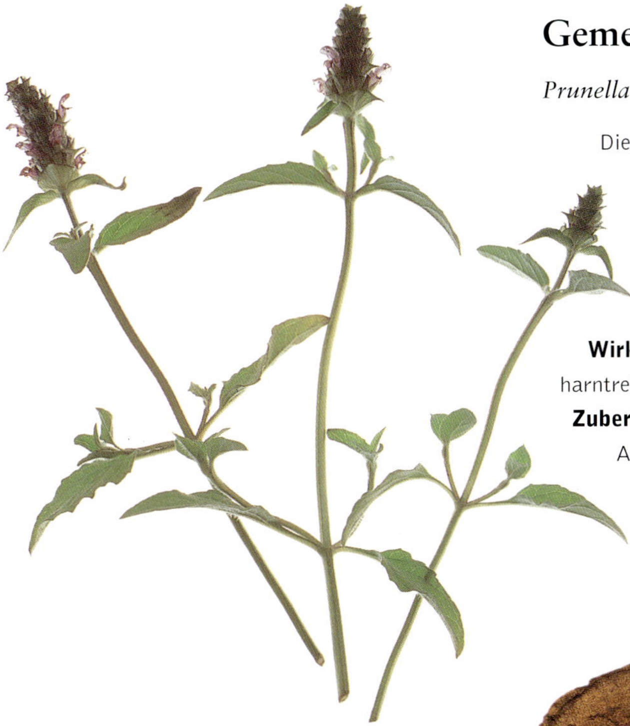

Gemeine Braunelle (Xu Ku Cao)

Prunella vulgaris

Die Gemeine Braunelle ist ein traditionelles europäisches Wundkraut, das zum Stillen von Blutungen und zur Linderung von Entzündungen verbreitet ist. In der Traditionellen Chinesischen Medizin werden die Blütenähren hingegen als kühlende Medizin für die Leber, bei Fieber, Hyperaktivität und Schwindel verwendet.

Medizinisches Sammelgut: Blätter, Blütenähren

Wirkung: *Blätter/oberirdische Teile:* antibakteriell, blutdrucksenkend, harntreibend, adstringierend, wundheilend; *Blütenähre:* leberkräftigend

Zubereitung: Tinktur, Aufguss, Absud, Kräuterumschlag, Salbe, Augenbad, Mundspülung und Gurgelmittel

Rhabarber *Rheum palmatum*

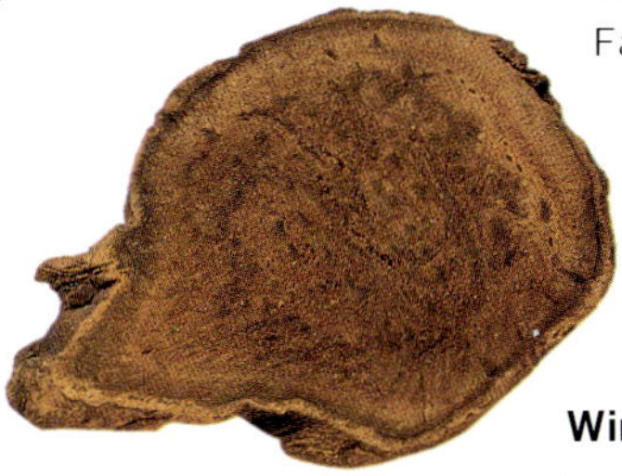

Die chinesische Bezeichnung für Rhabarber, Da Huang, bedeutet »Kräftiges Gelb« und bezieht sich auf die intensive Farbe. Die Heilpflanze unterscheidet sich von der essbaren Sorte, die im 19. Jahrhundert gezüchtet wurde. Rhabarberwurzel eignet sich bei chronischer Verstopfung (Seite 120) und bei Beschwerden der Leber und Gallenblase.

Medizinisches Sammelgut: Wurzel

Wirkung: abführend, verdauungsfördernd, adstringierend

Zubereitung: Absud, Tinktur

Vorsicht: Nicht in Schwangerschaft und Stillzeit verwenden.

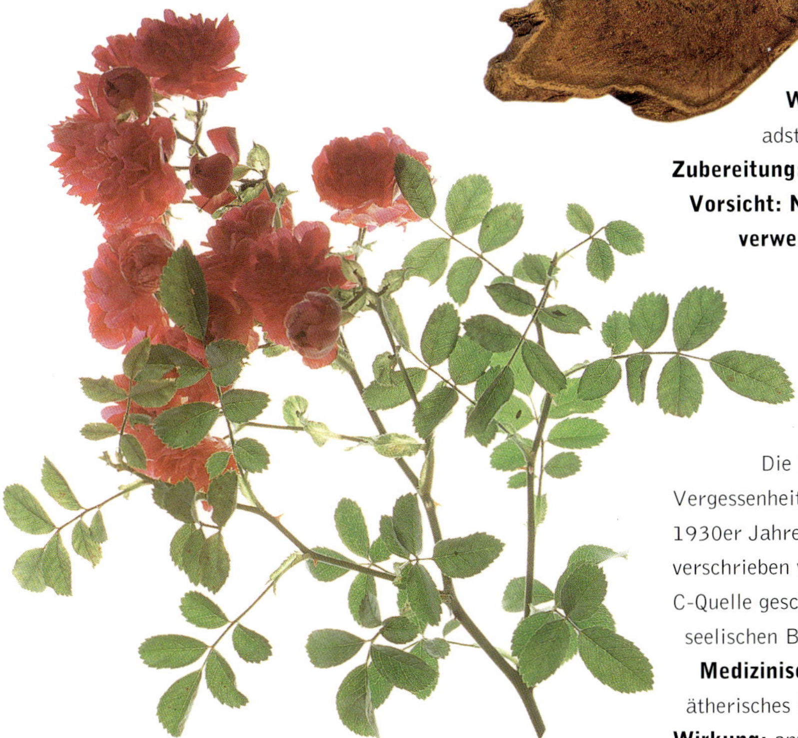

Rose *Rosa* spp.

Die Rose zählt wahrscheinlich zu den am stärksten in Vergessenheit geratenen Heilpflanzen, obwohl sie bis Mitte der 1930er Jahre regelmäßig bei Halsschmerzen und Durchfall verschrieben wurde. Hagebutten werden immer noch als Vitamin-C-Quelle geschätzt und Rosenöl wird bei Hauterkrankungen sowie seelischen Beschwerden verwendet.

Medizinisches Sammelgut: Blütenblätter, Hagebutten, ätherisches Öl

Wirkung: antidepressiv, krampflösend, aphrodisiatisch, adstringierend, beruhigend, verdauungsfördernd, Gallenwirksam, reinigend, auswurflösend, antibakteriell und antiviral, antiseptisch

Zubereitung: Aufguss, Tinktur, Sirup, Absud, Creme, Lotion, Einreibemittel, Gurgelmittel und Mundspülung

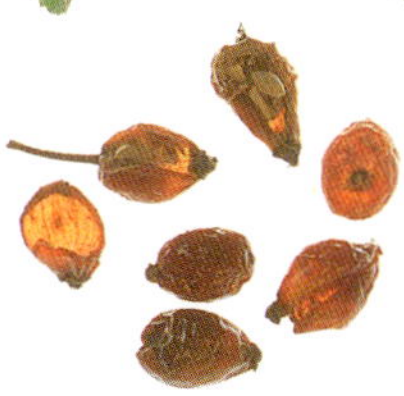

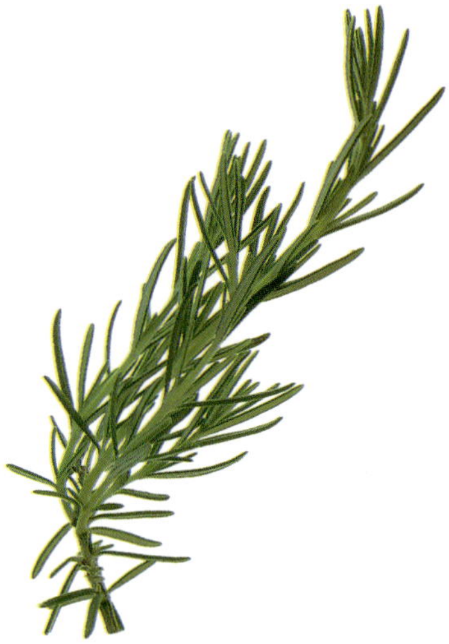

Rosmarin *Rosmarinus officinalis*

Rosmarin ist eine stimulierende, tonisierende Heilpflanze, die stark wärmt und sich gut bei zeitweiliger Erschöpfung und Überanstrengung eignet. Man kann daraus auch einen wohlschmeckenden Tee bereiten. Das Kraut stimuliert die Durchblutung und kann Kopfschmerzen und Migräne (Seite 135), Verdauungsbeschwerden und das Kältegefühl aufgrund einer schlechten Durchblutung lindern. Das Öl ist ein wertvolles Mittel bei Arthritis, Rheuma und Muskelschmerzen.

Medizinisches Sammelgut: Blätter, ätherisches Öl

Wirkung: *Blätter/oberirdische Teile:* adstringierend, verdauungsfördernd, nervenstärkend, antiseptisch, harntreibend, schweißtreibend, antidepressiv, kreislauffördernd, krampflösend, gallenwirksam, herzstärkend; *ätherisches Öl:* lokal durchblutungsfördernd, schmerzlindernd, antirheumatisch

Zubereitung: Tinktur, Aufguss, Infusionsöl, Kompresse, Einreibemittel

Himbeere

Rubus idaeus

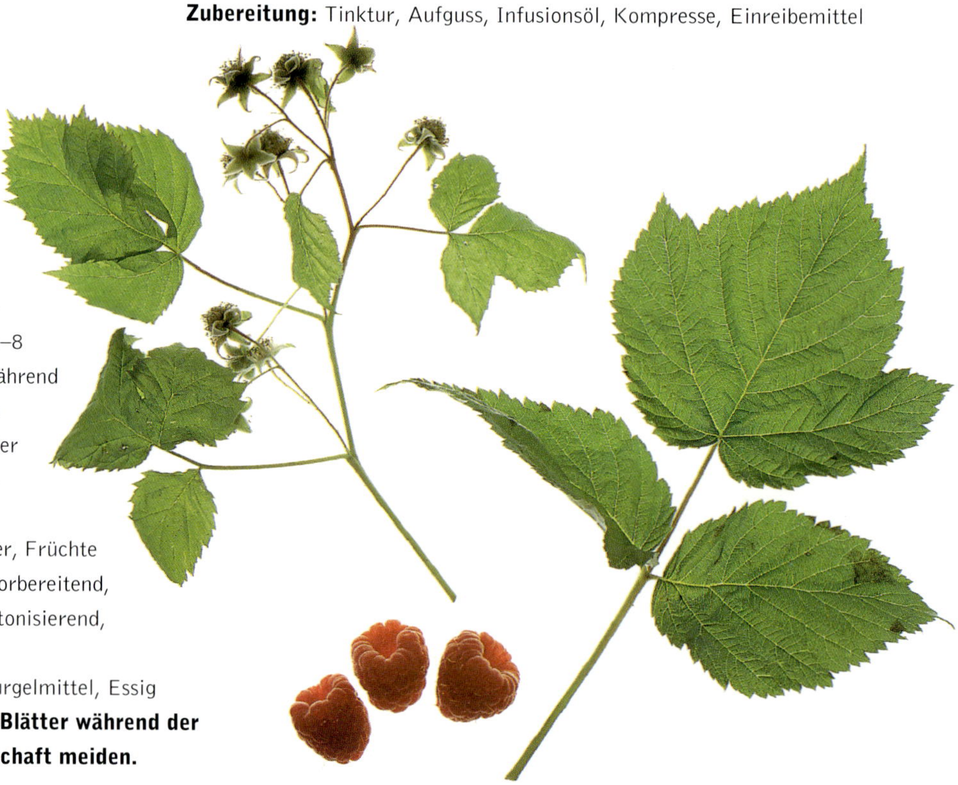

Himbeerblätter sind am besten bekannt für ihre Wirkung auf den Uterus und während der Geburtsvorbereitung (Seite 116). Gewöhnlich nimmt man sie in den letzten 6–8 Wochen vor der Entbindung und während der Wehen, um die Gebärmutter zu kräftigen. Man verwendet die Blätter auch zum Gurgeln bei Halsschmerzen (Seite 97) sowie bei Durchfall.

Medizinisches Sammelgut: Blätter, Früchte

Wirkung: adstringierend, geburtsvorbereitend, stimulierend, verdauungsfördernd, tonisierend, harntreibend, abführend

Zubereitung: Aufguss, Tinktur, Gurgelmittel, Essig

Vorsicht: Hohe Dosierungen der Blätter während der ersten 6 Monate der Schwangerschaft meiden.

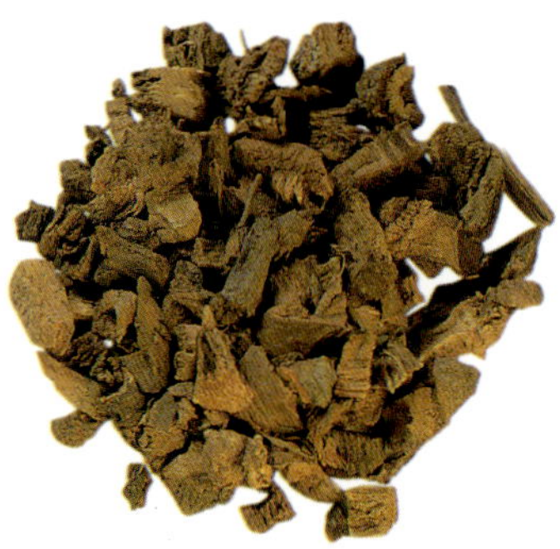

Krauser Ampfer *Rumex crispus*

Krauser Ampfer ist eine reinigende Heilpflanze, die sich bei chronischen Hauterkrankungen sowie bei arthritischen Beschwerden (Seite 131) eignet. Er wirkt außerdem abführend, aber sanfter als die starken Abführmittel wie Rhabarber.

Medizinisches Sammelgut: Wurzel

Wirkung: abführend, gallenwirksam, reinigend

Zubereitung: Absud, Tinktur

Vorsicht: Keine hohen Dosierungen in Schwangerschaft und Stillzeit verwenden.

Weißweide *Salix alba*

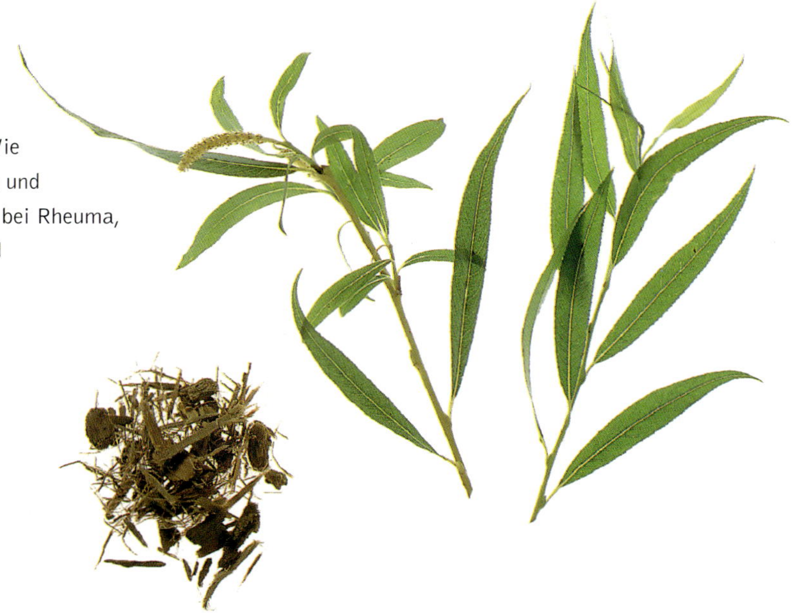

Sie gehört zu den Salizylaten, die in hoher Konzentration in Rinde und Blättern der Weißweide vorliegen. Wie Aspirin wird die Pflanze zur Linderung von Schmerzen und zur Senkung von Fieber verwendet. Außerdem hilft sie bei Rheuma, Gicht (Seite 133), Arthritis, fiebrigen Erkältungen und Kopfschmerzen.

Medizinisches Sammelgut: Rinde

Wirkung: antirheumatisch, entzündungshemmend, fiebersenkend, schweißhemmend, schmerzlindernd, antiseptisch, adstringierend, verdauungsfördernd

Zubereitung: Tinktur, Flüssigextrakt, Absud, Kapseln/Tabletten

Vorsicht: Bei Salizylat-Allergie vermeiden.

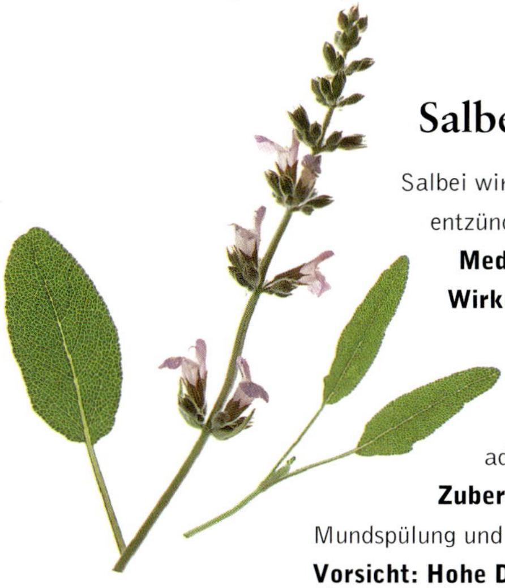

Salbei *Salvia officinalis*

Salbei wird bei Menstruationsbeschwerden (Seite 111), kleineren Infektionen und Zahnfleischentzündungen eingesetzt.

Medizinisches Sammelgut: Blätter, ätherisches Öl

Wirkung: *Blätter:* karminativ, krampflösend, adstringierend, fördernd für die Heilung der Schleimhaut, antiseptisch, gefäßerweiternd, schweißhemmend, hemmend für Speichel- und Milchfluss, stimulierend für die Gebärmutter, keimtötend, blutzuckersenkend, gallenwirksam; *ätherisches Öl:* antiseptisch, krampflösend, adstringierend, blutdrucksenkend, stimulierend, menstruationsfördernd, zellkräfrigend

Zubereitung: Aufguss, Tinktur, Salbe, frische Blätter, Einreibemittel, Kompresse, Mundspülung und Gurgelmittel, Haarspülung

Vorsicht: Hohe Dosierungen in der Schwangerschaft und bei Epilepsie meiden.

Schwarzer Holunder *Sambucus nigra*

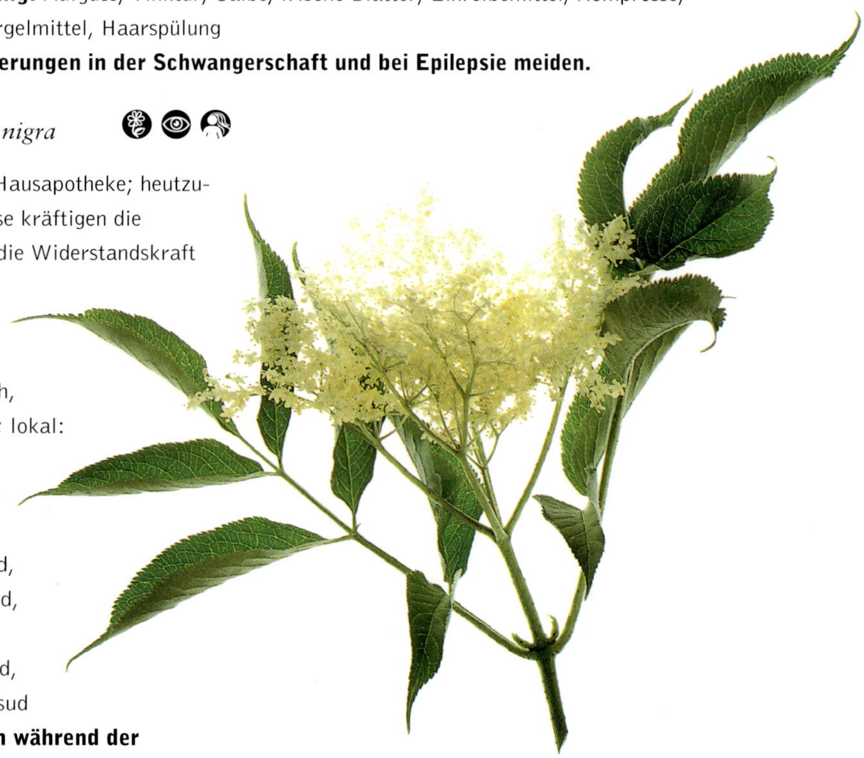

Früher schätzte man die gesamte Pflanze in der Hausapotheke; heutzutage verwendet man überwiegend die Blüten. Diese kräftigen die Schleimhäute der oberen Atemwege und stärken die Widerstandskraft gegenüber Allergenen.

Medizinisches Sammelgut: Blüten, Beeren, Rinde des Stammes, Wurzel, Blätter

Wirkung: *Blüten:* auswurflösend, antikatarralisch, kreislauffördernd, schweißtreibend, harntreibend; lokal: entzündungshemmend. *Beeren:* schweißtreibend, harntreibend, abführend; *Rinde:* innerlich – stark abführend, brechreizauslösend, harntreibend; äußerlich – glättend. *Blätter:* äußerlich – glättend, wundheilend; innerlich – abführend, auswurflösend, harntreibend, schweißtreibend

Zubereitung: Aufguss, Tinktur, Creme, Augenbad, Gurgelmittel und Mundspülung, Salbe, Sirup, Absud

Vorsicht: Holunderrinde in hohen Dosierungen während der Schwangerschaft vermeiden.

Sandelholz *Santalum alba*

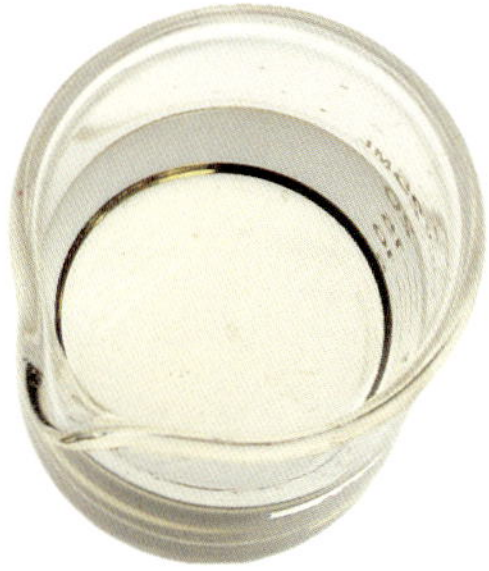

Im Ayurveda ist Sandelholz eine wichtige kühlende Heilpflanze, die den Geist stimuliert und die Verdauung verbessert. In der Aromatherapie gilt das Öl als Relaxans und Antidepressivum. Es wird bei Beschwerden der Harnwege, der Atemwege und bei Nervenleiden eingesetzt und kann ins Badewasser gegeben einen ruhigen Schlaf fördern.

Medizinisches Sammelgut: Holz, ätherisches Öl
Wirkung: antiseptisch, antibakteriell, karminativ, beruhigend, harntreibend, krampflösend
Zubereitung: Einreibemittel, Wannenbad, Paste

Helmkraut *Scutellaria lateriflora*

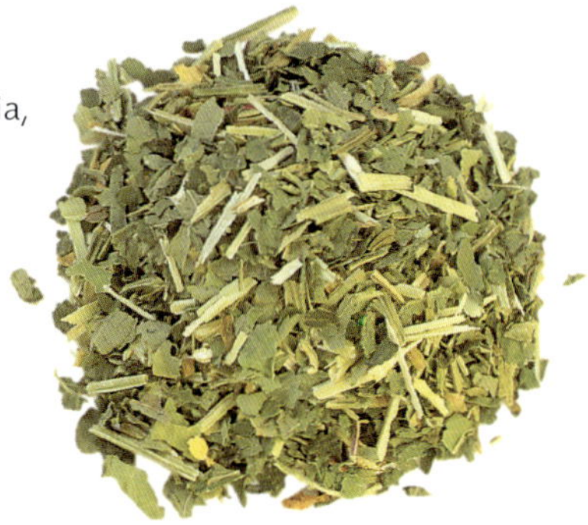

Die Sorte, die heutzutage hauptsächlich in der Kräuterheilkunde verwendet wird, stammt ursprünglich aus Virginia, USA, und wurde im 18. Jahrhundert zur Behandlung von Tollwut nach Europa gebracht. Heute nimmt man Helmkraut hauptsächlich als entspannendes Beruhigungsmittel bei Stress und Ängsten; in der Vergangenheit wurde es allerdings auch bei Gelbsucht, Infektionen der Harnwege, Blutungen und bei drohenden Fehlgeburten eingesetzt.

Medizinisches Sammelgut: oberirdische Teile
Wirkung: entspannend, nervenstärkend, krampflösend, verdauungsfördernd
Zubereitung: Aufguss, Tinktur, Kapseln

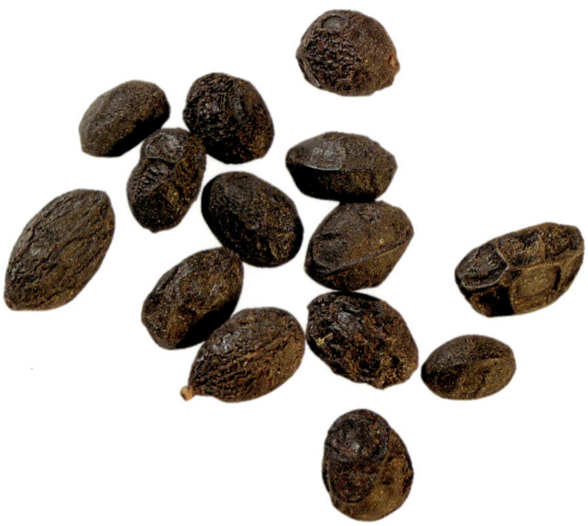

Sägepalme *Serenoa repens*

Die Beeren der Sägepalme stammen aus den südöstlichen Staaten der USA, wo sie wegen ihrer tonisierenden Wirkung sowie als kräftigendes Mittel bei Schwäche und zur Behandlung von Blasenentzündung und Prostatabeschwerden geschätzt wurden. Neue Untersuchungen ergaben, dass die Pflanze die Umwandlung des männlichen Hormons Testosteron in Dihydrotestosteron verhindert, von dem man annimmt, dass es für die krankhafte Vergrößerung der Prostata verantwortlich ist.

Medizinisches Sammelgut: Beeren
Wirkung: tonisierend, harntreibend, beruhigend, antiseptisch für die Harnwege, stimulierend für das endokrine System, hormonell
Zubereitung: Absud, Tinktur, Kapseln

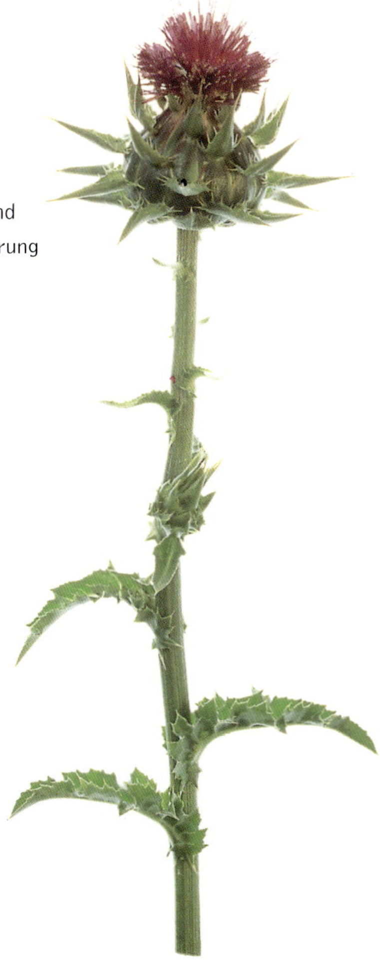

Mariendistel *Silybum marianum*

Die Mariendistel gilt heutzutage als vorbeugendes Mittel für die Leber (Leberbeschwerden, Seite 124). Sie enthält die Substanz Silybin, die nachweisbar verhindert, dass Giftstoffe die Leber angreifen. Außerdem wurde Silybin erfolgreich bei Leberzirrhose und Hepatitis eingesetzt. Früher verwendete man die Pflanze zur Steigerung des Milchflusses bei stillenden Frauen.

Medizinisches Sammelgut: Samen

Wirkung: verdauungsfördernd, leberschützend, gallenwirksam, milchtreibend, antidepressiv, antiviral

Zubereitung: Aufguss, Tinktur, Kapseln

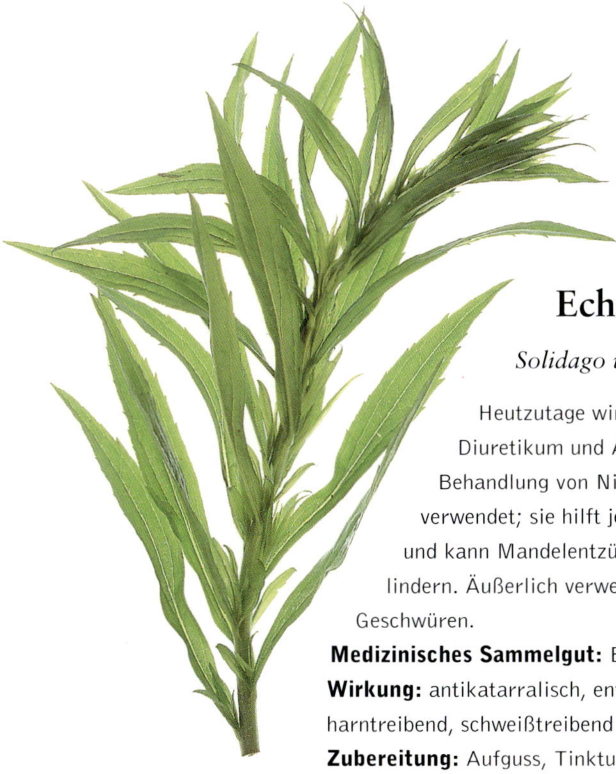

Echte Goldrute

Solidago vigaurea

Heutzutage wird Goldrute überwiegend als Diuretikum und Antiseptikum der Harnwege zur Behandlung von Nieren- und Blasenbeschwerden verwendet; sie hilft jedoch auch bei Katarr und Husten und kann Mandelentzündung und Halsschmerzen lindern. Äußerlich verwendet man sie bei Wunden und Geschwüren.

Medizinisches Sammelgut: Blätter, Blüten

Wirkung: antikatarralisch, entzündungshemmend, antiseptisch, harntreibend, schweißtreibend

Zubereitung: Aufguss, Tinktur, Kompresse, Gurgelmittel

Heil-Ziest *Stachys officinalis*

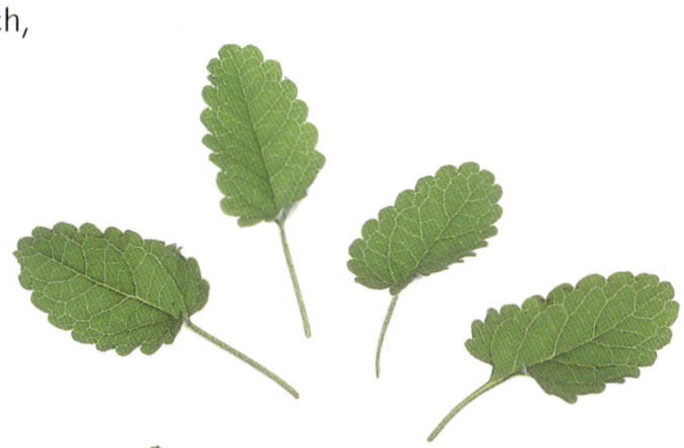

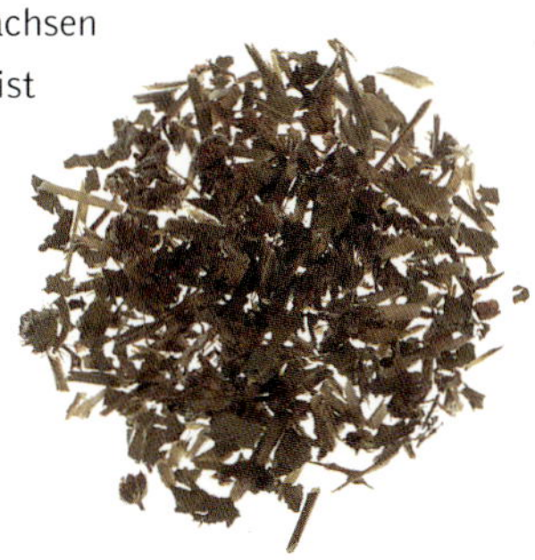

Der Heil-Ziest wird seit dem Altertum als Heilpflanze geschätzt und die Angelsachsen kannten über 29 verschiedene medizinische Verwendungen, doch in letzter Zeit ist die Pflanze etwas aus der Mode gekommen. Sie ist allerdings ein ausgezeichnetes Mittel bei Kopfschmerzen und nervösen Magenbeschwerden; sie eignet sich bei Leber- und Atemwegsbeschwerden und ergibt einen wohl schmeckenden Tee für jeden Tag.

Medizinisches Sammelgut: oberirdische Teile

Wirkung: beruhigend, verdauungsfördernd, nervenstärkend, durchblutungsfördernd insbesondere im Gehirn, adstringierend

Zubereitung: Aufguss, Tinktur, Umschlag, Mundspülung und Gurgelmittel, Wein

Vorsicht: In der Schwangerschaft vermeiden.

Vogelmiere *Stellaria media*

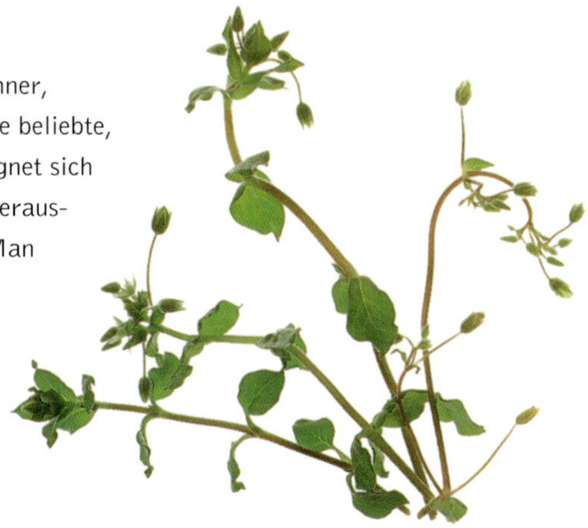

Wie der Name andeutet, wurde Vogelmiere früher an Vögel, insbesondere Hühner, verfüttert. Vogelmiere ist ein verbreitetes Gartenunkraut, ergibt aber auch eine beliebte, beruhigende Creme bei juckendem Hautausschlag und Ekzemen. Außerdem eignet sich die Pflanze zur Erstversorgung von Verbrennungen, Verbrühungen und zum Herausziehen von Splittern. Früher galt Vogelmiere als wichtige Vitamin-C-Quelle. Man gab die Zweige an Salate oder kochte sie als Gemüse.

Medizinisches Sammelgut: oberirdische Teile

Wirkung: adstringierend, antirheumatisch, wundheilend, reizlindernd

Zubereitung: Tinktur, Aufguss, Infusionsöl, Creme, Salbe

Gemeiner Beinwell *Symphytum officinale*

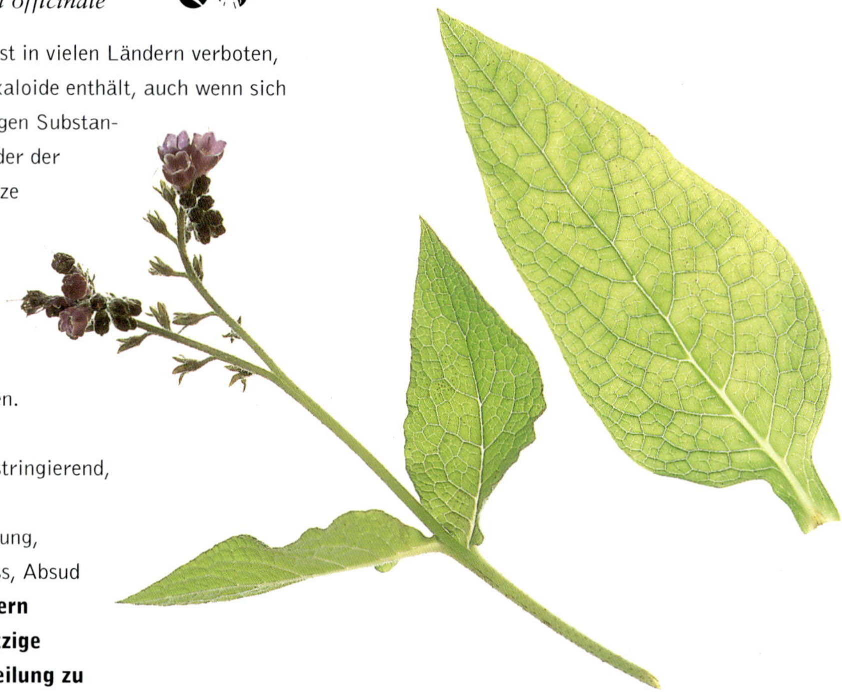

Die therapeutische Verwendung von Beinwell ist in vielen Ländern verboten, weil die Pflanze karzinogene Pyrrolizindin-Alkaloide enthält, auch wenn sich darüber streiten ließe, welche Mengen an giftigen Substanzen sich tatsächlich in der Tinktur, dem Tee oder der Salbe befinden. Trotzdem sollte man die Pflanze vorsichtshalber zu Hause nur äußerlich anwenden. Sie eignet sich ausgezeichnet bei Prellungen, Zerrungen und sogar bei Knochenbrüchen. In der Kräuterheilkunde verwendet man sie innerlich bei Husten, Magengeschwüren und Verdauungsbeschwerden.

Medizinisches Sammelgut: Wurzel, Blätter

Wirkung: fördernd für die Zellwucherung, adstringierend, reizlindernd, wundheilend, auswurflösend

Zubereitung: Salbe, Infusionsöl, Creme, Spülung, Kompresse, Kräuterumschlag, Tinktur, Aufguss, Absud

Vorsicht: Die Einnahme ist in einigen Ländern gesetzlich eingeschränkt. Nicht auf schmutzige Wunden auftragen, da die beschleunigte Heilung zu Abszessen führen kann.

Gewürznelke *Syzygium aromaticum*

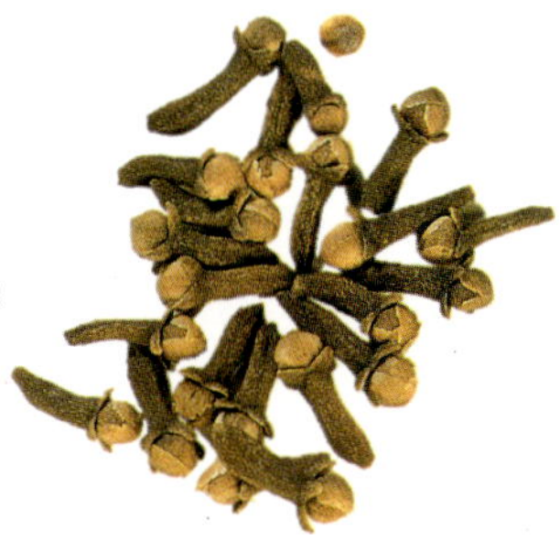

Gewürznelken sind ein bekanntes Küchengewürz; gleichzeitig fördern sie die Verdauung, indem sie Übelkeit und Verdauungsbeschwerden lindern. Sie wirken bei Erkältungen wärmend. Das Öl eignet sich ausgezeichnet bei akuten Zahnschmerzen und kann auch Insektenbisse lindern. In der Traditionellen Chinesischen Medizin gelten Nelken als gutes Tonikum für Nieren und Fortpflanzungsorgane.

Medizinisches Sammelgut: Blütenknospen, ätherisches Öl

Wirkung: antiseptisch, karminativ, örtlich leicht betäubend, wärmend, schmerzlindernd, brechreizlindernd, Parasiten bekämpfend

Zubereitung: Einreibemittel, Lotion, Tinktur, Aufguss

Mutterkraut *Tanacetum parthenium*

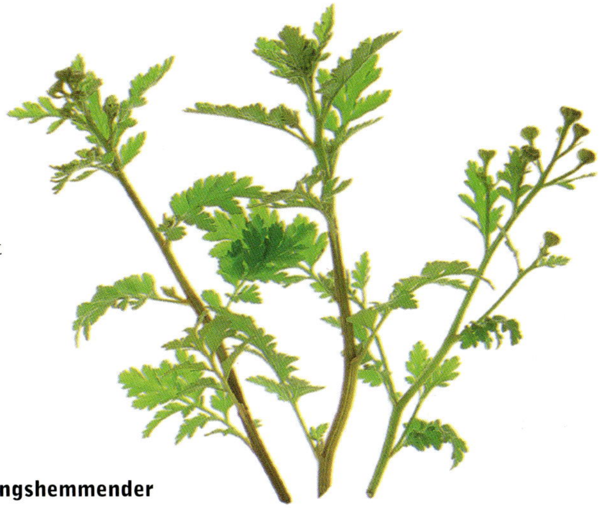

Mutterkraut zählt zu den beliebtesten Kräutern bei der Behandlung von Migräne (Kopfschmerzen und Migräne Seite 134). Seit den 1970er Jahren wurde die Pflanze genau untersucht und ihre Wirksamkeit konnte in zahlreichen klinischen Studien belegt werden. Mutterkraut ist außerdem eine beliebte Heilpflanze zur Behandlung von Arthritis (Seite 131) und Rheuma. Außerdem kann Mutterkraut Menstruationsschmerzen lindern und leichtes Fieber senken.

Medizinisches Sammelgut: oberirdische Teile

Wirkung: entzündungshemmend, gefäßerweiternd, beruhigend, verdauungsfördernd, menstruationsfördernd, Würmer bekämpfend

Zubereitung: Aufguss, Tinktur, Kräuterumschlag, frische Blätter, Kapseln/Tabletten.

Vorsicht: Nicht verwenden bei gleichzeitiger Einnahme gerinnungshemmender Medikamente. Die Einnahme beenden, wenn Nebenwirkungen, meist wunde Stellen im Mund, auftreten. Nicht in der Schwangerschaft einnehmen.

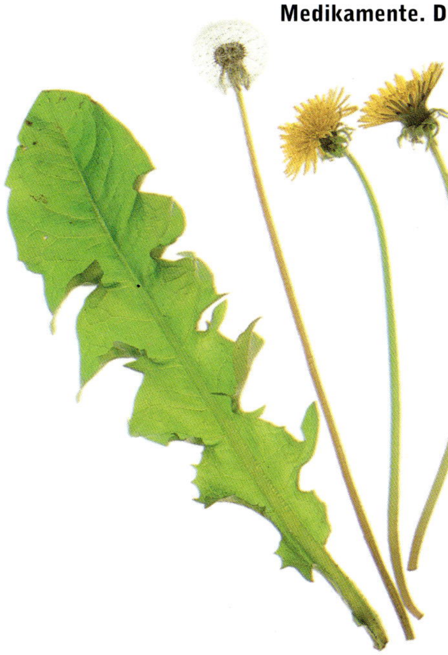

Löwenzahn *Taraxacum officinale*

Löwenzahn zählt zu den neueren Kräutern der westlichen Kräuterheilkunde. Die Pflanze wurde erstmals im 15. Jahrhundert erwähnt. Sie ist ein starkes Diuretikum und wird bei Wasseransammlung (Seite 111) und Beschwerden der Harnwege eingesetzt. Die Wurzel reinigt die Leber und ist gleichzeitig ein leichtes Abführmittel (Verstopfung, Seite 120). Löwenzahn wird auch häufig bei chronischen Hautbeschwerden und Arthritis verwendet.

Medizinisches Sammelgut: Blätter, Wurzel

Wirkung: *Blätter:* harntreibend, leberkräftigend, verdauungsfördernd; *Wurzel:* leberstärkend, gallenwirksam, harntreibend, abführend, antirheumatisch

Zubereitung: Aufguss, Absud, Tinktur, Saft, Kapseln

Thymian *Thymus vulgaris*

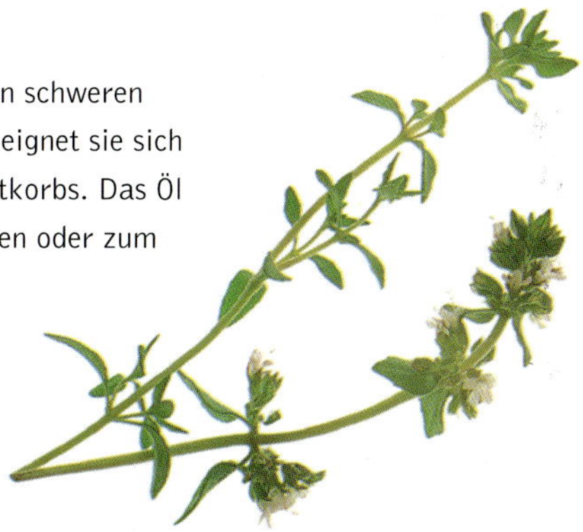

Wie viele andere Küchenkräuter unterstützt Thymian die Verdauung, insbesondere von schweren Speisen. Die Pflanze wirkt stark antiseptisch und ist ein gutes Expektorans. Dadurch eignet sie sich ausgezeichnet zum Lösen von Schleim und zur Bekämpfung von Infektionen des Brustkorbs. Das Öl wirkt stimulierend und tonisierend und kann zur Entspannung in Wannenbäder gegeben oder zum Einreiben schmerzender Muskeln und steifer Gelenke verwendet werden.

Medizinisches Sammelgut: oberirdische Teile, ätherisches Öl

Wirkung: antiseptisch, auswurflösend, krampflösend, adstringierend, keimtötend, harntreibend, hustenlindernd, wundheilend, lokal durchblutungssfördernd

Zubereitung: Aufguss, Tinktur, Gurgelmittel und Mundspülung, Sirup, Einreibemittel, Wannenbad

Vorsicht: Das ätherische Öl nicht in der Schwangerschaft verwenden.

Winter-Linde *Tilia cordata*

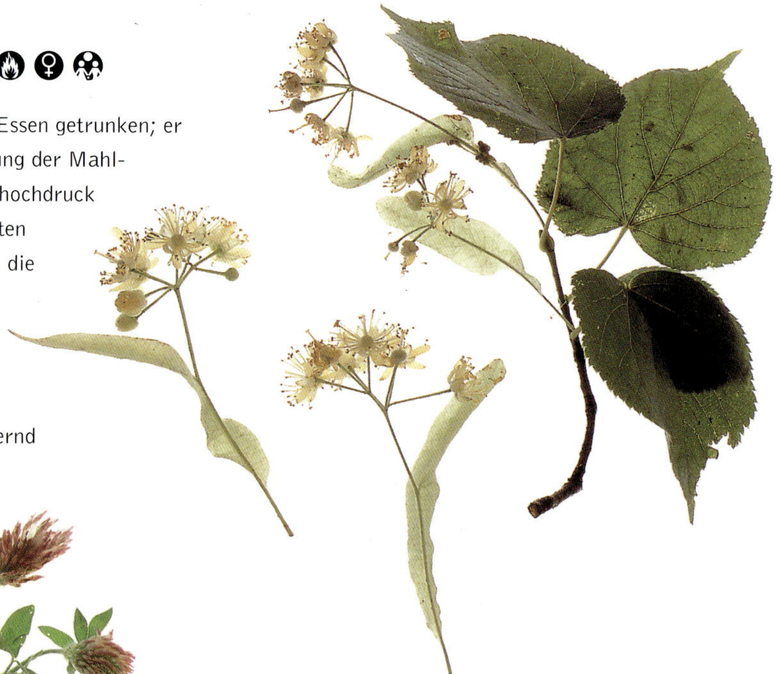

Lindenblütentee wird in Frankreich gern nach dem Essen getrunken; er fördert die Entspannung und verbessert die Verdauung der Mahlzeit. Die Pflanze beruhigt die Nerven und kann Bluthochdruck senken (Seite 90). Außerdem bekämpfen Lindenblüten offensichtlich Fettablagerungen in den Blutgefäßen, die zu Arteriosklerose führen können (Seite 89).

Medizinisches Sammelgut: Blüten

Wirkung: krampflösend, schweißtreibend, harntreibend, beruhigend, gerinnungshemmend, stimulierend für das Immunsystem, verdauungsfördernd

Zubereitung: Aufguss, Tinktur

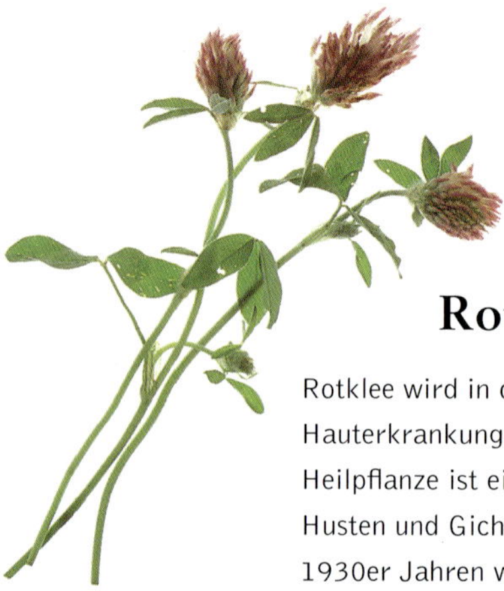

Rotklee *Trifolium pratense*

Rotklee wird in der Kräuterheilkunde hauptsächlich zur Reinigung der Haut bei Hauterkrankungen wie Schuppenflechte (Seite 143) und Ekzemen verwendet. Die Heilpflanze ist ein nützliches Expektorans und Diuretikum und hilft bei trockenem Husten und Gicht. Die frischen Blüten lindern Insektenstiche und -bisse. In den 1930er Jahren wurde Rotklee in der Krebstherapie eingesetzt und auch heutzutage verwendet man ihn noch bei Brust- und Hautkrebs.

Medizinisches Sammelgut: Blüten

Wirkung: reinigend, krampflösend, harntreibend, möglicherweise östrogene Wirkung

Zubereitung: Tinktur, Kompresse, Salbe, Aufguss, Sirup, Dusche, frische Blüten

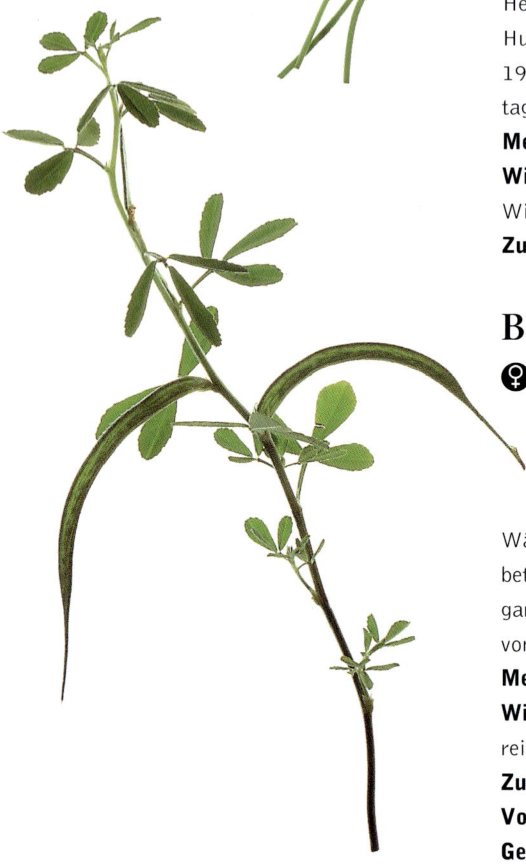

Bockshornklee *Trigonella foenum-graecum*

Das kräftige Aroma von Bockshornklee ist aus der Küche Indiens bekannt, und das Kraut verleiht Currys, Pickles und Beilagen einen würzigen Geschmack. In der Kräuterheilkunde werden die Samen hauptsächlich zum Wärmen von Magen und Nieren verwendet; außerdem können sie bei Altersdiabetes (Seite 139) helfen und den Blutzuckerspiegel senken. In Ägypten wird die ganze getrocknete Pflanze als Tee bei krampfartigen Bauchschmerzen aufgrund von Verdauungs- und Menstruationsbeschwerden eingesetzt.

Medizinisches Sammelgut: Samen, ganze Pflanze

Wirkung: entzündungshemmend, verdauungsfördernd, milchbildend, lokal reizlindernd, stimulierend für die Gebärmutter, blutzuckersenkend

Zubereitung: Absud, Aufguss, Tinktur, Kapseln, Kräuterumschläge

Vorsicht: Nicht in der Schwangerschaft verwenden, da Bockshornklee die Gebärmutter stimuliert. Bei insulinabhängiger Diabetes sollte das Kraut nur nach Konsultation eines Arztes eingenommen werden.

Damiana *Turnera diffusa* var. *aphrodisiaca*

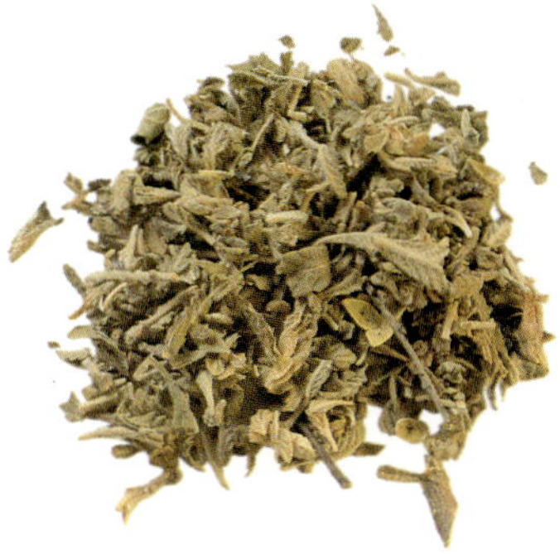

Damiana ist ein beliebtes Aphrodisiakum aus Mittelamerika. Die Pflanze wirkt außerdem als Tonikum des Nervensystems und als Antidepressivum, stimuliert aber gleichzeitig die Verdauung und die Harnwege. Obwohl Damiana aufgrund der dem Testosteron ähnlichen Wirkung hauptsächlich als kräftiges Aphrodisiakum für Männer gilt, kann die Pflanze ebenfalls bei verschiedenen Menstruationsbeschwerden helfen.

Medizinisches Sammelgut: Blätter

Wirkung: stimulierend, tonisierend, antidepressiv, abführend, harntreibend, aphrodisiatisch

Zubereitung: Aufguss, Tinktur, Kapseln, Tabletten

Rotulme *Ulmus rubra*

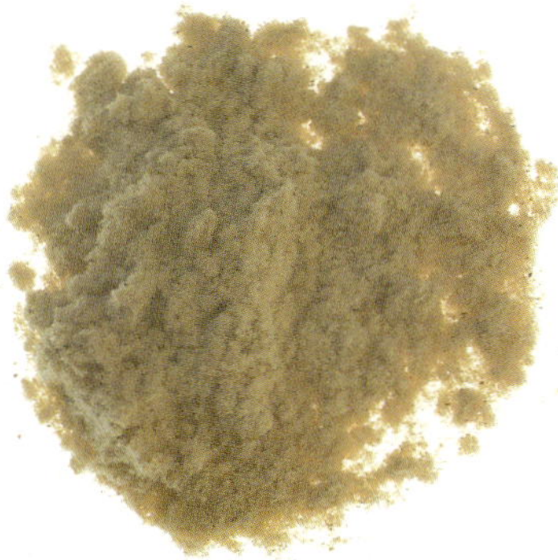

Die Rotulme ist ein stark schleimiges Kraut, das hauptsächlich zum Schutz des Magens genommen wird und vor Magenschleimhautentzündung (Seite 120), Sodbrennen (Seite 121) und Geschwürbildung schützt. Äußerlich ergibt Rotbuche eine wirksame Salbe bei Splitterverletzungen (Seite 147) und Eiterbeulen und kann Wunden und Verbrennungen beruhigen.

Medizinisches Sammelgut: innere Rinde

Wirkung: reizlindernd, hautglättend, abführend, nahrhaft, hustenlindernd

Zubereitung: Kapseln, Paste, Salbe, Kräuterumschlag, Pulver (Suppe)

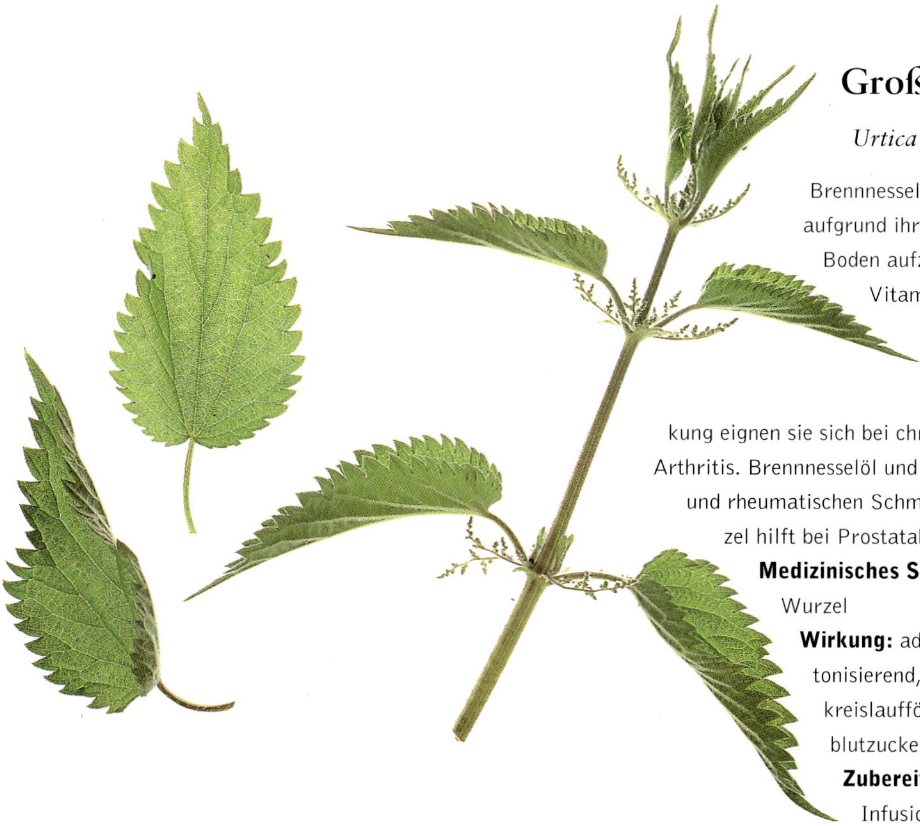

Große Brennnessel

Urtica dioica

Brennnesseln sind ein wirkungsvolles Tonikum aufgrund ihrer Fähigkeit, Nährstoffe aus dem Boden aufzunehmen und Mineralstoffe und Vitamine in den Blättern zu speichern. Sie sind ein ideales Frühjahrstonikum zur Reinigung des Körpers. Aufgrund dieser reinigenden Wirkung eignen sie sich bei chronischen Hautbeschwerden und Arthritis. Brennnesselöl und -salbe können bei Hautbeschwerden und rheumatischen Schmerzen aufgetragen werden. Die Wurzel hilft bei Prostatabeschwerden (Seite 108).

Medizinisches Sammelgut: oberirdische Teile, Wurzel

Wirkung: adstringierend, harntreibend, tonisierend, nahrhaft, blutungsstillend, kreislauffördernd, milchbildend, blutzuckersenkend, Vitamin-C-Quelle

Zubereitung: Aufguss, Tinktur, Salbe, Infusionsöl, Kapseln, Absud

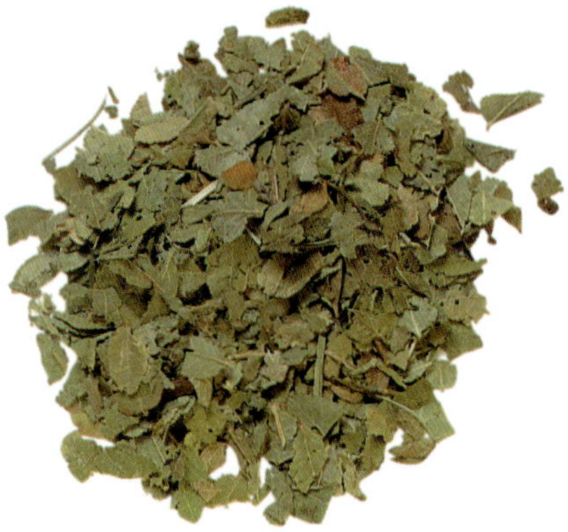

Heidelbeere *Vaccinium myrtillus*

Die Früchte sind reich an Vitamin C. Sie können gegen Durchfall gegessen werden; in großen Mengen sind sie allerdings ein wohlschmeckendes Mittel gegen Verstopfung. Die Früchte werden auch in Salben bei Hämorrhoiden, Verbrennungen und Hautbeschwerden verwendet. Die Blätter können den Blutzuckerspiegel senken und die Insulinproduktion anregen.

Medizinisches Sammelgut: Blätter, Früchte

Wirkung: adstringierend, blutzuckersenkend, tonisierend, antiseptisch, brechreizlindernd

Zubereitung: Aufguss, Salbe, Tinktur

Vorsicht: Bei insulinabhängiger Diabetes sollten die Blätter nur nach Konsultation eines Arztes verwendet werden.

Kronsbeere *Vaccinium macrocarpon*

Neuere Untersuchungen ergaben, dass der Saft von Krons- bzw. Preiselbeeren eine Wirkung auf die Bakterien der Harnwege hat, weshalb er bei Infektionen der Harnwege und Blasenentzündung (siehe Seite 108) empfohlen wird. Die Beeren sind reich an Vitamin C.

Medizinisches Sammelgut: Beeren

Wirkung: Vitamin-C-Quelle, antiseptisch für die Harnwege, harntreibend

Zubereitung: Saft, frische Früchte

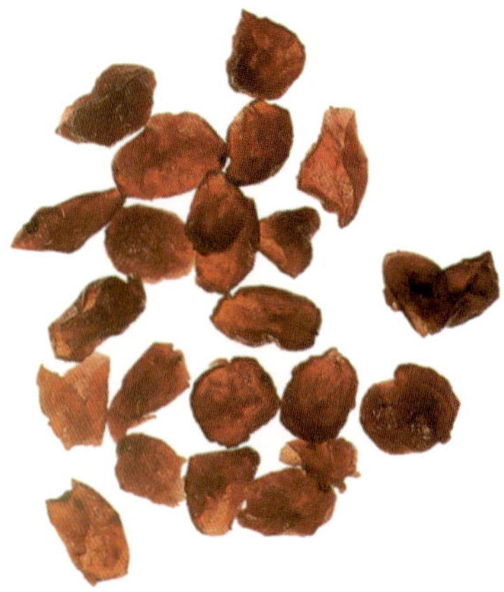

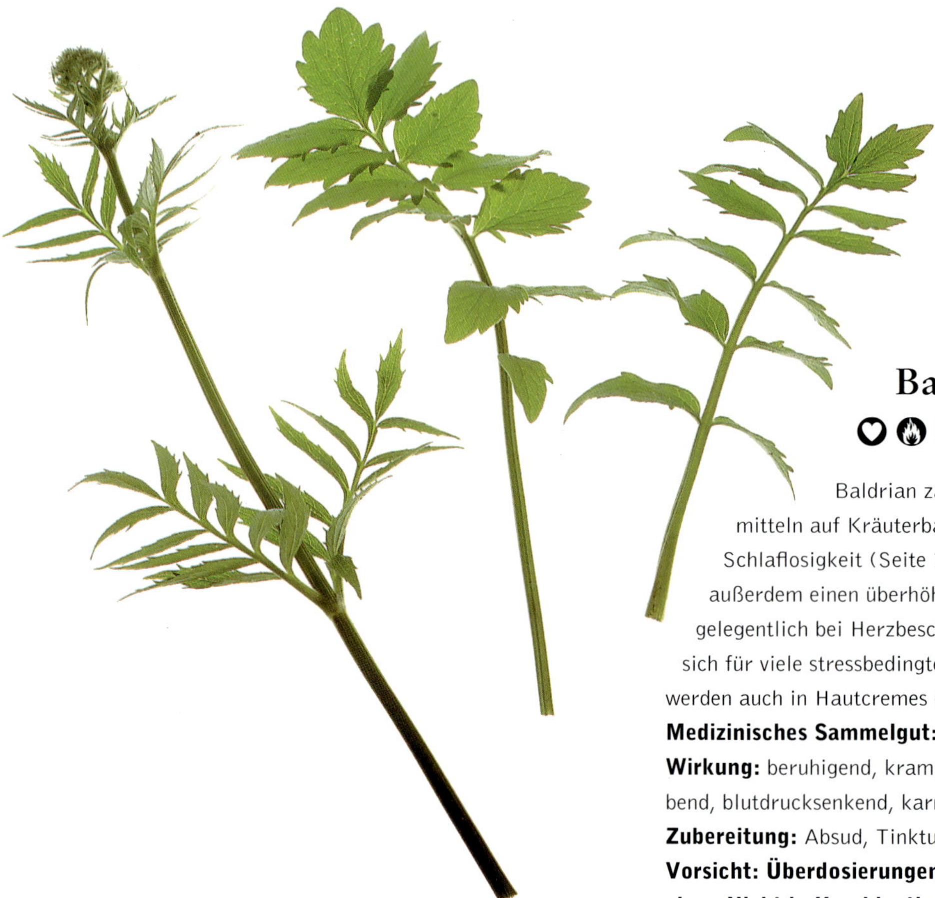

Baldrian *Valeriana officinalis*

Baldrian zählt zu den beliebtesten Beruhigungsmitteln auf Kräuterbasis, das man bei Angstzuständen und Schlaflosigkeit (Seite 104) verwendet. Baldrian senkt außerdem einen überhöhten Blutdruck (Seite 90) und wird gelegentlich bei Herzbeschwerden empfohlen. Baldrian eignet sich für viele stressbedingte Beschwerden. Baldrian-Extrakte werden auch in Hautcremes gegen Ekzeme verwendet.

Medizinisches Sammelgut: Wurzel und Rhizom

Wirkung: beruhigend, krampflösend, auswurflösend, harntreibend, blutdrucksenkend, karminativ, leicht schmerzlindernd

Zubereitung: Absud, Tinktur, Tabletten/Kapseln

Vorsicht: Überdosierungen können Kopfschmerzen verursachen. Nicht in Kombination mit Schlaftabletten nehmen.

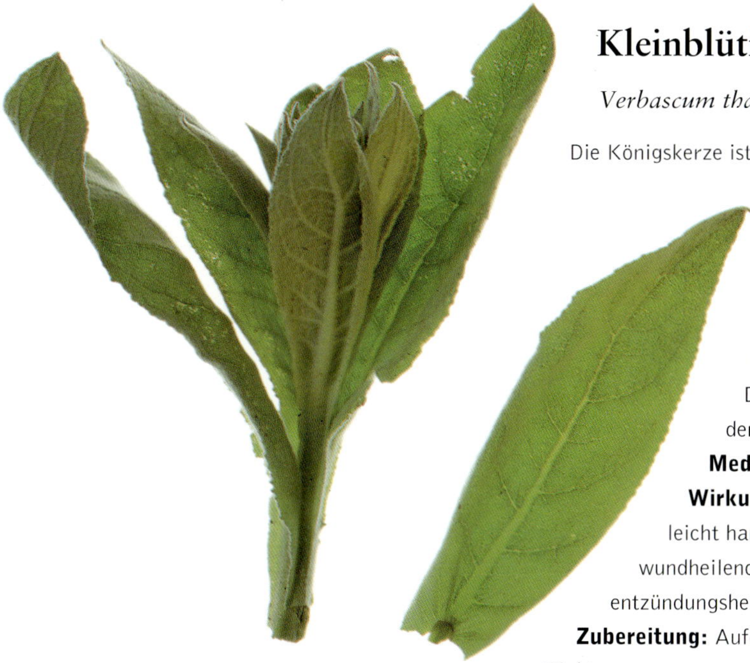

Kleinblütige Königskerze

Verbascum thapsus

Die Königskerze ist eine hohe zweijährige Pflanze mit gelben Blüten; die Blätter sind mit einem dicken Flaum überzogen. Königskerze wird hauptsächlich zur Beruhigung in Hustensirup verwendet. Das Infusionsöl, das aus den Blüten gewonnen wird, ist hilfreich bei Ohrenschmerzen, Wunden, Eiterbeulen und Kältetaubheit sowie Hämorrhoiden. Die langen Stängel wurden früher als Dochte für Kerzen verwendet, worauf vermutlich auch der Name zurückgeht.

Medizinisches Sammelgut: Blüten, Blätter

Wirkung: auswurflösend, reizlindernd, leicht harntreibend, beruhigend, wundheilend, adstringierend, entzündungshemmend

Zubereitung: Aufguss, Infusionsöl, Tinktur

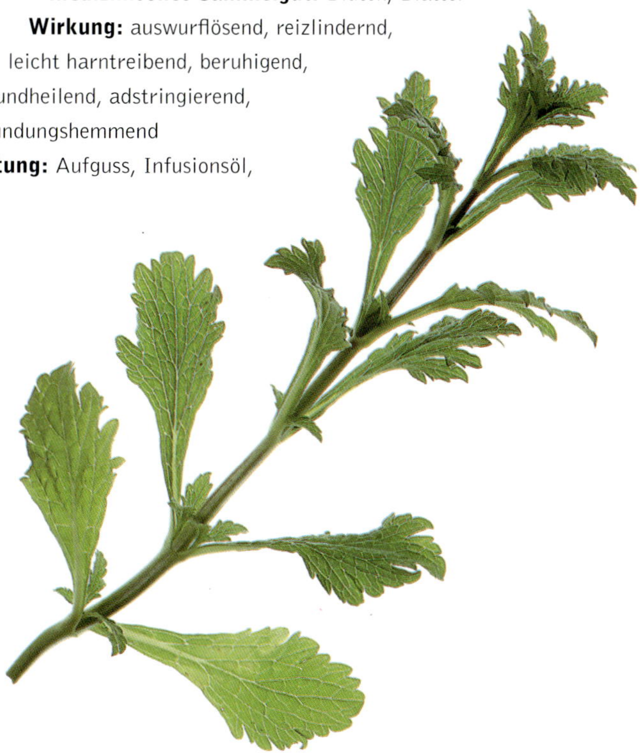

Eisenkraut *Verbena officinalis*

Eisenkraut war sowohl bei den Römern als auch bei den Druiden eine heilige Pflanze, die bis weit in das 17. Jahrhundert mit Magie und Wahrsagerei verbunden wurde. Heute schätzt man Eisenkraut als nützliches Nerven- und Lebertonikum. Die Pflanze regt die Verdauung an und ergibt ein ausgezeichnetes Tonikum während der Genesung und bei Schwächezuständen. Äußerlich kann Eisenkraut die Schmerzen bei Neuralgie lindern.

Medizinisches Sammelgut: oberirdische Teile

Wirkung: entspannend, milchbildend, schweißtreibend, nervenstärkend, beruhigend, krampflösend, leberstärkend, abführend, stimulierend für die Gebärmutter, gallenwirksam

Zubereitung: Tinktur, Aufguss, Kräuterumschlag, Kompresse

Vorsicht: Nicht in der Schwangerschaft verwenden; man kann Eisenkraut aber während der Wehen nehmen, da es die Gebärmutterkontraktionen stimuliert.

Gemeiner Schneeball *Viburnum opulus*

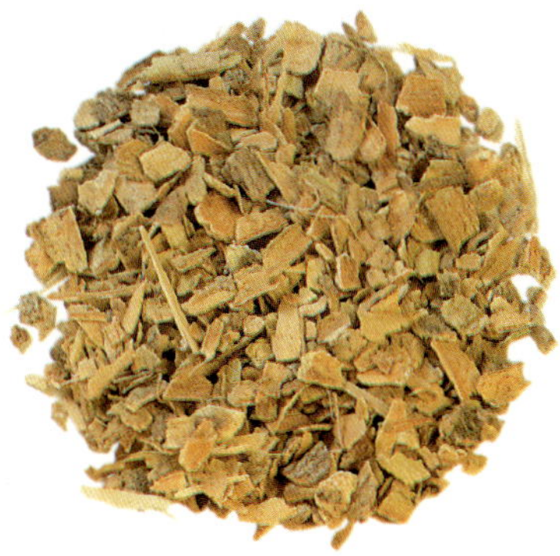

Die Rinde des Gemeinen Schneeballs ist ein wertvolles Relaxans für Muskeln und Nerven. Sie kann sowohl Muskelkrämpfe als auch Koliken lindern und ist hilfreich bei Verstopfung (Seite 120). Auch kann der Gemeine Schneeball Bluthochdruck (Seite 90) senken, indem er die Blutgefäße entspannt. Als Creme oder Lotion aufgetragen können Muskelkrämpfe gelindert werden.

Medizinisches Sammelgut: Rinde

Wirkung: krampflösend, beruhigend, adstringierend, muskelentspannend, nervenstärkend

Zubereitung: Absud, Tinktur, Lotion, Creme

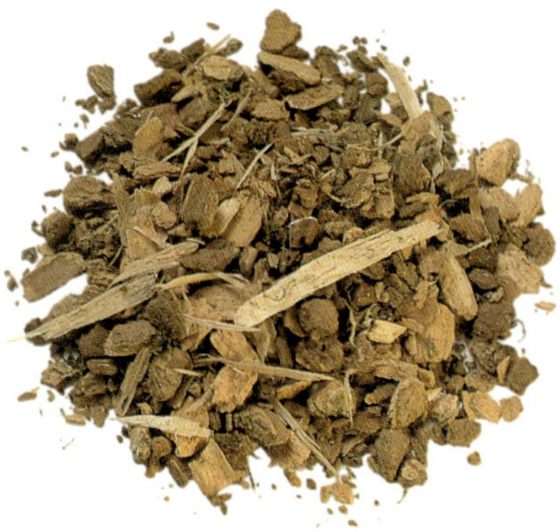

Amerikanischer Schneeball *Viburnum prunifolium*

Ebenso wie sein Verwandter, der Gemeine Schneeball (Seite 83), ist der Amerikanische Schneeball hauptsächlich ein Relaxans, das als Antispasmotikum krampfartige Schmerzen lindert und die Nerven beruhigt. Der Amerikanische Schneeball gilt als spezifisches Heilmittel für die Gebärmutter und lindert rasch Menstruationskrämpfe (Menstruationsschmerzen, Seite 111). In der Kräuterheilkunde wird die Pflanze auch bei einer drohenden Fehlgeburt und damit verbundenen Beschwerden eingesetzt (Seite 113).

Medizinisches Sammelgut: Wurzelrinde, Stängelrinde

Wirkung: krampflösend, beruhigend, adstringierend, beruhigend für die Gebärmutter, harntreibend, blutdrucksenkend

Zubereitung: Absud, Pulver, Tinktur

Acker-Stiefmütterchen *Viola tricolor*

Das Acker-Stiefmütterchen oder Acker-Veilchen ist eine verbreitete Gartenblume, die gegen Husten (Seite 96), Bronchitis und Keuchhusten wirkt und Hautentzündungen und Ekzeme (Seite 143) beruhigt. Die Pflanze ist reich an Flavonoiden (einschließlich Rutin) und kräftigt dadurch die Wände der Kapillargefäße. Mit einem Aufguss können Hautverletzungen, Windeldermatitis (Seite 149) und Milchschorf (Seite 150) ausgewaschen werden.

Medizinisches Sammelgut: oberirdische Teile

Wirkung: auswurflösend, entzündungshemmend, harntreibend, antirheumatisch, abführend, kräftigend für die Kapillargefäße

Zubereitung: Aufguss, Tinktur, Kräuterumschlag, Creme

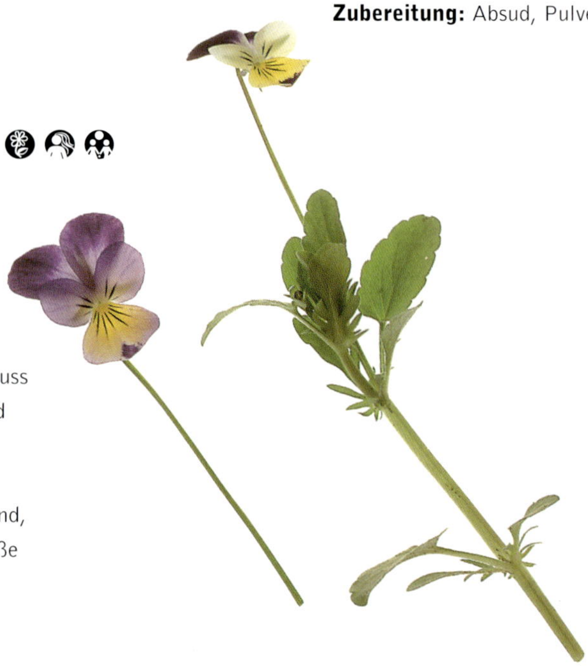

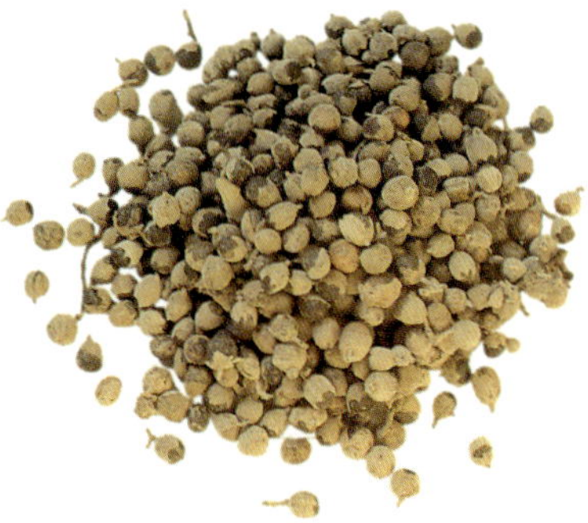

Mönchspfeffer *Vitex agnus-castus*

Der Name dieser Pflanze geht auf ihre Wirkung als männliches Anaphrodisiakum zurück. Im Mittelalter reduzierten Mönche damit ihre Libido. Aus demselben Grund bezeichnet man die Pflanze gelegentlich auch als »Keuschlamm«. Mönchspfeffer wirkt auf die Hirnanhangdrüse und steigert die Produktion weiblicher Sexualhormone, die für den Eisprung verantwortlich sind. Daher eignet sich die Pflanze ausgezeichnet bei unregelmäßigen Monatsblutungen und Wechseljahrbeschwerden.

Medizinisches Sammelgut: Beeren

Wirkung: stimulierend für die Hirnanhangdrüse, regulierend für die Hormone, tonisierend für die Fortpflanzungsorgane, milchtreibend, weibliches Aphrodisiakum, männliches Anaphrodisiakum

Zubereitung: Tabletten/Kapseln, Tinktur

Vorsicht: Überdosierungen können zu Hautkribbeln führen.

Withania (Ashwagandha)

Withania somnifera

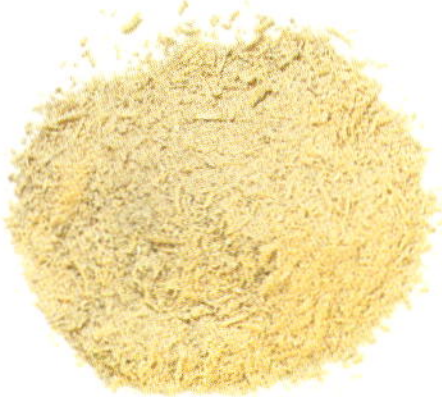

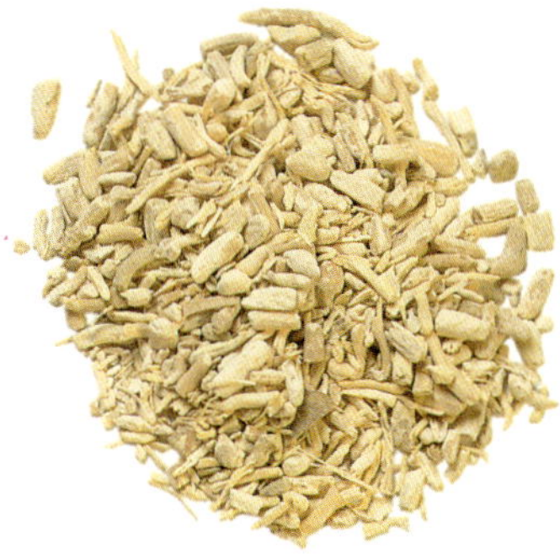

Withania oder auch Schlafbeere, die man auf Hindi als »Ashwagandha« bezeichnet, ist ein wichtiges ayurvedisches Tonikum, das die Vitalität steigert und den Geist reinigt. Im Westen wird Withania hauptsächlich als Tonikum für ältere Menschen und gegen Schwächezustände aufgrund von Überarbeitung und chronischem Stress verwendet. In Indien nimmt man Withania auch als Tonikum in der Schwangerschaft.

Medizinisches Sammelgut: Wurzel

Wirkung: tonisierend, beruhigend, stresslindernd

Zubereitung: Absud, Kapseln/Tabletten, Pulver, Tinktur

Mais *Zea mays*

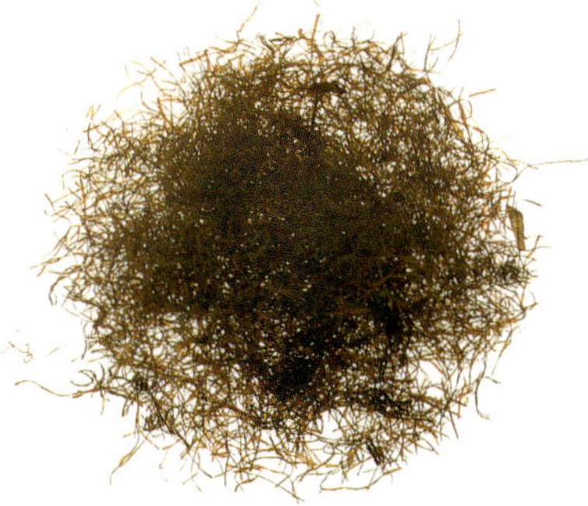

Man verwendet die langen, fadenförmigen Griffel des Mais, die getrocknet werden und dann wie kräuselige rote Barthaare aussehen. Maisgriffel sind ein reizlinderndes Diuretikum, das man bei einer gereizten und entzündeten Blase und bei Beschwerden der Harnwege, einschließlich Prostatabeschwerden (Prostatavergrößerung, Seite 108) einsetzt. Maisgriffel können auch bei bettnässenden Kindern (Seite 151) nützlich sein, wenn das Bettnässen auf eine Reizung der Blase zurückgeht.

Medizinisches Sammelgut: Griffel

Wirkung: harntreibend, beruhigend für die Harnwege, leicht gallenwirksam

Zubereitung: Aufguss, Tinktur, Kapseln/Tabletten

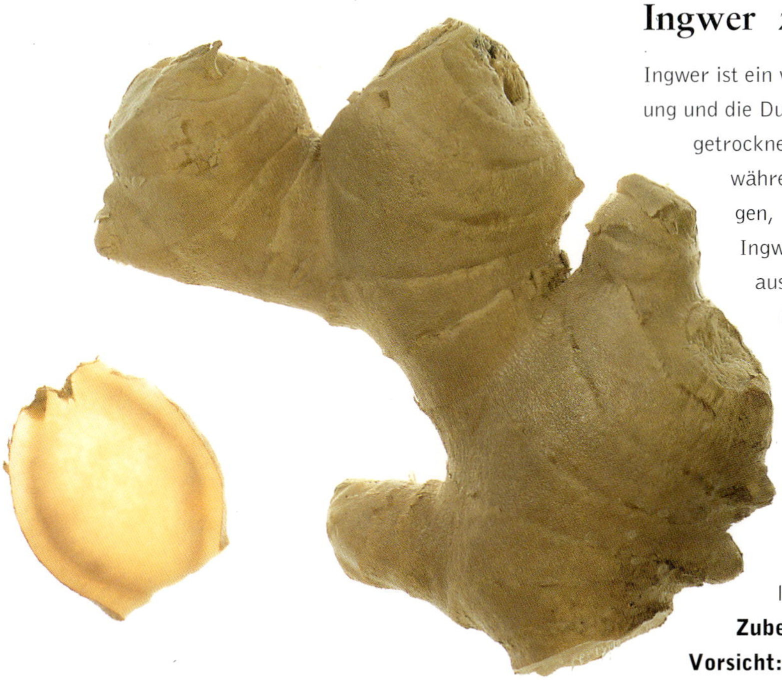

Ingwer *Zingiber officinale*

Ingwer ist ein wertvolles wärmendes Heilmittel, das die Verdauung und die Durchblutung stimuliert. In China verwendet man die getrocknete Wurzel bei Bauchschmerzen und Durchfall, während man die frische Wurzel bei fiebrigen Erkältungen, Husten und Erbrechen (Seite 122) einsetzt. Da Ingwer Übelkeit (Seite 122) lindert, eignet er sich ausgezeichnet bei Reisekrankheit (Seite 152); auch konnten klinische Studien seine Wirkung bei ausgeprägter morgendlicher Übelkeit während der Schwangerschaft (Seite 116) nachweisen.

Medizinisches Sammelgut: Rhizom, ätherisches Öl

Wirkung: kreislauffördernd, gefäßerweiternd, schweißtreibend, auswurflösend, brechreizlindernd, krampflösend, karminativ, antiseptisch, lokal durchblutungsfördernd

Zubereitung: Absud, Tinktur, Kapseln, Einreibemittel

Vorsicht: Bei Magengeschwüren hohe Dosierungen vermeiden.

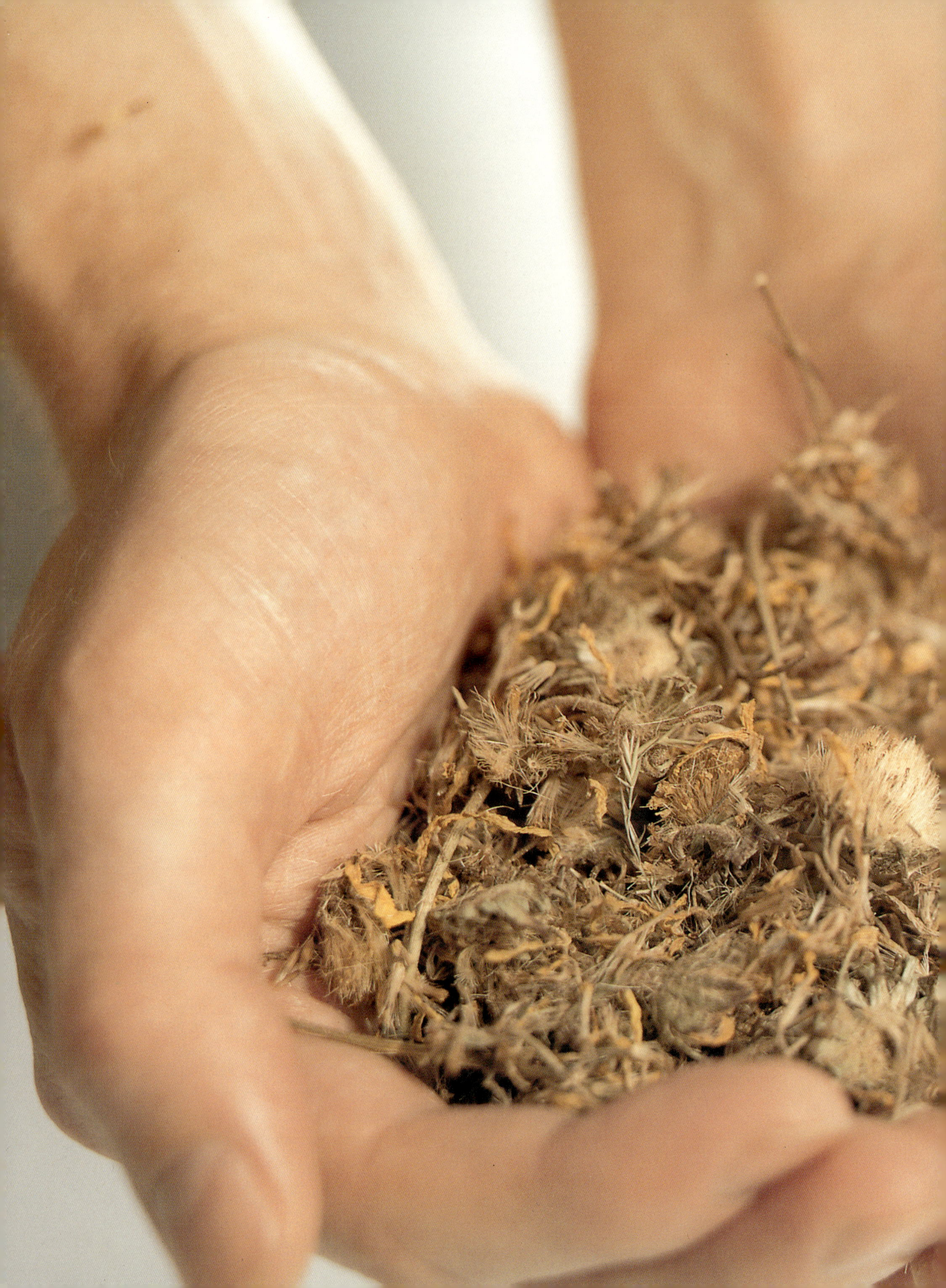

Beschwerden lindern und heilen

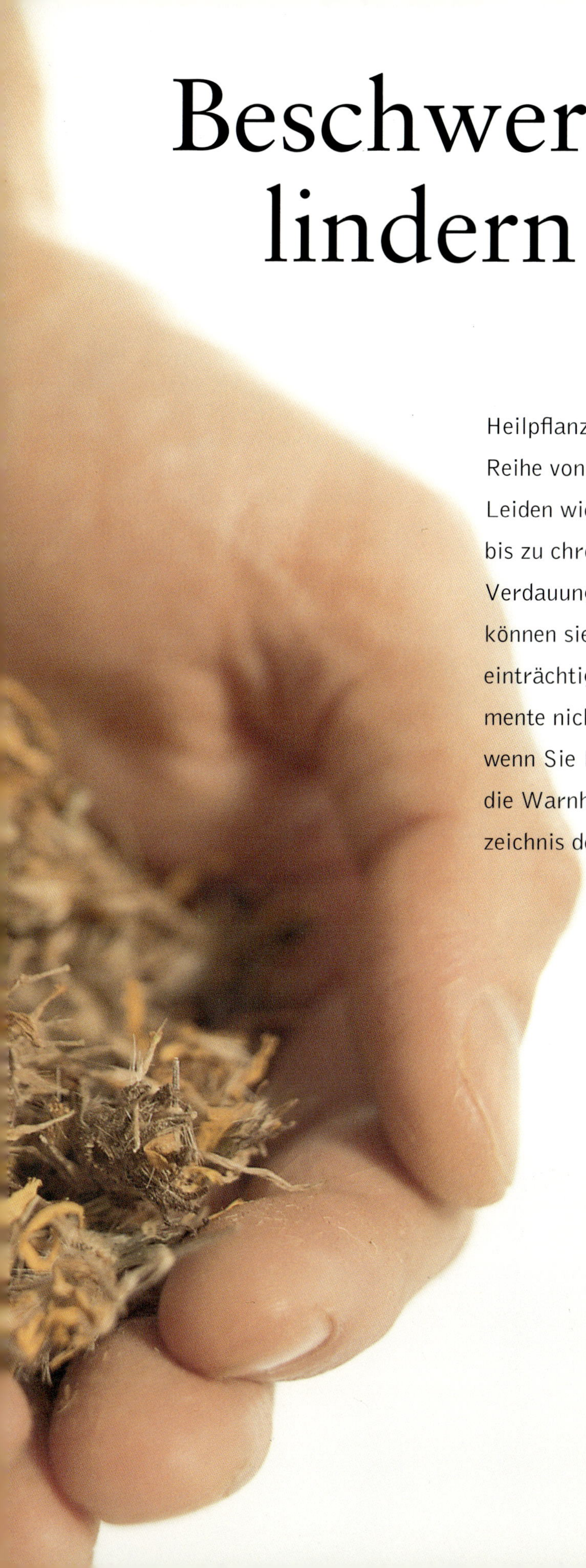

Heilpflanzen kann man zu Hause problemlos gegen eine Reihe von Beschwerden einsetzen – von vorübergehenden Leiden wie Erkältung oder Menstruationsbeschwerden bis zu chronischen Leiden wie Arthritis und reizbarem Verdauungstrakt. Auch bei ernsthafteren Erkrankungen können sie Linderung verschaffen, und in der Regel beeinträchtigen sie die Wirkung konventioneller Medikamente nicht. Informieren Sie aber immer Ihren Arzt, wenn Sie Kräuterwirkstoffe einnehmen, und beachten Sie die Warnhinweise zu den jeweiligen Heilpflanzen (Verzeichnis der Heilpflanzen sowie Seiten 5–7 und 116).

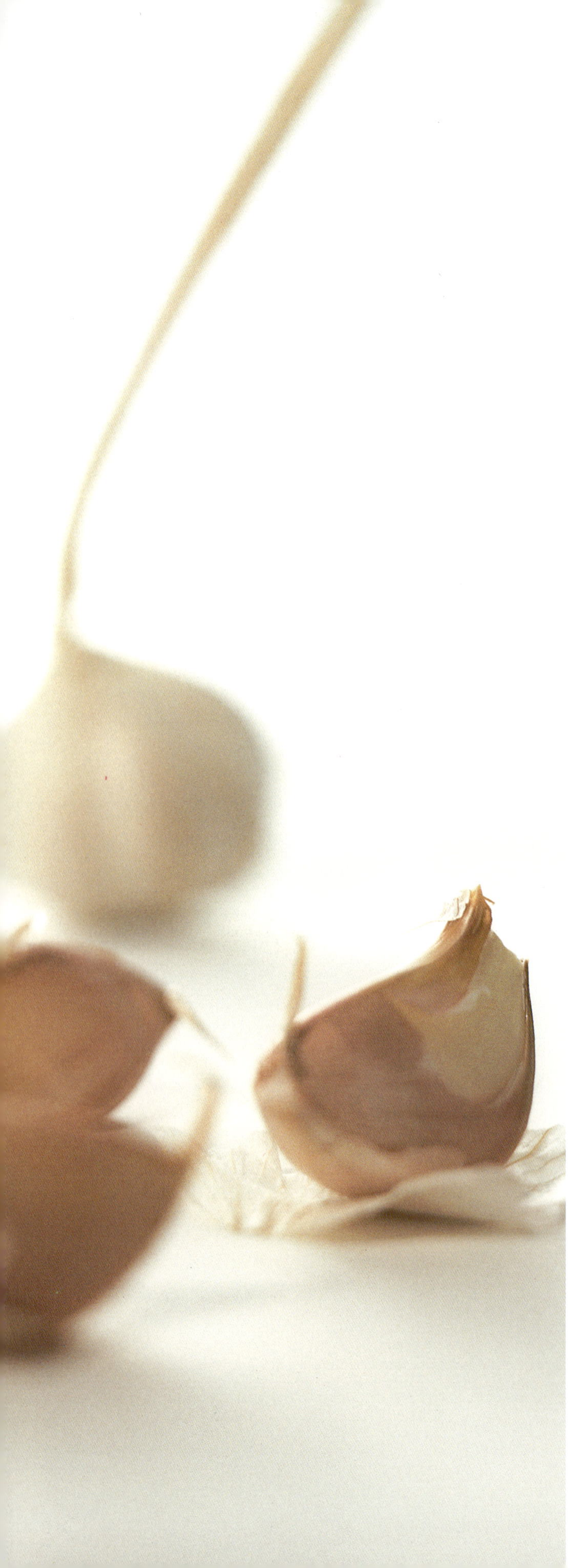

Herz und Kreislauf

Die steigende Anzahl von Herz-Kreislauf-Erkrankungen in den Industriestaaten ist bestens bekannt, und viele Menschen wissen um die Notwendigkeit von Entspannung, Bewegung und fettarmer Ernährung. Alte Heiltraditionen betrachten das Herz nicht als mechanische Pumpe, sondern als »Sitz der Seele«. Nach diesem Verständnis sind die modernen Herzkrankheiten ein Symptom der seelischen und geistigen Leere, die im Leben vieler Menschen herrscht. Wirkstoffe aus Knoblauch und Hafer können den Cholesterinspiegel im Blut senken, Eisenkraut und andere dagegen wirken ganzheitlich stärkend.

Arteriosklerose

Arteriosklerose nennt man eine Ansammlung von Fettablagerungen an den Innenwänden der Arterien, die mit zunehmendem Alter zur Verhärtung der Arterien führen. Arteriosklerose kann auch die Gefahr von Blutpfropfen oder Herzkrankheiten erhöhen, wenn die Herzkranzgefäße betroffen sind. Als Ursachen gelten starkes Rauchen, Alkoholgenuss, fetthaltige Ernährung, Umweltverschmutzung, Stress (Seite 101), emotionale Anspannung oder erblich bedingte Anfälligkeit. Lange Zeit machte man auch das Cholesterin für die Arteriosklerose verantwortlich, doch neuere Forschungsergebnisse geben Grund zum Zweifel. Haben sich die Fettablagerungen einmal gebildet, so lösen sie sich selten wieder. Gerade dann kommt es auf gesunde Ernährung und ein entspanntes Leben an, vor allem, wenn Herzkrankheiten aus der Familiengeschichte bekannt sind. Typische Symptome sind Durchblutungsstörungen (Seite 91), Kopfschmerzen, Schwindel, eventuell Schmerzen bei Anstrengung sowie Atemnot. Knoblauch erhöht die Fließfähigkeit des Blutes und senkt den Cholesterinspiegel, während Buchweizen und Ginkgo die Gefäße stärken.

Behandlung

- Verschiedene Kräuter können den Cholesterinspiegel senken und den Abbau von Fettablagerungen unterstützen. Als Präventivmaßnahme empfiehlt sich ein Aufguss aus Ringelblume, Lindenblüten und Weißdorn zu gleichen Anteilen. Vorbeugend 1–2 Tassen täglich trinken.

- Nehmen Sie Buchweizentabletten für die Rutin-Zufuhr, oder trinken Sie täglich 3 Tassen Buchweizen-Aufguss.

- Nehmen Sie täglich 1 g Knoblauch in Kapselform ein oder geben Sie pro Person mindestens eine Knoblauchzehe täglich ins Essen.

- Auch Ginkgo kann Kreislauf und Blutgefäße stärken. Nehmen Sie täglich 2 Kapseln à 200 mg.

- Ein Esslöffel Haferkleie täglich, über das Frühstücksmüsli oder das Gemüse gestreut, unterstützt die Senkung des Cholesterinspiegels.

Vorsicht: Neben diesen Hausmitteln sind bei Arteriosklerose ärztliche Beratung und Behandlung erforderlich.

Blutdruck-Probleme

Die Zirkulation des Blutes und die Arbeit des Herzens werden oft mit einfachen mechanischen Systemen verglichen. Eine Pumpe befördert das Blut durch »Rohre« in alle Körperteile. Es ist ein Grundgesetz der Physik, dass Druck und Volumen im Zusammenhang stehen: Ist zu viel Flüssigkeit da, steigt der Druck. Bei zu wenig Flüssigkeit fällt er. Wenn sich die Rohre verengen, treten ähnliche Druckveränderungen auf.

Der Blutdruck wird mit einem speziellen Messgerät kontrolliert, das den Druck beim Zusammenziehen (systolisch) und beim Entspannen des Herzens (diastolisch) misst. Die typischen Werte rangieren für einen jungen, gesunden Menschen bei etwa 120/80, während der Durchschnitt bei Menschen über 60 Jahren etwa 165/85 beträgt. Liegt der niedrigere (diastolische) Wert über 90 oder unter 65, ist eine ärztliche Untersuchung nötig. Kräuter wie Weißdorn oder Ju Hua empfehlen sich bei hohem Blutdruck, während Menschen mit niedrigem Blutdruck besser auf anregende Tonika ansprechen.

Wenden Sie sich an einen Arzt, wenn

- **Sie plötzlich heftige Schmerzen in der Brust spüren – dann ist eine Untersuchung dringend nötig. Oft ist nur eine Verdauungsstörung schuld, doch Vorsicht ist besser als Nachsicht.**

- **starkes Herzklopfen länger als ein paar Minuten anhält, häufig auftritt oder seine Frequenz erhöht.**

- **Sie schwindlig werden oder in Ohnmacht fallen, besonders beim Aufstehen oder Aufrichten aus einer gebückten Haltung.**

- **Krampfadern rot werden, anschwellen oder sich heiß anfühlen – dies kann ein Hinweis auf eine Thrombose sein. Weniger deutlich sind diese Beschwerden bei tief liegenden Krampfadern in den Beinen, die manchmal nur schmerzen und Hitze abstrahlen.**

Hoher Blutdruck

Die Hauptursachen für erhöhten Blutdruck sind Verdickung des Blutes, Arteriosklerose (Seite 89) oder Nierenerkrankungen. Allerdings lässt sich in 90 % aller Fälle keine genaue Ursache feststellen. Etwa jeder dritte Mensch über 60 leidet unter Bluthochdruck. Zu den Symptomen gehören Kopfschmerzen, Nasenbluten (Seite 98), Schwindel und Herzschmerzen.

Behandlung

- Bereiten Sie einen Aufguss aus Weißdorn, Ju Hua, Schafgarbe, Braunelle und Lindenblüten zu gleichen Teilen. Täglich bis zu 3 Tassen trinken.
- Geben Sie als angenehmen Geschmackszusatz einen Teelöffel Ju-Hua-Blüten zu normalem Tee.
- Nehmen Sie täglich 3-mal 20 Tropfen Schneeballrinde, Weißdorn und Herzgespann mit etwas Wasser ein.
- Wenn Stress der auslösende Faktor ist, nehmen Sie 3-mal täglich 10 Tropfen Baldriantinktur in etwas Wasser oder eine 200-mg-Kapsel.
- Entwässernde Wirkstoffe können hilfreich sein, wenn das Problem durch erhöhte Wasseransammlung entsteht. Trinken Sie täglich 2 oder 3 Tassen Löwenzahn- oder Petersilienaufguss.
- Nehmen Sie täglich bis zu 1 g Knoblauch in Kapselform zu sich.

Vorsicht: Sprechen Sie bei Bluthochdruck mit Ihrem Arzt und wenden Sie Kräuterpräparate nur in leichten Fällen an. Ersetzen Sie keine langfristige medikamentöse Therapie durch Heilpflanzen, ohne vorher mit Ihrem Arzt zu sprechen.

Niedriger Blutdruck

Anhaltend niedriger Blutdruck kann die Folge von Blutverlust, allgemeiner Schwäche oder Schock sein. Manche Menschen haben von Natur aus einen niedrigen Blutdruck und keinerlei Probleme damit – oft haben sie sogar eine überdurchschnittlich hohe Lebenserwartung. Wenn niedriger Blutdruck zum Problem wird, geht er meist mit Schwindel, Kopfschmerzen, Ohnmacht, Angstzuständen (Seite 101) oder Panikattacken (Seite 103) einher. Werte unter 110/65 gelten als niedrig.

Behandlung

- Anregende Kräuter können bei allgemeiner Schwäche hilfreich sein. Nehmen Sie täglich 600 mg Ginseng oder Damiana.
- Bereiten Sie einen Aufguss aus gleichen Teilen Heil-Ziest, Pfefferminze und Rosmarin mit einer Prise gemahlenem Cayennepfeffer. Trinken Sie davon 2–3 Tassen täglich.
- Essen Sie zum Frühstück häufig Hafergrütze. Auch andere kaliumhaltige Nahrungsmittel wie Bananen und Nüsse gleichen den Flüssigkeitshaushalt aus.
- Nehmen Sie Seetang- oder Multivitaminprodukte zur Nahrungsergänzung.

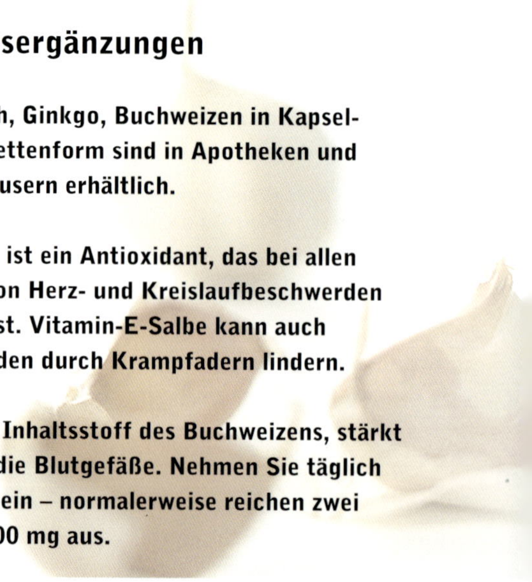

Nahrungsergänzungen

- **Knoblauch, Ginkgo, Buchweizen in Kapsel- oder Tablettenform sind in Apotheken und Reformhäusern erhältlich.**
- **Vitamin E ist ein Antioxidant, das bei allen Formen von Herz- und Kreislaufbeschwerden hilfreich ist. Vitamin-E-Salbe kann auch Beschwerden durch Krampfadern lindern.**
- **Rutin, ein Inhaltsstoff des Buchweizens, stärkt ebenfalls die Blutgefäße. Nehmen Sie täglich Tabletten ein – normalerweise reichen zwei Stück à 200 mg aus.**

Herzklopfen

Dass man seinen Herzschlag spürt, ist völlig normal, vor allem nach körperlicher Anstrengung. Plötzliches Herzklopfen im Ruhezustand dagegen kann mit verschiedenen Problemen zusammenhängen. Es kann ein Anzeichen für Ängste oder Spannungen sein (Seite 101), mit zu hohem Koffein- oder Alkoholgenuss zusammenhängen, auf eine Schilddrüsenerkrankung hindeuten (Seite 140) oder Signal einer Herzerkrankung sein, die ärztliche Hilfe erfordert. Lindenblüten und Baldrian bringen hier auf angenehme Weise Erleichterung.

Behandlung

- Wenn das Problem durch Ängste oder Stress hervorgerufen wird, nehmen Sie 10 Tropfen Baldriantinktur in etwas Wasser. Bei Bedarf nach zwei Stunden wiederholen. Alternativ bereiten Sie einen Aufguss aus Passionsblumen und trinken Sie davon täglich 2–3 Tassen.

- Generell ist ein Aufguss aus gleichen Teilen Herzgespann, Eisenkraut und Lindenblüten hilfreich. Täglich bis zu 3 Tassen trinken.

- Nehmen Sie täglich Vitamin E als Nahrungsergänzung.

- 2–3 Tropfen Galgant-Tinktur, direkt auf die Zunge gegeben, verschaffen schnell Erleichterung.

- Rosenöl ist hilfreich bei Panikattacken. Mischen Sie einen Tropfen mit 5 ml Mandelöl und massieren Sie dies in die Schläfen ein. Alternativ geben Sie 2–3 Tropfen Rosentinktur direkt auf die Zunge.

- Koffein und ähnliche Stoffe sind in Kaffee, Tee und Cola-Getränken enthalten. Beschränken Sie den Genuss auf höchstens 4 Tassen täglich oder weichen Sie auf entcoffeinierte Produkte aus.

Vorsicht: Sprechen Sie bei wiederholt auftretendem Herzklopfen mit Ihrem Arzt.

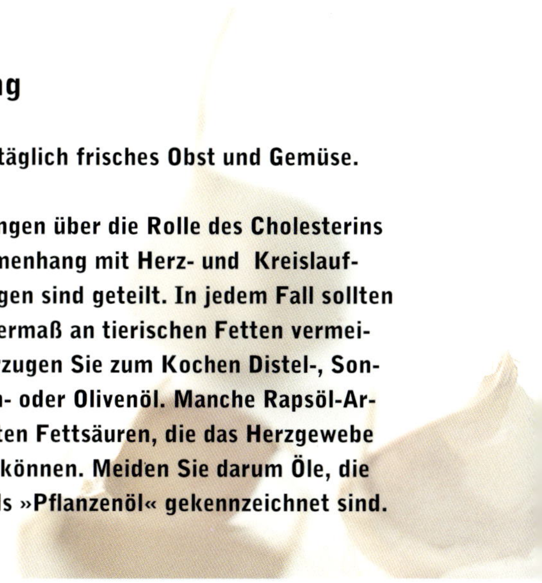

Ernährung

- **Essen Sie täglich frisches Obst und Gemüse.**

- **Die Meinungen über die Rolle des Cholesterins im Zusammenhang mit Herz- und Kreislauferkrankungen sind geteilt. In jedem Fall sollten Sie ein Übermaß an tierischen Fetten vermeiden. Bevorzugen Sie zum Kochen Distel-, Sonnenblumen- oder Olivenöl. Manche Rapsöl-Arten enthalten Fettsäuren, die das Herzgewebe schädigen können. Meiden Sie darum Öle, die lediglich als »Pflanzenöl« gekennzeichnet sind.**

Durchblutungsstörungen

Zwar kann eine schlechte Durchblutung Anzeichen einer ernsteren Herzerkrankung sein, doch meist ist es einfach eine erbliche Veranlagung, die bei kaltem Wetter die Gefahr von »abgestorbenen Fingern« (Seite 93) oder Frostkribbeln (Raynaudsche Krankheit) birgt. Durchblutungsstörungen können auch Anzeichen der Bürgerschen Krankheit sein, einer Folge des Rauchens. Außerdem sind solche Störungen Zeichen für allgemeine Schwäche und darum häufig bei älteren oder erschöpften Menschen zu finden. Wärmende und anregende Mittel wie Ingwer und Galgant schaffen Linderung.

Behandlung

- Bereiten Sie einen Absud aus einigen Scheiben frischer Ingwer- oder Galgantwurzel und 2 oder 3 Gewürznelken zu. Trinken Sie 3-mal täglich 1 Tasse des heißen Sudes.

- Trinken Sie täglich 1 Tasse Buchweizen-Aufguss oder nehmen Sie Buchweizen-Tabletten, um die Blutgefäße zu stärken.

- Nehmen Sie täglich zwei Ginkgo-Kapseln (à 200 mg).

- Verwenden Sie häufig gemahlenen Cayennepfeffer als Gewürz für Ihre Speisen.

- Bereiten Sie einen Aufguss aus Lindenblüten, Weißdorn und Schafgarbe zu und trinken Sie 3-mal täglich eine Tasse. Geben Sie jeweils eine Gewürznelke hinzu.

Eisenmangel-Anämie

Das Hämoglobin in den roten Blutkörperchen transportiert Sauerstoff zu den Körpergeweben. Fehlt es, mangelt es dem Körper an Sauerstoff für alle Stoffwechselvorgänge. Typische Symptome sind Müdigkeit, Atemlosigkeit, Blässe, Schlaflosigkeit, Schwindel, verschiedene Schmerzen, Konzentrationsmangel und verminderte Abwehrkraft gegen Infektionen. Der Körper braucht Eisen, um das Hämoglobin zu produzieren. Ein durch schlechte Ernährung oder Mineralstoffaufnahme bedingter Eisenmangel führt zu Anämie, also einem Mangel an Hämoglobin und roten Blutkörperchen. Blutverlust ist eine offensichtliche Ursache, und Frauen mit heftigen Menstruationsblutungen leiden häufig an einer undiagnostizierten Anämie, die allgemeine Müdigkeit und Infektionsanfälligkeit nach sich zieht. Dies ist bei etwa 15 % aller Frauen der Fall. Hilfe bringen eisenhaltige Kräuter wie Brennnesseln und Petersilie, aber auch chinesische Blut-Toniken wie Dang Gui.

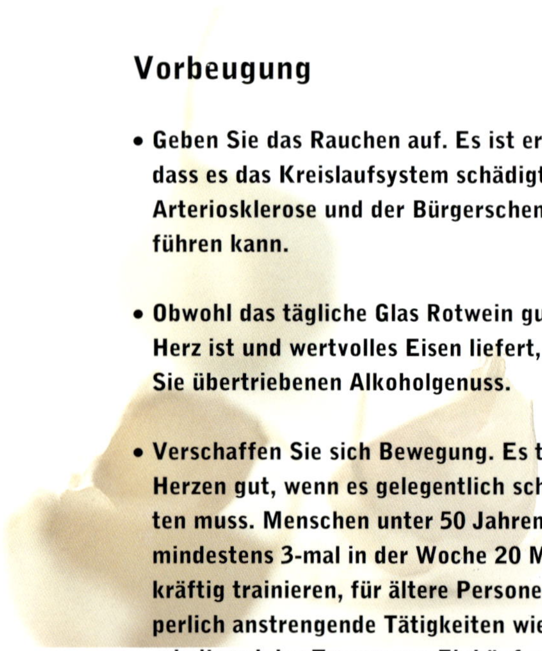

Vorbeugung

- **Geben Sie das Rauchen auf. Es ist erwiesen, dass es das Kreislaufsystem schädigt und zu Arteriosklerose und der Bürgerschen Krankheit führen kann.**

- **Obwohl das tägliche Glas Rotwein gut für das Herz ist und wertvolles Eisen liefert, vermeiden Sie übertriebenen Alkoholgenuss.**

- **Verschaffen Sie sich Bewegung. Es tut dem Herzen gut, wenn es gelegentlich schwer arbeiten muss. Menschen unter 50 Jahren sollten mindestens 3-mal in der Woche 20 Minuten kräftig trainieren, für ältere Personen sind körperlich anstrengende Tätigkeiten wie Gartenarbeit und das Tragen von Einkäufen oft sinnvoller als Sportarten wie Squash, schnelles Laufen oder Fußball.**

Behandlung

- Nehmen Sie regelmäßig Dang Gui, um das Blut zu nähren – entweder 2-mal täglich 5 ml bzw. 1 Teelöffel der Tinktur oder 2 Kapseln à 200 mg täglich.

- Bittere Kräuter regen die Verdauung und somit die Aufnahme von Eisen an. Nehmen Sie vor den Mahlzeiten 5 Tropfen Wermuttinktur mit etwas Wasser.

- Echinacea regt die Produktion von roten Blutkörperchen an. Nehmen Sie täglich zwei Kapseln à 200 mg.

- Bereiten Sie aus zwei Teilen Brennnessel und einem Teil Petersilie einen eisenhaltigen Aufguss zu. Trinken Sie täglich 1–2 Tassen.

- Essen Sie reichlich eisenhaltige Nahrungsmittel wie Aprikosen, Eidotter, Brunnenkresse, Leber, Nieren und Petersilie.

- Nehmen Sie Vitamin B_{12} als Nahrungsergänzung.

Vorsicht: Anämie kann viele Ursachen haben, darunter auch lebensbedrohliche wie Leukämie. Eine ärztliche Diagnose ist darum wichtig.

Krampfadern

Venen müssen, im Gegensatz zu den Arterien, das Blut zum Herzen zurück transportieren. Sie profitieren nicht von der Pumpkraft des Herzens. Jedoch unterstützen die Muskeln, die die tief liegenden Venen umgeben, deren Tätigkeit. Die oberflächlichen Venen in den Beinen dagegen haben eher wenig Unterstützung und können im Lauf der Zeit in die Länge gestreckt werden. Sie neigen dann zu Schmerzen, fühlen sich heiß an oder schwellen an. Die Veranlagung zu Krampfadern ist oft erblich bedingt. Manchmal treten sie auch während der Schwangerschaft auf, bei Übergewicht, regelmäßigem langem Stehen, Verstopfung, zu enger Kleidung oder Bewegungsmangel.

Behandlung

- Tragen Sie morgens und abends eine Salbe mit Steinklee und Ringelblumen auf die betroffenen Stellen auf.
- Nehmen Sie Buchweizentabletten oder trinken Sie täglich 1 Tasse Buchweizen-Aufguss.
- Bereiten Sie einen Aufguss aus gleichen Teilen Herzgespann, Petersilie und Schafgarbe zu. Täglich 2–3 Tassen trinken.
- Verwenden Sie zum Kühlen heißer, schmerzender Venen eine Lotion mit Zaubernuss-Extrakt (Hamamelis) und 10 % Steinkleetinktur.
- Nehmen Sie Ginkgo- oder Knoblauchtabletten als Nahrungsergänzung.
- Tiefes Atmen kann den Rückstrom von Blut aus den äußeren Körperregionen fördern. Bei einer Neigung zu Krampfadern empfehlen sich zusätzlich Bein-Wechselgüsse und ein 1- bis 2-minütiges kaltes Duschbad am Morgen.
- Hilfreich ist es auch, das Fußende des Bettes leicht anzuheben und so den Rückstrom des Blutes zu fördern, so dass die Lungen es mit neuem Sauerstoff versorgen können.

Hämorrhoiden

Hämorrhoiden sind eine besondere Form von Krampfadern (Seite 92). Wie eine Traube sitzen sie, leicht zu ertasten, um den Darmausgang. Etwa 50 % aller Erwachsenen leiden zeitweise unter Hämorrhoiden. Sind sie stark ausgeprägt, können sie sehr lästig sein und das Sitzen schmerzhaft machen. Sie können auch bluten oder verstärkt Schleim absondern. Hämorrhoiden treten oft im Zusammenhang mit Verstopfung (Seite 120) oder Überlastung auf, auch in der Schwangerschaft kommen sie öfter vor. Mild abführende Kräuter schaffen Linderung, ebenso adstringierende Salben, die das Venengewebe zusammenziehen und zu seiner Normalform zurückführen.

Behandlung

- Trinken Sie 2- bis 3-mal täglich einen Aufguss aus Frauenmantel, Steinklee und Buchweizen zu gleichen Teilen.
- Tragen Sie eine Salbe aus Vogelmiere, Gänse-Fingerkraut, Wegerich oder Aloe auf den betroffenen Bereich auf.
- Nehmen Sie Flohkraut als Quell- und Abführmittel, um Verstopfung zu vermeiden. Trinken Sie jeden Morgen eine Portion kalten Auszug aus den Samen. Sie können auch 1 Teelöffel der Samen unter Müsli oder Frühstücksflocken mischen und Milch zugeben, um die etwas unansehnliche Substanz zu verstecken.
- Gegen den unangenehmen Juckreiz hilft eine Paste aus Beinwellpulver und Wasser, die auf den betroffenen Bereich aufgetragen wird. Lindernd wirken auch frischer Saft der Aloe oder ein Breiumschlag aus Wegerichblättern.

Kältetaubheit und -kribbeln

Schlechte Durchblutung der entfernteren Körperregionen, vor allem bei Kälte, ist die häufigste Ursache für das taube Gefühl. Damit die inneren Organe und Gewebe ausreichend warm gehalten werden, verringert der Körper die Blutzufuhr in den äußeren Bereichen. Weil die Sauerstoffversorgung reduziert wird, entsteht dort ein basisches Milieu. Steigt die Temperatur wieder, nimmt auch die Durchblutung zu und das System findet zu seinem Gleichgewicht zurück. Dies spüren wir als typisches Kribbeln und Brennen. In der Kräutertherapie kombiniert man wärmende Anregungsmittel wie Ingwer oder Cayennepfeffer mit Salben gegen die Symptome.

Behandlung

- Arnika-Salbe ist ein ideales Linderungsmittel für kribbelnde Körperpartien. Tragen Sie sie dünn auf, aber nur auf unverletzte Haut.
- Verbessern Sie Ihre Durchblutung mit anregenden Kräutern. Bereiten Sie einen Absud aus Ingwer- oder Galgantwurzel, fügen Sie etwas Cayennepfeffer hinzu und trinken Sie 2–3 Tassen täglich. Auch 3 Tassen Rosmarin-Aufguss sind sehr anregend.
- Linderung bringt das Einreiben der kribbelnden Stellen mit einem Stück roher Zwiebel oder Zitronensaft.
- Für kältegeschädigte, verletzte Haut verwenden Sie Kamillen- oder Echinacea-Salbe.

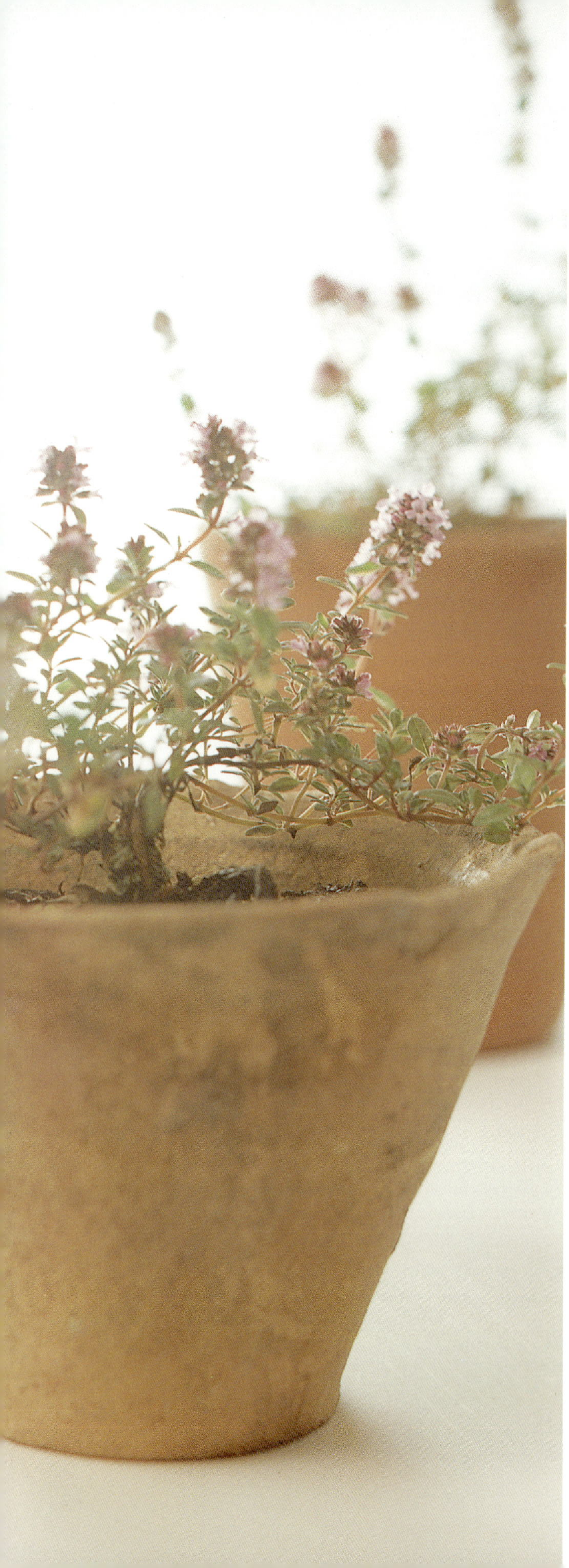

Ohren, Nase und Hals

Die moderne Medizin gibt der Luftverschmutzung die Schuld an vielen Atemwegsbeschwerden. Die dramatische Zunahme von Asthma bei Kindern wird sowohl dem exzessiven Einsatz von Antibiotika als auch den Autoabgasen zugeschrieben. In der Traditionellen Chinesischen Medizin werden die Lungen mit Gefühlen wie Kummer assoziiert. Diese Lehre geht davon aus, dass Brustleiden oft die Folge von schmerzlichem Verlust und emotionaler Erregung sind. Alant und Ginseng besitzen eine insgesamt positive Wirkung auf die Lunge, während Thymian, Gänse-Fingerkraut und Holunder bei speziellen Symptomen angewandt werden.

Asthma

Bei Asthma verengen sich die feinen Bronchien innerhalb der Lungen, der Kranke bekommt schlecht Luft und produziert das charakteristische Pfeifen. Daneben tritt an die Stelle des normalen, dünnflüssigen Bronchialsekretes ein klebriger Schleim. Häufig ist Asthma eine allergische Reaktion, darum muss der Auslöser gefunden werden. Oft sind Milchprodukte, Weizen oder Rindfleisch die Ursache, während Staub und Verkehrsabgase verstärkend wirken. Schwefeldioxid, einer der Giftstoffe in unserer Atemluft und gleichzeitig als Konservierungsmittel für Früchte und Weine verwendet, kann ebenfalls Allergien auslösen. Auch emotionale Belastung kann Asthma verursachen. Zu den Kräuterheilmitteln zählen sowohl die entspannenden, schleimlösenden als auch krampflösende Wirkstoffe (zum Entkrampfen der Muskulatur im Brustraum).

Behandlung

- Eine Dampfinhalation mit Kamille wirkt lindernd bei leichten Asthmaanfällen. Geben Sie 1 Teelöffel Blüten oder 10 Tropfen Kamillenöl auf einen Liter kochendes Wasser.

- Massieren Sie 2- oder 3-mal täglich eine Mischung aus je 5 Tropfen ätherischem Eukalyptus-, Thymian- und Fenchelöl sowie 1 Teelöffel Mandelöl in die Brust ein, um Atembeschwerden zu lindern.

- Bereiten Sie einen Absud aus Alant, Süßholz und Eibischwurzel und trinken Sie davon 2–3 Tassen täglich.

Vorsicht: Asthma kann lebensgefährlich sein. Wenden Sie sich unbedingt an einen Arzt und verwenden Sie die Kräuterheilmittel nur als Unterstützung zur konventionellen Medizin.

Bronchitis

Bronchitis ist eine Entzündung der Bronchien, die die Atemluft in die Lungen transportieren. Eine Bronchitis kann aufgrund einer Infektion akut oder chronisch sein. Letzteres ist eine gefährliche Erkrankung, die zu Lungenkrankheiten wie Emphysemen führen kann, einer der Hauptursachen für frühe Todesfälle. Zwar ist bei einer Bronchitis ärztliche Behandlung nötig, doch kann die Kräuterheilkunde unterstützend wirken, etwa durch anregende Schleimlöser, die das Abhusten erleichtern. Lungen-Toniken wie Alant und Ginseng stärken die Atmung.

Behandlung

- Bereiten Sie einen Absud aus Alant und Schlüsselblume zu gleichen Teilen und geben Sie zu jeder Portion 10 ml bzw. 2 Teelöffel Schachtelhalmextrakt. 2–3 Tassen täglich.

- Bei starker, entzündlicher Verschleimung trinkt man täglich 2–3 Tassen eines Aufgusses aus Thymian, Spitzwegerich und Eibischblättern.

- Hilfreich ist eine Brusteinreibung aus je 5 Tropfen Eukalyptus- und Thymianöl gemischt mit 5 ml bzw. 1 Teelöffel Mandelöl.

- Nehmen Sie täglich bis zu 600 mg Ginseng als Tonikum.

- Alkohol, Milchprodukte, industriell verfeinerte Kohlenhydrate und Koffein sollten deutlich reduziert werden.

Vorsicht: Bronchitis erfordert ärztliche Behandlung. Die Selbstbehandlung mit Kräutern darf nur als Ergänzung zur verordneten Therapie oder bei sehr leichten Anfällen angewendet werden.

Wenden Sie sich an einen Arzt, wenn

- **Sie starke Atembeschwerden oder Schmerzen in der Brust haben.**

- **beim Husten Blut oder blutiger Schleim ausgeworfen wird oder wenn Sie anhaltend unter Halsschmerzen oder Heiserkeit leiden.**

- **Sie einen hartnäckigen, trockenen Husten haben, der nicht in Zusammenhang mit einer Erkältung steht. Dies kann auf ein chronisches Leiden hindeuten.**

- **Sie länger anhaltendes, heftiges Nasenbluten haben. Dies sollte so bald wie möglich, eventuell in einer Notfallambulanz, behandelt werden.**

- **Beschwerden von Fieber über 39 °C begleitet werden, das länger als einige Stunden anhält.**

- **die Lunge schmerzt oder druckempfindlich ist. Dies kann auf eine Rippenfellentzündung hindeuten und muss ärztlich untersucht werden.**

Husten

Husten ist die natürliche Reaktion des Körpers auf jede Behinderung der Atmung, etwa durch Staub, Abgase oder Schleim aufgrund einer Infektion. Man unterscheidet trockenen Reizhusten und »produktiven« Husten, bei dem Schleim ausgeworfen wird, dessen Farbe zwischen weißlich und grün variieren kann. Farbiger Schleim deutet meist auf eine Infektion hin. Trockener Husten kann als Folge einer Erkältung über Wochen anhalten, in manchen Fällen kann er auch zu einer nervösen Gewohnheit werden. Es gibt eine große Auswahl von pflanzlichen Hilfsmitteln, von den starken Schleimlösern, die das Abhusten erleichtern, bis zu den Linderungsmitteln für trockenen, kratzenden Reizhusten. Die pflanzlichen Schleimlöser werden manchmal unterteilt in »anregende« Mittel, die das Abhusten des Schleims fördern, und »entspannende« Stoffe, die eher besänftigend wirken und den Schleim sanft lösen, statt heftiges Abhusten zu bewirken. Zu den anregenden Schleimlösern zählen Andorn, Schlüsselblume und Alant, während zu den entspannenden Schleimlösern Eibisch, Spitzwegerich, Süßholz und Ysop gezählt werden.

Behandlung

- Bei produktivem Husten gibt man eines der Mittel gegen Bronchitis (Seite 95) oder bereitet einen Aufguss aus Königskerze, Acker-Stiefmütterchen, Andorn und Thymian. Täglich 3 Tassen trinken und mit je 5 ml bzw. 1 Teelöffel Honig süßen.

- Für eine Brusteinreibung je 5 Tropfen Pfefferminz-, Ysop- und Eukalyptusöl mit 5 ml bzw. 1 Teelöffel Mandelöl mischen.

- Bei trockenem Reizhusten Ysop-Aufguss, Süßholz-Absud und Honig zu gleichen Teilen zu einem Sirup vermischen. Bis zu 4-mal täglich 5–10 ml bzw. 1–2 Teelöffel einnehmen.

Vorsicht: Husten kann auch ein Indiz für eine ernstere Erkrankung sein. Wenn Husten längere Zeit anhält oder keine Ursache erkennbar ist, sollten Sie den Arzt aufsuchen.

Katarr

Katarr kann viele Formen annehmen und zahlreiche Ursachen haben. Oft geht er mit einer Erkältung (Seite 126) einher und kann über das Abklingen der Symptome hinaus anhalten. Er kann auch Anzeichen einer Allergie wie Heuschnupfen (Seite 97) sein. Ein Katarr kann sich auf die oberen Atemwege beschränken und eine verstopfte Nase verursachen. Er kann sich aber auch auf die unteren Luftwege ausweiten und zum Abhusten von Schleim führen. Ein anhaltender Katarr ist ein idealer Nährboden für Bakterien, so dass sich leicht Infektionen der Nebenhöhlen einstellen (Seite 97). Während die Schulmedizin den Katarr als eigenständige Erkrankung behandelt, sieht die ganzheitliche Heilkunde ihn als Anzeichen, dass im Körper Giftstoffe nicht richtig abgebaut werden – etwa weil Verdauungstrakt oder Nieren nicht ordnungsgemäß arbeiten. Zu den lindernden Kräutern zählen Holunderblüten, Augentrost, Kanadische Gelbwurzel oder Efeu-Gundermann.

Behandlung

- Mischen Sie je 10 Tropfen Sandelholz- und Lavendelöl mit 5 Tropfen Pfefferminzöl und 1 l kochendem Wasser für eine Dampfinhalation, oder stellen Sie die Mischung ohne Wasser über Nacht auf eine Untertasse auf Ihren Nachttisch. Geeignet ist auch ein Zusatz von 10 Tropfen Thymian- oder Eukalyptusöl.

- Bereiten Sie einen Aufguss aus Augentrost, Efeu-Gundermann, Holunderblüten und Gänse-Fingerkraut zu gleichen Teilen. 2–3 Tassen täglich trinken.

- Nehmen Sie 2-mal täglich je 2 Kapseln Knoblauch (à 200 mg) oder geben Sie eine Zehe ans Essen.

- Nehmen Sie bis zu 3-mal täglich je 1 Kapsel pulverisierter Kanadischer Gelbwurzel (à 200 mg).

- Sehr wichtig ist die Ernährung. Schleimbildende Speisen wie industriell veredelte Kohlenhydrate, Milchprodukte und Alkohol sollten Sie meiden. Essen Sie einige Tage lang ausschließlich Obst, um den Körper zu entgiften. Zink und Vitamin C als Nahrungsergänzung stärken das Immunsystem und wirken Infektionen entgegen.

Nebenhöhlenentzündung

Schwerer oder anhaltender Katarr (Seite 96) kann zu einer Entzündung der Nebenhöhlen führen, die oberhalb der Nase, rings um die Augen und auf Höhe der Wangen liegen. Eine Entzündung kann heftige, klar begrenzte Schmerzen verursachen, die beim Vorbeugen oder Ausschnupfen stärker werden. Beschwerden der Nebenhöhlen werden gelegentlich mit emotionalen Belangen in Verbindung gebracht, wobei unterdrückte Tränen die oberen Atemwege zu blockieren scheinen.

Behandlung

- Mischen Sie Tinkturen von Holunderblüten, Efeu-Gundermann, Echinacea, Gänse-Fingerkraut, Ingwer und Pfefferminze zu gleichen Teilen. Nehmen Sie davon 3- bis 4-mal täglich 5 ml bzw. 1 Teelöffel ein.

- Mischen Sie 5 ml bzw. 1 Teelöffel Gewürznelkentinktur mit 1 Esslöffel Holunderblütensalbe und massieren Sie damit den Bereich der Nebenhöhlen.

- Nehmen Sie Knoblauch oder Echinacea zur Stärkung der Abwehrkräfte.

- Inhalieren Sie 2-mal täglich mit einer Mischung aus Sandelholz-, Kamillen- und Eukalyptusöl in kochendem Wasser.

- Trinken Sie 3-mal täglich einen Aufguss aus Holunderblüten, Gänse-Fingerkraut und Augentrost. Geben Sie in jede Tasse eine Prise geriebenen Cayennepfeffer.

Ernährung

- Schleimbildende Nahrungsmittel können einen Katarr begünstigen und Beschwerden der Atemwege verursachen. Schränken Sie Milchprodukte, Kohlenhydrate und Alkohol ein, essen Sie dafür viel Obst.

- Kochen Sie regelmäßig mit Knoblauch, um Ihr Immunsystem zu stärken.

- Kürbiskerne sind ein guter Zinklieferant und stärken darum ebenfalls das Immunsystem. Mischen Sie sie unter Salate oder garnieren Sie damit Gemüsegerichte.

Heuschnupfen

Obwohl Heuschnupfen (allergische Rhinitis) häufig in Zusammenhang mit Pollenallergien in den Sommermonaten steht, können auch andere Stoffe Auslöser sein, etwa Hausstaub, Tierhaare oder Autoabgase. Die körperlichen Symptome treten auf, wenn der Körper Histamine (einen chemischen Stoff, der bei allergischen Reaktionen frei gesetzt wird) bildet. Dies ist eine Abwehrreaktion gegen das Allergen, und darum basiert die konventionelle Therapie meist auf Antihistaminen. Die Kräuterheilkunde zielt darauf ab, die Schleimhäute zu stärken, um die allergische Reaktion zu mildern. Hilfreich sind Spitzwegerich, Holunderblüten, Kanadische Gelbwurzel, Efeu-Gundermann, Kamille und Augentrost.

Behandlung

- Trinken Sie im frühen Frühjahr 3-mal täglich einen Aufguss aus Holunderblüten, Eisenkraut und Andorn, um die oberen Atemwege zu stärken.

- Zur Linderung der Symptome nehmen Sie täglich je 2 Kapseln Augentrost (à 200 mg).

- Baden Sie die Augen mit einem milden, gründlich gefilterten Ringelblumen-Aufguss, um den Juckreiz zu lindern (Augenbäder, Seite 136).

- Bei schwerwiegenden Symptomen hilft eine Dampfinhalation mit Kamillenblüten (1 Teelöffel auf 1 l kochendes Wasser).

Halsschmerzen

In vielen Fällen sind Halsschmerzen ein Symptom einer beginnenden Erkältung. Sie können aber auch auf eine Hals- oder Mandelentzündung oder auf Windpocken hindeuten. Die Reizung wird durch eine Infektion mit Viren oder Bakterien verursacht, wiederholtes Auftreten kann ein Indiz für Stress oder ein geschwächtes Immunsystem sein. Leichte Beschwerden klingen meist innerhalb von 2–3 Tagen von allein ab.

Behandlung

- Bereiten Sie einen Aufguss aus Salbei, Rosmarin und Frauenmantel zu gleichen Teilen. Abgießen, 2 Tropfen Cayennepfeffer-Tinktur oder eine Prise Cayennepfeffer zufügen und als Lösung zum Gurgeln verwenden. Wenn möglich alle 30–40 Minuten gurgeln.

- Statt Rosmarin und Frauenmantel können Sie für eine Gurgellösung auch Odermennig- oder Himbeerblätter verwenden.

- Bereiten Sie eine Gurgellösung aus 5 ml bzw. 1 Teelöffel Echinacea-Tinktur und 1 Tasse warmem Wasser.

- Dampfinhalationen mit je 5 Tropfen Lavendel- und Sandelholzöl wirken lindernd. Mischen Sie die Öle mit 10 ml Mandelöl und massieren Sie damit den Hals.

- Gurgeln Sie mit frisch gepresstem Zitronensaft, vermischt mit der gleichen Menge warmen Wassers.

Nahrungsergänzungen

- Lutschtabletten und Salmiakpastillen sind hilfreich im frühen Stadium. Bevorzugen Sie Produkte aus Ysop, Süßholz, Thymian, Schlüsselblume, Echinacea, Fenchel, Andorn oder Gewürznelken. Ein hoher Anteil von Menthol dagegen kann die Reizungen verstärken.

- Honig und Zitrone sind bekannte Hausmittel bei Halsschmerzen und leichtem Reizhusten. Mischen Sie Honig und frisch gepressten Zitronensaft im Verhältnis 1:1 und nehmen Sie dies in Portionen von 5 ml bzw. 1 Teelöffel ein.

- Holunderblütenlikör ist ein guter Ersatz für einen Aufguss. Verdünnen Sie die konzentrierte Mischung mit heißem Wasser und trinken Sie sie bei Katarr (Seite 96), Heuschnupfen oder Nebenhöhlenentzündung (Seite 97).

- Nehmen Sie Vitamin C und Zink als Nahrungsergänzung, um das Immunsystem zu stärken und Infektionen entgegen zu wirken.

Mandelentzündung

Die Mandeln sind kleine Ballungen von Lymphgewebe im hinteren Rachenraum, die die Immunabwehr unterstützen. Wiederholte Mandelentzündungen sind oft ein Indiz für eine unterschwellige Allergie. Kräuter-Gurgellösungen können kurzfristig Hilfe bringen.

Behandlung

- Mischen Sie je 10 ml bzw. 2 Teelöffel Salbei-, Echinacea- und Kanadische-Gelbwurzel-Tinktur mit 25 ml bzw. 5 Teelöffeln frisch gepresstem Klebkraut-Saft. 3-mal täglich je 10 ml bzw. 2 Teelöffel einnehmen.

- Bereiten Sie einen Aufguss aus Thymian, Salbei und Frauenmantel zu gleichen Teilen. Gut abgießen und als Gurgellösung verwenden.

- Bereiten Sie einen Aufguss aus Efeu-Gundermann, Ringelblume und Kamille. Trinken Sie davon 3- bis 4-mal täglich je 1 Tasse voll.

- Mischen Sie je 5 Tropfen Thymian- und Ysopöl sowie 1 Tropfen Rosenöl mit 5 ml bzw. 1 Teelöffel Mandelöl. Äußerlich in den Hals einmassieren und einen warmen Schal umlegen. Diese Öle eignen sich ebenfalls für eine Dampfinhalation.

Vorsicht: Bei schweren Mandelentzündungen können Vereiterungen oder sogar Abszesse entstehen, die eine ärztliche Behandlung erfordern. Auch wenn die Entzündung von Fieber begleitet ist, muss der Arzt aufgesucht werden.

Nasenbluten

Nasenbluten tritt oft bei Erkältung (Seite 126) oder Katarr (Seite 96) auf, kann aber auch auf Bluthochdruck hindeuten (Seite 90). Viele Kinder leiden häufiger unter leichtem Nasenbluten, weil die feinen Blutgefäße in der Nasenschleimhaut anfällig für Reizungen sind. Unter den zahlreichen Kräutern ist die Schafgarbe besonders hilfreich.

Behandlung:

- Schieben Sie ein frisches Blatt der Schafgarbe in das blutende Nasenloch. Den Nasenflügel leicht zusammendrücken und nach vorn beugen.

- Geben Sie etwas Hirtentäschel- oder Wiesenknöterich-Tinktur bzw. Zaubernuss-Destillat (Hamamelis) auf einen Wattebausch und schieben Sie diesen in das Nasenloch.

Vorsicht: Sprechen Sie mit Ihrem Arzt, wenn das Nasenbluten häufiger auftritt oder über Stunden anhält.

Ohrenschmerzen

Ohrenschmerzen können mit einem Katarr (Seite 96) oder einer Nebenhöhlenentzündung (Seite 97) zusammenhängen, aber auch eine örtlich begrenzte Infektion oder Entzündung zur Ursache haben. Antibiotisch wirkende und schleimlösende Kräuter wie Knoblauch, Wegerich und Königskerze helfen.

Behandlung

- Schieben Sie das innere Herz einer gekochten Zwiebel in das Ohr und fixieren Sie es mit einem Pflaster. Alternativ geben Sie einige Tropfen Knoblauchöl aus einer Kapsel auf einen Wattebausch.

- Geben Sie einige Tropfen Königskerzen- oder Wegerich-Aufguss auf einen Wattebausch und schieben Sie ihn ins Ohr.

- Bereiten Sie einen Aufguss aus Eibischblättern, Holunderblüten und Thymian. Trinken Sie alle 3 Stunden je 1 Tasse.

- Nehmen Sie bis zu 4-mal am Tag je 2 Kapseln Echinacea (à 200 mg) ein, um eine Infektion zu bekämpfen.

- Massieren Sie den Knochen hinter der Ohrmuschel mit einer Mischung aus je 10 Tropfen Lavendel- und Teebaumöl und 5 ml bzw. 1 Teelöffel Mandelöl.

Vorsicht: Schieben Sie nichts in den Gehörgang! Einfache Ohrenschmerzen klingen meist innerhalb von 24 Stunden ab. Halten sie länger an, wenden Sie sich an Ihren Arzt. Zögern Sie die Behandlung nicht heraus.

Mittelohrentzündung

Absonderungen des Mittelohres kommen bei Kindern häufiger vor und hängen oft mit einer Milchallergie zusammen. Im Ohr sammelt sich Flüssigkeit, was zu Taubheit führen kann.

Behandlung

- Mischen Sie Kanadische Gelbwurzel, Spitzwegerich und Johanniskraut zu gleichen Teilen für einen Aufguss. 2- bis 3-mal täglich je 1 Tasse trinken.

- Nehmen Sie täglich 1–3 Kapseln Kanadische Gelbwurzel (die Dosierung ist altersabhängig, Seite 152). Oder nehmen Sie bis zu 3-mal täglich 5–20 Tropfen Kanadische-Gelbwurzel-Tinktur in etwas Wasser oder Fruchtsaft.

- Verzichten Sie mindestens 2 Tage lang auf Milchprodukte.

Zahnschmerzen

Abgesehen von offensichtlichen Schäden wie einer defekten Füllung ist die Ursache für plötzliche und heftige Zahnschmerzen meist ein Abszess oder eine Infektion. Oft gehen Zahnschmerzen mit allgemeinem Unwohlsein einher oder folgen auf eine Erkältung. Kräuter, die das Immunsystem anregen, schaffen Linderung und können Abszesse auflösen.

Behandlung

- Schnelle Linderung schaffen einige Tropfen Gewürznelkenöl auf einem Wattebausch und auf das Zahnfleisch gelegt.

- Nehmen Sie Echinacea- oder Knoblauchkapseln, um das Immunsystem zu stärken und eine Infektion abzuwehren. Bis zu 3-mal täglich je 3 Kapseln à 200 mg.

Vorbeugung

- Wenn Sie anfällig für Katarre sind, sollten Sie im Schlafzimmer eine Untertasse mit 2–3 Tropfen Eukalyptus- oder Sandelholzöl aufstellen oder einen Luftbefeuchter verwenden.

- Beginnen Sie mit der Heuschnupfen-Behandlung im zeitigen Frühjahr

- Trinken Sie im Winter Ingwer-Absud oder Holunderbeeren-Likör. Nehmen Sie im Spätherbst 4 Wochen lang Ginseng, um das Immunsystem zu stärken.

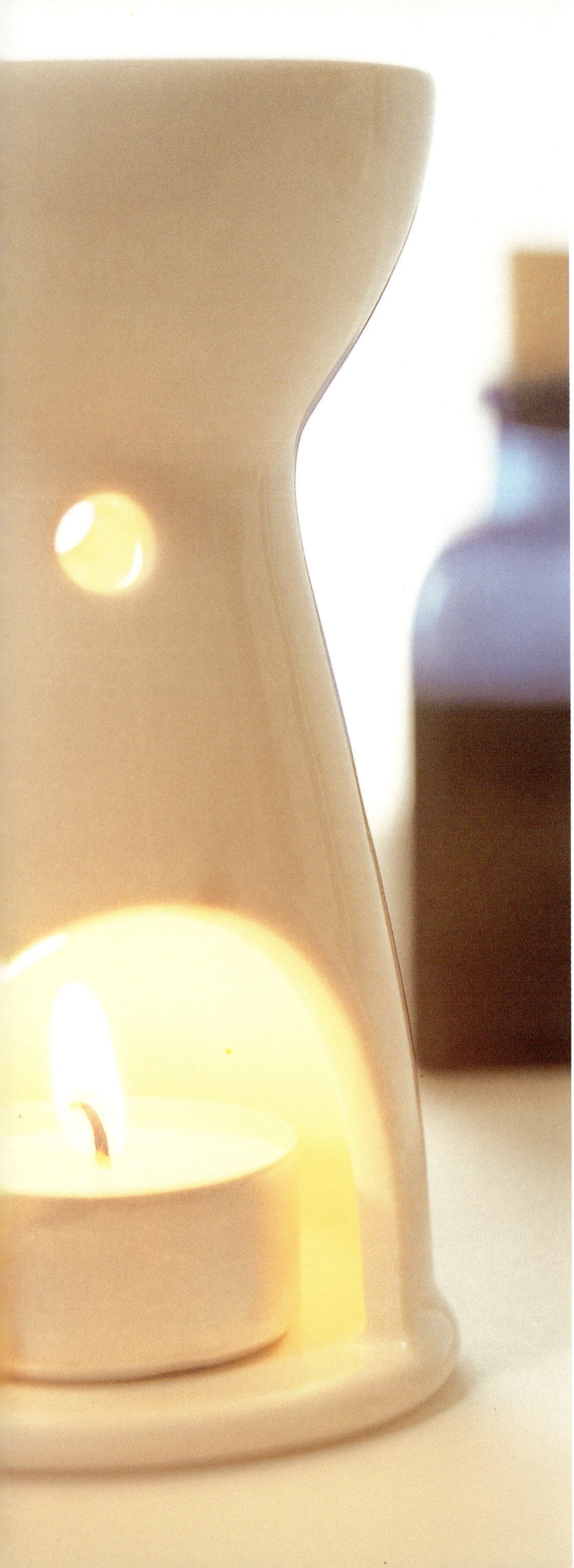

Gefühle und Energien

Stimmungsschwankungen, emotionale Erregung und die anstrengenden Anforderungen von Beruf und Familie sind Teil des normalen Alltags. Meist kommen wir damit recht gut zurecht, doch hat jeder von Zeit zu Zeit das Gefühl, dass alles zu viel wird. Stress führt normalerweise zu einer erhöhten Ausschüttung von Adrenalin, dem »Kampf-und-Flucht«-Hormon, das der Körper produziert, um in Notfällen Energiereserven zu mobilisieren. Diese Daueranspannung kann aber zu Erschöpfung führen und die Fähigkeit kosten, sich zu entspannen. Kräuter können dabei helfen, Spannungen zu lösen und die Stressbewältigung verbessern.

Stress

Stress ist ein normaler Teil unseres Lebens und viele Menschen meinen, dass er notwendig ist, um die Kraft und Vitalität zu erhalten. Manchmal kann Stress aber überwältigend werden. Wird die Belastung zu groß, sind eventuell grundlegende Veränderungen im Lebensstil nötig. In vorübergehenden Stressphasen können Kräuter Entspannung bringen, und zwar besonders zur Vorbeugung. Wenn eine anstrengende Zeit bevorsteht, etwa ein Examen, die Schulferien oder eine schwere Arbeitsphase, sollte man schon vorher tonisierende Wirkstoffe nehmen, um die Energiereserven aufzubauen. Das ist wirkungsvoller als Kurzzeit-Stimulanzien während der Belastungsphase.

Behandlung

- Sibirischer Ginseng ist ein wirksames Hilfsmittel zur Stressbewältigung und Leistungssteigerung. Nehmen Sie 10–14 Tage vor einer zu erwartenden Stressphase bis zu 600 mg pro Tag. Die gleiche Dosis nehmen Sie etwa eine Woche vor einem Langstreckenflug, um die Beschwerden des Jetlag aufzufangen.

- Withania ist ähnlich wirksam. Bereiten Sie einen Absud aus den Wurzeln zu oder nehmen Sie bis zu 600 mg täglich in Kapselform.

Depressionen

Die meisten Menschen fühlen sich hin und wieder niedergeschlagen. Klinische Depression jedoch ist eine ernsthafte Krankheit, die professionelle Hilfe erfordert – und zwar eher psychologische oder psychiatrische Betreuung als pharmazeutische Antidepressiva, die viele Nebenwirkungen besitzen und nicht unbedingt eine langfristige Besserung bringen. In der traditionellen galenischen Medizin (Seite 12) wurden Depressionen als »Melancholie« betrachtet, die durch zu viel »schwarze Galle« im Körper verursacht wird. Man behandelte sie mit starken Blutreinigungs- und Abführmitteln. Tatsächlich gehen Depressionen oft mit Verstopfung einher, weil tiefe Traurigkeit auch das Verdauungssystem zu blockieren scheint. Die Kräuterheilkunde wendet sich vorwiegend physischer Erschöpfung und Schwäche (Seite 103) zu, die zur Depression beitragen können. Bei Bedarf wird die Verdauung angeregt und das Nervensystem gestärkt. Geeignete Heilpflanzen sind Damiana, Eisenkraut, Ginseng, Zitronenmelisse, Helmkraut, Johanniskraut und Rosmarin.

Behandlung

- Mischen Sie Tinkturen aus Saathafer, Zitronenmelisse, Johanniskraut und Eisenkraut zu gleichen Teilen oder bereiten Sie aus den getrockneten Kräutern einen Aufguss. Nehmen Sie 3-mal täglich je 5 ml bzw. 1 Teelöffel Tinktur oder 1 Tasse Aufguss zu sich.

- Geben Sie je 5 Tropfen Basilikum- und Sandelholzöl zum täglichen Bad und massieren Sie mit den gleichen Ölen Hals und Brust. In der Schwangerschaft Basilikumöl meiden und durch Melissenöl ersetzen.

- Trinken Sie 3-mal täglich einen Aufguss aus Heil-Ziest und Basilikum zu gleichen Teilen.

- Zur Anregung der Verdauung nehmen Sie 2 Tropfen Wermuttinktur mit etwas Wasser vor den Mahlzeiten.

Angst und Anspannung

Für Menschen, die unter schweren Ängsten oder Spannungszuständen leiden, können pflanzliche Mittel keine professionelle Behandlung ersetzen. Kräuter bieten sich an für den gelegentlichen Gebrauch in extremen Belastungsphasen, wenn der Stress überhand nimmt und die Nerven flattern. Man muss pflanzliche Beruhigungsmittel jedoch ganzheitlich betrachten. Sie lösen grundlegendere Probleme wie Arbeitsüberlastung oder familiäre Spannungen ebenso wenig wie synthetische

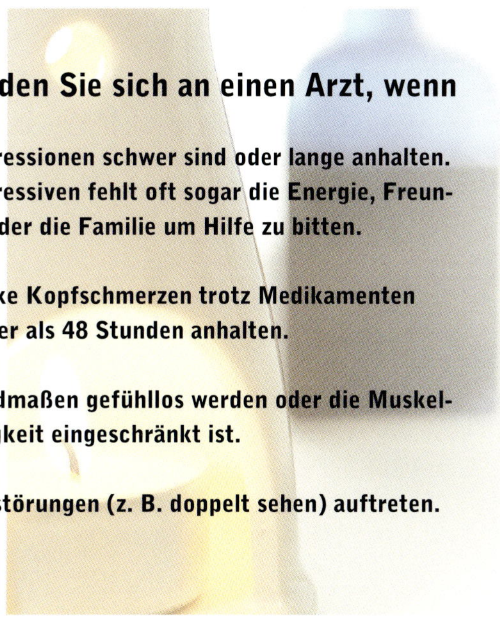

Wenden Sie sich an einen Arzt, wenn

- **Depressionen schwer sind oder lange anhalten. Depressiven fehlt oft sogar die Energie, Freunde oder die Familie um Hilfe zu bitten.**

- **starke Kopfschmerzen trotz Medikamenten länger als 48 Stunden anhalten.**

- **Gliedmaßen gefühllos werden oder die Muskeltätigkeit eingeschränkt ist.**

- **Sehstörungen (z. B. doppelt sehen) auftreten.**

Beruhigungsmittel. Besser ist es, Entspannungstechniken zu lernen. Kräuter, die beruhigend und besänftigend auf die Nerven wirken, lassen sich in verschiedene Kategorien einteilen:

- Pflanzliche Beruhigungs- und Entspannungsmittel, die Spannungen und Angstgefühle lösen können

- Kräuter, die auf die Emotionen wirken

- Tonisierende und anregende Kräuter, die für kurze Zeit zusätzliche Energie liefern

- Energie-Tonika, die das Nervensystem und die Lebensenergien stärken und so die Stressfestigkeit einer Person verbessern können

Es gibt eine Vielzahl von Kräutern, die bei Ängsten und Stress die Entspannung fördern, darunter Baldrian, Passionsblume, Helmkraut, Eisenkraut, Heil-Ziest und Kamille.

Behandlung

- Bereiten Sie einen Aufguss aus Helmkraut, Passionsblume und Heil-Ziest zu gleichen Teilen und trinken Sie davon 3- bis 4-mal täglich je 1 Tasse.

- Geben Sie einige Tropfen Melissentinktur auf die Zunge oder bereiten Sie einen Aufguss aus frischen Blättern der Zitronenmelisse. Bis zu 5 Tassen am Tag trinken.

- Nehmen Sie bis zu 3 Wochen lang täglich 2 Kapseln Baldrian (à 200 mg) oder 20 Tropfen Baldriantinktur in etwas Wasser ein.

- Nehmen Sie sich jeden Tag mindestens 10 Minuten Zeit für eine Atemübung. Sie können auch eine spezielle Visualisierungs-Kassette zur Unterstützung Ihrer Meditation benutzen.

- Entspannende Bäder sind sehr hilfreich. Geben Sie einige Tropfen ätherisches Öl von Basilikum, Ysop, Kamille oder Lavendel ins heiße Badewasser.

- Finden Sie eine entspannende Form der Körperarbeit, etwa Yoga oder Tai Chi. Aerobic und andere lebhafte Sportarten wirken eher erschöpfend als entspannend.

Emotionale Überreaktionen

Emotionale Überreaktionen können viele Gründe haben, und manchmal wird man einfach überwältigt – von Trauer, Bedauern, Erinnerungen, Neid oder anderen mächtigen Gefühlen. Die bekanntesten Kräuterheilmittel sind die Bachblüten (Seite 105), die schon seit den 1930er Jahren erfolgreich gegen Sorgen, Ängste und emotionale Spannungen eingesetzt werden.

Behandlung

- Wählen Sie den geeigneten Blütenextrakt und mischen Sie 5 Tropfen mit 10 ml bzw. 2 Teelöffeln Wasser.

- Bereiten Sie einen Aufguss aus gleichen Teilen Heil-Ziest und Kamille. Trinken Sie in kleinen Schlucken, während Sie sich beruhigen.

- Nehmen Sie bis zu 3-mal täglich eine Kapsel Reishi (à 200 mg).

- Ätherische Öle wirken direkt auf die Geruchsnerven und auf Zentren im Gehirn, die mit den Gefühlen in Zusammenhang stehen. Der Geruch bestimmter Öle kann anregen und beleben, während andere beruhigen und entspannen. Solche Öle in Duftlampen, Diffusoren oder heißem Badewasser können durchaus stimmungsaufhellende Wirkung besitzen. Probieren Sie Basilikum, Kamille, Lavendel, Zitronenmelisse, Rose oder Sandelholz.

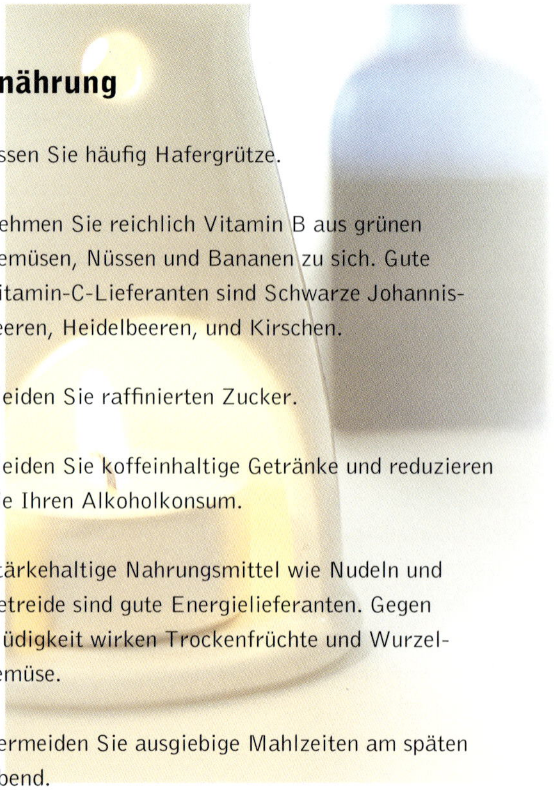

Ernährung

- Essen Sie häufig Hafergrütze.

- Nehmen Sie reichlich Vitamin B aus grünen Gemüsen, Nüssen und Bananen zu sich. Gute Vitamin-C-Lieferanten sind Schwarze Johannisbeeren, Heidelbeeren, und Kirschen.

- Meiden Sie raffinierten Zucker.

- Meiden Sie koffeinhaltige Getränke und reduzieren Sie Ihren Alkoholkonsum.

- Stärkehaltige Nahrungsmittel wie Nudeln und Getreide sind gute Energielieferanten. Gegen Müdigkeit wirken Trockenfrüchte und Wurzelgemüse.

- Vermeiden Sie ausgiebige Mahlzeiten am späten Abend.

Erschöpfung und Müdigkeit

Unsere Gesellschaft ist »reich an Geld, arm an Zeit«. Das Ergebnis ist ein allgemeiner Energiemangel, der zwar keine Erschöpfung im klinischen Sinne ist, wohl aber Leistungsfähigkeit und Lebensfreude beeinträchtigen kann. Jeder von uns kennt Stimulanzien wie Kaffee, Tee und Schokolade. Alle enthalten Koffein oder ähnliche Alkaloide mit kurzer Wirkungsdauer. Kräuter können aber auch langfristig die Energien aufbauen.

Behandlung

- Nehmen Sie 4 Wochen lang täglich bis zu 600 mg Sibirischen Ginseng, Dang Gui, Ginseng oder Withania in Form von Kapseln. Im Allgemeinen eignen sich Dang Gui und Sibirischer Ginseng besser für Frauen.

- Trinken Sie täglich bis zu 3 Tassen eines Aufgusses aus Rosmarin- und Wassernabeltee (Gotu Kola).

- Essen Sie täglich zum Frühstück Hafergrütze – sie ist ein guter Energiespender.

- Geben Sie 5 Tropfen Rosmarin-, Thymian- oder Sandelholzöl ins Badewasser.

- Achten Sie darauf, dass Ihre Ernährung ausreichend Mineralstoffe und Vitamine enthält. Alfalfa-Sprossen, Kelp und Multivitamintabletten sind eine sinnvolle Ergänzung.

Schwäche

Schwäche und Vitalitätsmangel treten oft als Folge einer Erkrankung auf, können aber auch mit Überarbeitung oder mangelhafter Ernährung zusammenhängen. Niedriger Blutdruck (Seite 90) ist fast immer eine Begleiterscheinung. Schwäche kann aber auch Indiz für ein chronisches Problem wie Anämie (Seite 92) sein, darum sollten Sie den Arzt konsultieren, wenn keine offensichtliche Ursache vorliegt.

Behandlung

- Bereiten Sie einen Aufguss aus Odermennig, Saathafer und Kamillenblüten zu gleichen Teilen. 3-mal täglich je 1 Tasse trinken.

- Nehmen Sie täglich 5 ml bzw. 1 Teelöffel Dang-Gui-Tinktur oder bis zu 600 mg in Kapselform.

- Bereiten Sie einen Absud aus gleichen Teilen Ginseng-Wurzel, Süßholz und Withania oder nehmen Sie die Kräuter in Kapselform ein (bis zu 600 mg von jeder Sorte).

Panikattacken

Sie gehen oft mit Herzklopfen (Seite 91) oder Ängsten und Spannungszuständen (Seite 101) einher. Neben Atembeschwerden sind oft Blässe und Schweißausbrüche typisch.

Behandlung

- Nehmen Sie einen Zuckerwürfel mit 1 Tropfen Rosenöl ein oder geben Sie 2 Tropfen Rosenöl in einen Diffusor, um den Raum zu beduften.

- Bereiten Sie einen Aufguss aus Heil-Ziest und Helmkraut und trinken Sie ihn in kleinen Schlucken, bis Sie sich ruhiger fühlen.

Schock

Bei Schock durch Angst oder körperliche Traumata treten häufig kalte Schweißausbrüche, Pulsrasen, Atemnot, Schwindel und Zittern auf. Halten Sie sich warm, am besten im Bett. Die traditionell empfohlene Tasse heißen Tees gleicht den Flüssigkeitshaushalt des Körpers aus.

Behandlung

- Trinken Sie einen Aufguss aus Lindenblüten und Helmkraut zu gleichen Teilen.

- Geben Sie einige Tropfen der geeigneten Bachblüten-Essenz (Seite 105) direkt auf die Zunge.

- Trinken Sie eine Tasse heiße Milch mit 1 Teelöffel geriebener Rotulme.

- Beduften Sie den Raum mit einigen Tropfen Rosmarinöl in einem Diffusor.

Vorsicht: Bei schwerem Schock nach einem Unfall ist ärztliche Hilfe nötig. Geben Sie Personen, die unter Schock stehen, weder zu essen noch zu trinken.

Schlaflosigkeit

Es gibt keine starren Regeln darüber, wie viel Schlaf ein Mensch braucht. Meist reguliert sich der Körper selbst und auf einige schlimme Nächte folgt eine Periode mit ruhigem, erholsamem Schlaf. Schlaflosigkeit kann viele Ursachen haben – schwere Mahlzeiten am späten Abend, die die Verdauung belasten, schmerzende Gelenke oder Muskeln, Reizhusten. Oft geht Schlaflosigkeit auch mit Anspannung oder Sorgen und der Unfähigkeit einher, sich vor dem Schlafengehen zu entspannen.

Behandlung

- Trinken Sie 30 Minuten vor dem Schlafengehen einen Aufguss aus Schlüsselblumen, Kalifornischem Kappenmohn und Passionsblume. Alternativ können Sie eine Mischung aus Zitronenmelisse, Lavendel und Lindenblüten verwenden.

- Legen Sie ein kleines Kissen, das mit frisch getrocknetem Hopfen gefüllt ist, unter Ihr Kopfkissen.

- Mischen Sie je 10 ml bzw. 2 Teelöffel Hopfen-, Lavendel- und Schlüsselblumen-Tinktur und nehmen Sie abends 10 Tropfen in etwas Wasser ein. Stellen Sie für die Nacht eine zweite Dosis am Bett bereit.

- Nehmen Sie Kapseln aus Baldrian, Passionsblume, Hopfen, Lavendel, Lindenblüten oder Kamille ein. Es werden verschiedene Wirkstoffkombinationen angeboten.

- Essen Sie täglich Hafergrütze, um der nervösen Erschöpfung vorzubeugen, die oft als Folge von Schlaflosigkeit auftritt.

Vorbeugung und Lebensweise

- Nehmen Sie sich Zeit für sich selbst. Verbringen Sie täglich mindestens 30 Minuten mit etwas, das Sie selbst tun möchten.

- Ein abendliches Bad mit einigen Tropfen Lavendel- oder Basilikumöl wirkt entspannend. Ein Morgenbad mit einigen Tropfen Rosmarinöl dagegen wirkt erfrischend und belebend.

- Vermeiden Sie lebhafte Sportarten. Sanftere Formen der Bewegung wie Gartenarbeit oder Spaziergänge sind entspannender.

Chronische Müdigkeit

Die Myalgische Encephalomyelitis (ME) wird oft abschätzig als »Yuppie-Grippe« bezeichnet. Manchmal werden die Symptome von psychologischen Faktoren beeinflusst. Meist hat das Problem seinen Anfang in einer Viruserkrankung. Viren können ins Muskelgewebe eindringen und Schmerzen sowie allgemeine Schwäche hervorrufen. In anderen Fällen kann es zu Depressionen (Seite 101), geschwächter Immunabwehr, Kopfschmerzen, Schwindel, Atembeschwerden und vor allem zu einem übersteigerten Schlafbedürfnis kommen.

Behandlung

- Stärken Sie das Immunsystem mit Echinacea, Reishi oder Huang Qi als Nahrungsergänzung. Nehmen Sie bis zu 4-mal täglich je 2 Kapseln (à 200 mg).

- Bereiten Sie einen Aufguss aus Ginkgo, Wassernabel (Gotu Kola) und Johanniskraut zu gleichen Teilen und trinken Sie davon 3-mal täglich je 1 Tasse.

- Nehmen Sie Ginseng oder Withania in Kapselform, bis zu 600 mg täglich.

- Nehmen Sie als tägliche Nahrungsergänzung Nachtkerzenöl (500 mg), Vitamin C (500 mg) sowie Zink und Magnesium.

Neuralgien

Neuralgien (Nervenschmerzen) können überall im Körper auftreten. Besonders häufig sind jedoch Entzündungen des Trigeminus-Nervs.

Behandlung

- Bereiten Sie einen Aufguss aus Eisenkraut und Johanniskraut zu gleichen Teilen und geben Sie eine Prise gemahlenen Ingwer oder Cayennepfeffer oder eine Gewürznelke dazu. Täglich bis zu 5 Tassen trinken.

- Legen Sie behutsam eine warme Kompresse auf, die mit einem Aufguss aus Lavendel, Steinklee, Eisenkraut oder Johanniskraut getränkt ist.

- Verwenden Sie eine frische Zitronenscheibe für einen Breiumschlag. Alternativ mischen Sie 5 Tropfen Zitronenöl mit angewärmtem Mandelöl.

Die Bachblüten

Dr. Edward Bach entdeckte in den 1930er Jahren 38 heilende Blütenessenzen, die noch heute häufig eingesetzt werden. Die Pflanzenextrakte sind mit Alkohol konserviert. Vor der tropfenweisen Einnahme werden sie mit Wasser verdünnt.

Essenz	Empfohlene Verwendung
Ackersenf	große Verzweiflung oder schwere Depressionen
Bleiwurz	für diejenigen, die an ihrem eigenen Urteil zweifeln und vom Rat anderer abhängig sind
Doldiger Milchstern	körperliche Beschwerden nach einer seelischen Erschütterung
Drüsen-Springkraut	Ungeduld, Nervosität und Reizbarkeit
Edelkastanie	extreme Ängste, die an die Grenze des Erträglichen reichen
Eiche	für Menschen, die ungern Hilfe annehmen und sehr ehrgeizig sind
Einjähriger Knäuel	Unsicherheit, Unschlüssigkeit und Stimmungsschwankungen
Eisenkraut	Verspanntheit, Übereifer und Überanstrengung
Espe	vage Ängste unbekannten Ursprungs
Gauklerblume	Angst vor unbekannten Dingen
Geißblatt	Heimweh und Sehnsucht nach der Vergangenheit
Gelbes Sonnenröschen	schwere Ängste, Panik und Schlafstörungen
Heckenrose	für apathische, antriebslose Menschen, die nichts gegen ihre Situation unternehmen
Heidekraut	für die Selbstverliebten und Selbstmitleidigen, die nur ihren eigenen Kummer sehen
Herbstenzian	für die Verzagten und Mutlosen
Holzapfel	eine reinigende Essenz für alle, die sich unsauber oder beschämt fühlen
Kastanienknospen	Verweigerung, aus früheren Fehlern zu lernen
Kiefer	Schuldgefühle und Selbstvorwürfe
Kirschpflaume	Angst vor seelischem Zusammenbruch
Lärche	mangelndes Selbstvertrauen

Essenz	Empfohlene Verwendung
Odermennig	für konfliktscheue Menschen, die Sorgen hinter einem fröhlichen Gesicht verstecken
Olive	starke Erschöpfung
Quellwasser	für Perfektionisten, die ihre Bedürfnisse unterdrücken und sich die Entspannung versagen
Rosskastanie	seelische Ängste und hartnäckige, nagende Sorgen, Ruhelosigkeit und Schlafstörungen
Rotbuche	Intoleranz gegenüber anderen und mangelndes Einfühlungsvermögen
Rote Kastanie	für Menschen, die immer nur für andere da sind und mit sich selbst sorglos umgehen
Stechginster	Hoffnungslosigkeit und Resignation
Stechpalme	Eifersucht, Misstrauen und Erregbarkeit
Sumpfwasserfeder	für kontaktarme Menschen, die arrogant und unnahbar wirken
Tausendgülden-kraut	Willensschwäche und mangelndes Durchsetzungsvermögen
Ulme	Versagensängste und Unzulänglichkeitsgefühle
Waldtrespe	Unsicherheit und Unentschlossenheit, mangelnde Zielstrebigkeit
Walnuss	Schutz in Zeiten der Veränderung, etwa der Menopause und anderen Übergangsphasen
Wegwarte	Selbstsucht und Besitzdenken
Weide	für die Zornigen und Verbitterten, die sich benachteiligt fühlen
Weißbuche	Antriebslosigkeit, Zögerlichkeit und Zweifel an der eigenen Kraft
Weinrebe	für dominante und unflexible Menschen, denen es an Selbstkritik fehlt
Weiße Waldrebe	für zerstreute und verträumte Realitätsflüchtlinge

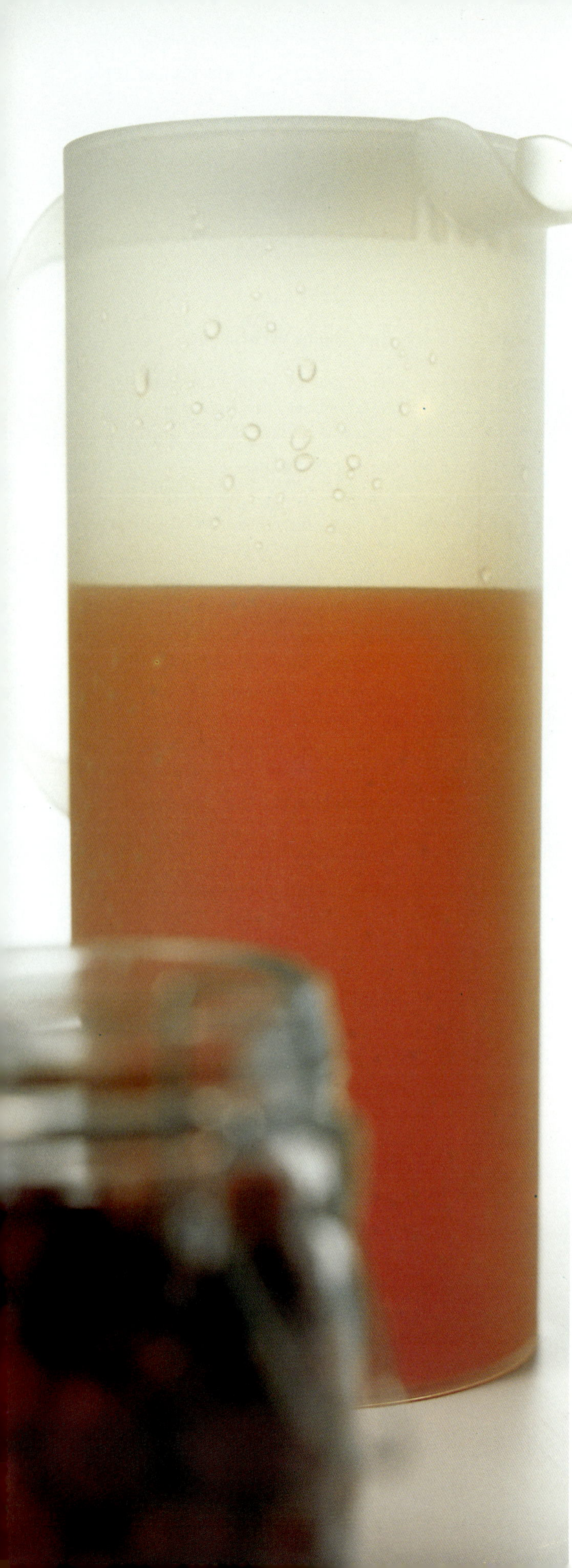

Männliches Fortpflanzungs- und Harnsystem

Männer suchen oft nur widerstrebend Hilfe bei gesundheitlichen Problemen, und wenn es um das Fortpflanzungssystem geht, ist der Widerwille oft noch größer. Prostatakrebs wird häufig nicht frühzeitig erkannt. Dennoch ist es sehr wichtig, bei Veränderungen der Wasserausscheidung eine Untersuchung in Anspruch zu nehmen. Nach chinesischem Verständnis ist die reproduzierende Energie Qi in den Nieren angesiedelt und wärmende Kräuterwirkstoffe können in vielen Fällen hilfreich sein.

Impotenz

Stress, Überarbeitung, Alkohol und zu viel Koffein können sich dämpfend auf die Libido auswirken. Manchmal gibt es eine physische Erklärung – schmerzhafte Hämorrhoiden (Seite 93) sind eine häufige Ursache. Seit Jahrhunderten gelten verschiedene Kräuter als Aphrodisiaka, und obwohl die Wirksamkeit vieler dieser Mittel fragwürdig ist, haben einige doch eine nachweisbare Wirkung auf den Hormonhaushalt. Andere enthalten anregende Stoffe, die die inneren Lebenskräfte stärken.

Behandlung

- Nehmen Sie täglich bis zu 600 mg Ginseng. Traditionell wird empfohlen, die Einnahme auf 4 Wochen zu beschränken, nur ältere Menschen können Ginseng durchgehend einnehmen.

- Auch Withania ist sehr wirksam. Nehmen Sie täglich 600 mg in Kapselform.

- Damiana zählt zu den beliebtesten Aphrodisiaka für Männer. Trinken Sie 3 Tassen des Aufgusses täglich. Geben Sie in jede Tasse eine Gewürznelke, um den Stoffwechsel anzuregen.

- Sägepalme ist ein wirksames Mittel zur Stärkung der sexuellen Ausdauer und Potenz. Mischen Sie die Tinkturen von Sägepalme, Damiana und Withania und nehmen Sie 2-mal am Tag je 5 ml bzw. 1 Teelöffel ein.

- Verwenden Sie eine Mischung aus 1 Tropfen Rosenöl, 5 Tropfen Sandelholzöl und 1 Teelöffel Mandelöl für eine anregende Partnermassage. Geben Sie die gleichen Öle in einen Diffusor im Schlafzimmer.

Unfruchtbarkeit

Unfruchtbarkeit bei Männern ist normalerweise das Resultat einer geringen Spermaanzahl. Kräuter können die Spermaproduktion anregen. Der Traditionellen Chinesischen Medizin zufolge ist die reproduktive Energie Qi in den Nieren angesiedelt. Wärmende Nierentoniken wie Gewürznelken und He Shou Wu (Chinesischer Knöterich) können hilfreich sein.

Behandlung

- Bereiten Sie einen Auszug aus He-Shou-Wu-Wurzel und Gewürznelken zu und geben Sie die halbe Menge Süßholz hinzu. 3-mal täglich je 1 Tasse trinken. Alternativ nehmen Sie ebenso häufig von den entsprechenden Tinkturen je 5 ml bzw. 1 Teelöffel ein. Diese Kräuter können auch für einen anregenden Wein verwendet werden (Seite 34). Geben Sie die Wurzeln in ein großes Gefäß und übergießen Sie sie mit Rotwein. 2 Wochen stehen lassen, dann täglich 1 Sherryglas voll trinken.

- Nehmen Sie täglich Withania-Kapseln (insgesamt 600 mg).

- Wenn Stress (Seite 101) das Problem verstärkt, trinken Sie täglich 1 oder 2 Tassen Aufguss aus Helmkraut, Eisenkraut oder Kamille.

- Essen Sie möglichst viele organisch produzierte Lebensmittel. Schränken Sie den Konsum von Alkohol, Koffein und Nikotin ein.

Wenden Sie sich an einen Arzt, wenn

- **Probleme beim Wasserlassen auftreten oder der Urin Blut enthält.**

- **Sie auffallend häufig Wasser lassen müssen, besonders nachts.**

- **Harnwegsinfektionen nicht binnen 3 Tagen abklingen oder von Fieber begleitet sind.**

- **Sie Schmerzen im unteren Rücken haben. Dies deutet auf ein Nierenproblem als Folge einer Harnwegsinfektion hin.**

- **Sie heftige Schmerzen in der Lendengegend haben. Die Ursache können Nierensteine oder Harngrieß sein.**

Prostata-Vergrößerung

Die Prostata oder Vorsteherdrüse ist Bestandteil des männlichen Fortpflanzungssystems. Sie mündet unterhalb der Blase in die Harnröhre. Sie produziert eine alkalische Flüssigkeit, die Bestandteil des Sperma ist. Mit zunehmendem Alter vergrößert sich die Prostata häufig und verursacht Probleme beim Wasserlassen. Der Durchfluss wird behindert, es verbleibt oft ein Rest Urin in der Blase, der zu Entzündungen führen kann. Wegen des Druckunterschiedes kann der Urin auch zurück in die Nieren fließen und dort Funktionsstörungen oder Schäden auslösen. Gutartige Prostata-Vergrößerung geht vermutlich auf eine hohe Konzentration des männlichen Sexualhormons Testosteron in der Prostata zurück. Es wird dort in einen wirksamen chemischen Stoff mit der Bezeichnung Dihydrotestosteron (DHT) umgewandelt, der die Vergrößerung verursacht. In der Schulmedizin entfernt man meist einen Teil der Drüse, doch die Reste wachsen oft weiter, so dass der Eingriff wiederholt werden muss. Die Kräuterheilkunde konzentriert sich darauf, das chemische Gleichgewicht des Körpers wieder herzustellen, indem sie die DHT-Produktion ausgleicht und daraus resultierende Infektionen bekämpft.

Behandlung

- Sägepalmen-Früchte reduzieren nachweislich die DHT-Produktion und sind darum wirksam bei gutartiger Prostata-Vergrößerung. Mischen Sie je 2 Teile der Tinkturen von Sägepalme und Sibirischem Ginseng mit 1 Teil Weißer Taubnessel. Nehmen Sie 3-mal täglich 5 ml bzw. 1 Teelöffel in etwas Wasser ein.

- Um eine Infektion durch zurückgehaltenen Urin zu bekämpfen, nehmen Sie 3-mal täglich Echinacea-Kapseln (à 200 mg).

- Ein Aufguss aus gleichen Teilen Mais, Weißer Taubnessel und Bukkostrauch wirkt harntreibend und heilend. Geben Sie zu jeder Tasse 5 ml bzw. 1 Teelöffel Acker-Schachtelhalm-Saft.

- Nehmen Sie täglich 500 mg Nachtkerzenöl ein.

- Auch Brennnesseln haben Heilwirkung. Trinken Sie täglich 2 Tassen eines Aufgusses aus den Blättern und Stielen oder eines Absudes aus der Wurzel.

Vorsicht: Eine Vergrößerung der Prostata kann auch ein Indiz für Prostatakrebs sein, darum ist eine ärztliche Untersuchung unbedingt erforderlich.

Prostatitis

Eine Entzündung der Vorsteherdrüse kann durch Bakterien hervorgerufen werden. Die Symptome ähneln der Harnwegsentzündung (unten), sie umfassen Schmerzen beim Wasserlassen sowie erhöhte Temperatur oder Fieber.

Behandlung

- Bereiten Sie einen Aufguss aus Acker-Schachtelhalm, Weißer Taubnessel und Goldrute zu gleichen Teilen. Trinken Sie 3-mal täglich je 1 Tasse.

- Nehmen Sie 3-mal täglich je 1 Kapsel Knoblauch (à 200 mg).

Blasen- und Harnwegsentzündung

Blasenentzündungen kommen bei Frauen wesentlich häufiger vor als bei Männern, weil ihre Harnröhre deutlich kürzer ist (etwa 3,5 cm bei Frauen gegenüber etwa 20 cm bei Männern). Durchschnittlich jede zweite Frau hat im Lauf ihres Lebens mit einer Blasenentzündung zu kämpfen. Die spezifische Blasenentzündung wird zu den Geschlechtskrankheiten gezählt und bedarf einer speziellen Behandlung. Die unspezifische Blasenentzündung ist ein relativ häufiges Problem bei Männern. Die Symptome umfassen Schmerzen, Brennen oder Schwierigkeiten beim Wasserlassen sowie einen dumpfen Schmerz im Unterbauch. Wie bei vielen opportunistischen Infektionen greifen die verursachenden Bakterien bevorzugt an, wenn der Körper durch Überarbeitung oder emotionale Belastung geschwächt ist. Damit saurer Urin alkalischer wird, reduzieren Sie Ihren Fleischkonsum. Vermeiden Sie saure Nahrungsmittel wie Rhabarber, Orangen und sauer eingelegtes Gemüse. Bevorzugen Sie vegetarische Kost.

Behandlung

- Bereiten Sie einen Aufguss aus Bukkostrauch, Schafgarbe, Efeu-Gundermann und Goldrute zu gleichen Teilen. Trinken Sie davon bis zu 4 Tassen täglich. Bei schweren Infektionen kann der Urin Blut enthalten. In diesem Fall geben Sie Hirtentäschelkraut zur Aufgussmischung.

- Mischen Sie die Tinkturen von Acker-Schachtelhalm, Eibisch und Weißer Taubnessel zu gleichen Teilen. Nehmen Sie 3-mal täglich je 5 ml bzw. 1 Teelöffel ein.

- Löwenzahn und Petersilie wirken harntreibend und reinigend auf das Harnsystem. Trinken Sie täglich 3–4 Tassen eines Aufgusses aus einem der Kräuter. Geben Sie zu jeder Tasse eine Prise Natron, um den Säuregehalt des Urins zu reduzieren.

- Um eine Infektion zu bekämpfen, nehmen Sie 3-mal täglich je 1 Echinacea-Kapsel (à 200 mg).

Vorsicht: Wenden Sie sich an den Arzt, wenn die Symptome länger anhalten. Bei einer schweren Blasenentzündung kann eine antibiotische Behandlung angezeigt sein.

Harngrieß

Harngrieß entsteht aus Ablagerungen von Harnsäure oder Kalzium-Salzen, die sich in hoch konzentriertem Urin bilden. Sie sammeln sich dann im Harnsystem und verursachen Beschwerden. Der Urin sieht trübe oder wolkig aus, das Wasserlassen ist unangenehm. Auch Blut im Urin kommt vor, ebenso Schmerzen, die vom Damm bis in die Oberschenkel ziehen. Kalzium-Ablagerungen treten häufiger in Gegenden mit hartem Wasser auf.

Behandlung

- Ein Auszug aus Sellerie, Eibischblättern und Mais wirkt harntreibend und senkt den Harnsäurespiegel. Trinken Sie bis zu 4 Tassen täglich. Wenn der Urin Blut enthält, geben Sie Hirtentäschelkraut an die Mischung.

- Nehmen Sie 3-mal täglich je 10 ml bzw. 2 Teelöffel frischen Klebkraut-Saft mit 5 Tropfen Baldriantinktur.

- Trinken Sie in regelmäßigen Abständen Petersilien-Aufguss.

- Hilfreich ist es, den Säuregehalt des Urins zu verändern. Essen Sie weniger Fleisch und mehr Gemüse. Meiden Sie Nahrungsmittel mit einem hohen Gehalt an Oxalsäure, besonders Rhabarber, Schokolade und Spinat. Meiden Sie Milchprodukte aufgrund ihres hohen Kalziumgehaltes.

Vorsicht: In schweren Fällen muss der Arzt aufgesucht werden. Nierensteine, die sich von den Nieren zur Blase bewegen, bereiten heftige Schmerzen in der Lendengegend und können zu Ohnmacht oder Kollaps führen. Wenden Sie sich bei solchen Symptomen unbedingt an Ihren Arzt.

Ernährung und Nahrungsergänzungen

- Sorgen Sie für eine ausreichende Zufuhr von Vitaminen der B-Gruppe sowie Vitamin E und Zink. Knabbern Sie regelmäßig Kürbiskerne, die ein guter Zinklieferant sind.

- Trinken Sie bei allen Blasenbeschwerden reichlich Flüssigkeit, mindestens 3,5 Liter pro Tag und möglichst Wasser (in Gegenden mit hartem Wasser Mineralwasser mit niedrigem Kalziumgehalt).

- Nehmen Sie viel Petersilie, Sellerie und Löwenzahn in Ihren Speisezettel auf.

- Essen Sie Vollkornbrot und Cerealien auf Reis-Basis, um für reichlich Ballaststoffe zu sorgen.

- Trinken Sie anstelle von Fruchtsäften verdünnten Kronsbeersaft. Nach Geschmack mit etwas Honig süßen.

- Reduzieren Sie Ihren Fleischkonsum, um den Säuregehalt des Urins zu verringern. Versuchen Sie, mindestens drei fleischlose Tage in der Woche einzuplanen.

- Schränken Sie Ihren Salzverbrauch ein und meiden Sie geräucherte und gepökelte Lebensmittel.

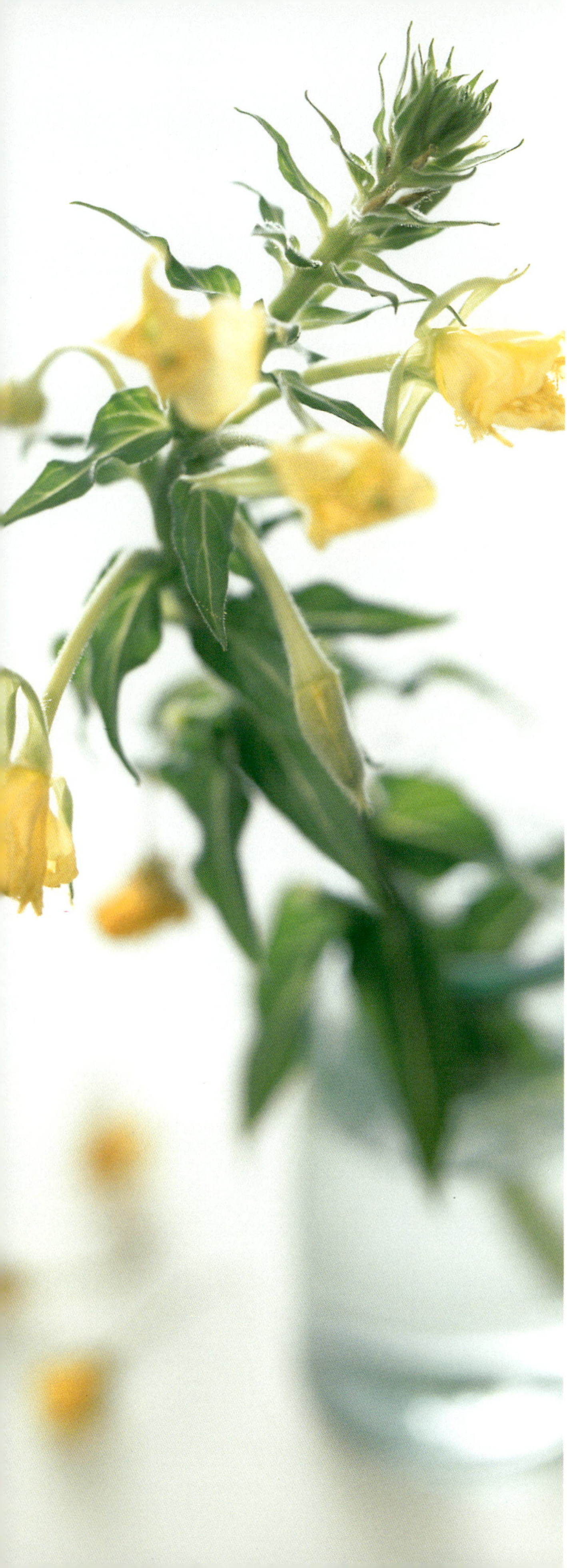

Weibliches Fortpflanzungssystem und Schwangerschaft

♀ *Kräuter spielen seit Jahrhunderten eine wichtige Rolle in der Heilung vieler Frauenleiden. Allein die volkstümlichen Namen sprechen Bände: Frauenmantel* (Alchemilla mollis), *Mutterkraut* (Matricaria recutita) *oder Mutterwurz* (Ligusticum scoticum) *heißen die Pflanzen, die bei gynäkologischen Beschwerden, während der Schwangerschaft und Geburt eingesetzt werden. Die Traditionelle Chinesische Medizin bringt die Menstruation mit der Leber in Verbindung, darum gilt das leberstärkende Dang Gui als wichtiges Tonikum speziell für Frauen.*

Menstruationsbeschwerden

Prämenstruelles Syndrom (PMS)

Zu den typischen Symptomen gehören Anschwellen des Bauches (unten), Stimmungsschwankungen und Spannungsgefühle in der Brust (Seite 113). Wissenschaftlich gesehen hängen die Symptome mit einem raschen Abfall des Hormons Progesteron im Verhältnis zum Östrogen zusammen. Die konventionelle Behandlung befasst sich daher mit dem Hormonspiegel und setzt erfolgreich Mönchspfeffer und Funkelstern ein. Die alternative Medizin sieht das PMS aber als vielschichtiges Problem, das über ein hormonelles Ungleichgewicht hinausreicht. Die Traditionelle Chinesische Medizin beispielsweise bringt die Menstruation mit der Leber in Verbindung und setzt gegen PMS Stoffe wie Dang Gui ein, die die Leberfunktion stärken. Nachtkerzenöl ist in den letzten Jahren immer beliebter geworden. Es enthält Gamma-Linolensäure, von der man annimmt, dass sie die Produktion von Prostaglandin E_1 anregt. Vor allem bei Wasseransammlung und Brustempfindlichkeit ist das Kraut hilfreich. Borretschöl hat eine ähnliche Wirkung.

Behandlung

- Bereiten Sie einen gemischten Aufguss/Absud aus je 20 g Dang Gui und Wanzenkrautwurzel. Geben Sie 5 g Süßholzwurzel und frische Ingwerwurzel in den Absud und je 10 g Eisenkraut und Schafgarbe in den Aufguss. 3-mal täglich je 1 Tasse trinken.

- Nehmen Sie täglich 500 mg Nachtkerzenöl oder Borretschöl in Kapselform. Erhöhen Sie in den 10 Tagen vor Einsetzen der Periode die Dosis auf 1 g täglich.

- Nehmen Sie jeden Morgen 10 Tropfen Mönchspfeffer-Tinktur in etwas Wasser ein. Erhöhen Sie in den 10 Tagen vor Einsetzen der Periode die Dosis auf 20 Tropfen.

- Reduzieren Sie Ihren Kaffeekonsum und versuchen Sie, in den 10 Tagen vor der Periode außergewöhnliche Belastungen zu vermeiden.

Wasseransammlung

Wasseransammlung tritt oft in Verbindung mit dem Prämenstruellen Syndrom (PMS, oben) auf und äußert sich durch ein Anschwellen des Bauches. Zur Behandlung eignen sich harntreibende Tees am besten. In schwereren Fällen können Knöchel, Finger und Hände anschwellen, es können auch Herzklopfen (Seite 91) und Kopfschmerz auftreten (Seite 134).

Behandlung

- Trinken Sie einen Aufguss aus Petersilie, Löwenzahnblättern, Bukko und Schafgarbe. Wenn Sie unter Herzklopfen leiden, geben Sie einen halben Anteil Herzgespann zu den übrigen Kräutern.

- Es gibt viele entwässernde Präparate. Bevorzugen Sie solche aus Löwenzahn, Acker-Schachtelhalm oder Schafgarbe. Produkte, die Wacholder enthalten, sollten nicht über längere Zeit eingenommen werden, da sie schädlich für die Nieren sind.

- Tauchen Sie eine Kompresse in Lavendelaufguss und kühlen Sie damit bei heißem Wetter geschwollene Knöchel.

Vorsicht: Wasseransammlung kann auch auf Diabetes (Seite 139) oder Herzerkrankungen (Hoher Blutdruck, Seite 90) hindeuten. Bei plötzlichem Auftreten oder Veränderung der Symptome sollten Sie einen Arzt aufsuchen. Setzen Sie nicht ohne Rücksprache mit dem Arzt Kräuterpräparate ein, wenn Sie unter hohem Blutdruck leiden.

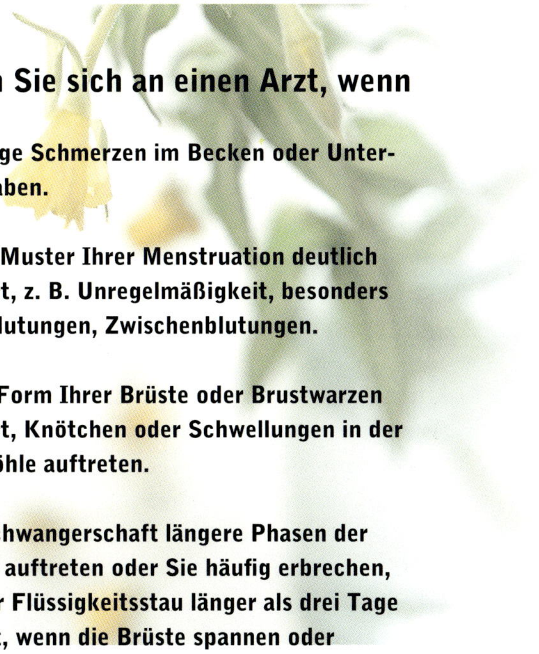

Wenden Sie sich an einen Arzt, wenn

- **Sie heftige Schmerzen im Becken oder Unterbauch haben.**

- **sich das Muster Ihrer Menstruation deutlich verändert, z. B. Unregelmäßigkeit, besonders starke Blutungen, Zwischenblutungen.**

- **sich die Form Ihrer Brüste oder Brustwarzen verändert, Knötchen oder Schwellungen in der Achselhöhle auftreten.**

- **in der Schwangerschaft längere Phasen der Übelkeit auftreten oder Sie häufig erbrechen, wenn der Flüssigkeitsstau länger als drei Tage andauert, wenn die Brüste spannen oder schmerzen, wenn Sie auffallend häufig Wasserlassen müssen oder Übelkeit länger anhält. Lassen Sie während der Schwangerschaft regelmäßig Ihren Blutdruck messen.**

Heftige Blutungen

Starke Mentruationsblutungen sind ein verbreitetes Problem. Es ist wichtig, mit dem Arzt zu sprechen, wenn sich das vertraute Muster der Menstruation verändert, da ein schwerwiegender Grund wie Polypen oder Endometriose (Seite 114) vorliegen kann. Leider wird Frauen mit heftigen Blutungen häufig zu einer Operation – oft zur Gebärmutterentfernung – geraten. In der ayurvedischen Medizin ist die Gebärmutter eng mit den Energiezentren oder »chakras« des Körpers verbunden und ihre Entfernung kann zu unerwarteten Stimmungsschwankungen führen. Hirtentäschelkraut und Ringelblume zählen zu den Kräutern, die lindernd wirken.

Behandlung

- Bereiten Sie einen Aufguss aus Hirtentäschelkraut, Frauenmantel, Ringelblume und Himbeerblättern zu gleichen Teilen. Trinken Sie täglich 2 Tassen und steigern Sie die Menge auf 4 Tassen während der Menstruation.

- Starke Blutungen sind oft die Ursache einer Eisenmangel-Anämie. Nehmen Sie täglich zwei 200-mg-Kapseln Dang Gui, um das Risiko zu vermindern. Essen Sie reichlich eisenhaltige Speisen (Eisenmangel-Anämie, Seite 92).

- Nehmen Sie jeden Morgen 10 Tropfen Mönchspfeffer-Tinktur in etwas Wasser ein, um den Hormonhaushalt zu normalisieren.

- Bereiten Sie einen Aufguss aus Weißer Taubnessel und Brennnessel zu gleichen Teilen und trinken Sie 1 oder 2 Tassen am Tag statt Kaffee oder Schwarztee. Nach Geschmack Honig oder Zitronensaft zugeben.

Unregelmäßige / geringe Blutungen

Unregelmäßige Blutungen stehen oft mit Mangelernährung und Untergewicht in Zusammenhang, darum treten sie bei Magersüchtigen oder Balletttänzerinnen häufig auf. Ein offensichtlicher Grund für das Ausbleiben der Blutungen ist eine Schwangerschaft, darum sollten Sie stets einen Test durchführen, ehe Sie zu anregenden Mitteln greifen. Andere mögliche Ursachen sind Trauma, Polypen (Seite 114) und Anämie (Seite 92). Viele Kräuter können die Blutungen anregen. In der Vergangenheit wurden sie auch für Schwangerschaftsabbrüche verwendet. Das ist jedoch gefährlich, weil weit häufiger eine Missbildung des Fötus als eine Fehlgeburt die Folge ist. Man nimmt an, dass das Ausbleiben der Periode auch ein Warnsignal für vorzeitige Osteoporose ist.

Behandlung

- Nehmen Sie jeden Morgen 10 Tropfen Mönchspfeffer-Tinktur in etwas Wasser ein.

- Trinken Sie 3-mal täglich einen Aufguss aus Herzgespann, Schafgarbe und Rosmarin.

- Bei Störungen der Schilddrüsenfunktion (Seite 140), nehmen Sie Kelp-Tabletten als Nahrungsergänzung.

- Nehmen Sie als Nahrungsergänzung Vitamine der B-Gruppe, Vitamin E und Zink.

Menstruationsschmerzen

Es gibt eine Reihe von wirksamen Kräutern gegen Menstruationsschmerzen. Die richtige Wahl hängt von der Art der Beschwerden ab. Entweder handelt es sich um Stauungsschmerzen, die sich vor Einsetzen der Periode aufbauen. Meist gehen sie mit Blut- und Wasserstau (Seite 111) und Anschwellen des Bauches einher. Der Schmerz löst sich, wenn die Blutungen einsetzen. Oder es handelt sich um krampfartige Schmerzen als Folge von Gebärmutterkrämpfen bei Einsetzen der Blutung. Ursache ist oft ein Prostaglandin-Ungleichgewicht, manchmal auch emotionale Spannungen.

Herzgespann und Funkelstern wirken gegen den Stauungsschmerz, während Wanzenkraut und Amerikanischer Schneeball die krampfartigen Schmerzen lösen.

Behandlung

- Nehmen Sie bei krampfartigen Schmerzen 20 ml bzw. 4 Teelöffel Wanzenkraut-Tinktur in Wasser ein. Meist reicht eine einmalige Anwendung aus, sie kann aber bei Bedarf nach einigen Stunden wiederholt werden.

- Trinken Sie 3-mal täglich je 1 Tasse eines Aufgusses aus Johanniskraut, Gänse-Fingerkraut, Herzgespann und Himbeerblättern zu gleichen Teilen. Auch eine Tasse Passionsblumen-Aufguss ist hilfreich.

- Nehmen Sie bei Stauungsschmerzen 3-mal täglich je 40 Tropfen Funkelstern-Tinktur in etwas Wasser ein.

- Mischen Sie je 3 Tropfen Basilikum- und Rosmarinöl mit 5 ml bzw. 1 Teelöffel Mandelöl und massieren Sie damit den Unterbauch zwischen Nabel und Schamhaar-Ansatz.

Brustbeschwerden und gutartige Knoten

Schmerzende, angeschwollene Brüste kommen in den Tagen vor der Menstruation häufig vor. Manche Frauen müssen während dieser Zeit sogar einen größeren BH tragen, weil die Schwellung so stark ist. Recht häufig ist auch die Bildung von zahlreichen winzigen, gutartigen Zysten im Brustgewebe (FBD-Syndrom), meist ohne weitere Symptome. Beide Probleme sind recht verbreitet und effektiv mit Kräuterpräparaten gegen PMS zu lindern.

Behandlung

- Harntreibende Mittel können die Flüssigkeitsansammlungen abbauen, die zur Brustschwellung und Bildung von Knötchen beitragen. Trinken Sie morgens und abends je 1 Tasse Aufguss aus Klebkraut, Petersilie und Acker-Schachtelhalm zu gleichen Teilen.

- Nehmen Sie täglich 1 g Nachtkerzenöl in Kapselform ein.

- Legen Sie bei Bedarf auf schmerzende Brüste eine Kompresse, die mit einem Acker-Schachtelhalm- oder Klebkraut-Aufguss getränkt ist.

Ernährung und Nahrungsergänzungen

- Nachtkerzen- und Borretschöl enthalten viel Gamma-Linolensäure. Nehmen Sie bei Beschwerden der Menstruation oder Menopause täglich bis zu 1 g ein.

- Achten Sie auf eine ausreichende Zufuhr an Vitaminen der B-Gruppe und Zink. Falls Ihre Ernährung eher unausgewogen ist, sollten Sie Ergänzungspräparate einnehmen. Vitamin B_6 galt lange als hilfreich bei PMS-Beschwerden, ist heute aber umstritten. Überschreiten Sie nicht die Dosis, die auf der Packungsbeilage angegeben ist.

- Meiden Sie alle koffeinhaltigen Getränke und Alkohol.

- Nehmen Sie als Nahrungsergänzung Beta-Karotin-Kapseln oder trinken Sie täglich 1 Glas Karottensaft.

Vorsicht: Obwohl ein Zusammenhang zwischen dem FBD-Syndrom und Brustkrebs nicht nachgewiesen werden kann, sollten Sie Knoten in der Brust grundsätzlich untersuchen lassen. Wer gutartige Knoten hat, sollte genau auf Veränderungen achten.

Endometriose

Dies ist ein Krankheitsbild, bei dem das Gewebe, das normalerweise die Gebärmutter auskleidet (das Endometrium) in die Beckenhöhle durchdringt. Es kann dort zu Blockaden und Gewebeveränderungen führen. Solche Auswüchse können die Gebärmutter und die inneren Organe beeinträchtigen. Die Folge sind heftige und schmerzhafte Blutungen, manchmal auch Verstopfung oder Durchfall. In der Schwangerschaft oder Menopause normalisiert sich der Zustand häufig von selbst. Endometriose kann die Fruchtbarkeit und die Empfängniswahrscheinlichkeit beeinträchtigen. Die Schulmedizin neigt zu operativen Eingriffen. Mit Kräutern können die Symptome gelindert werden.

Behandlung

- Mischen Sie zu gleichen Teilen die Tinkturen aus Yamswurzel, Eisenkraut, Amerikanischem Schneeball, Ringelblume, Löwenzahnwurzel und Weißdorn-Beeren. Nehmen Sie 3-mal täglich je 5 ml bzw. 1 Teelöffel ein.

- Trinken Sie bei akuten Beschwerden einen Aufguss aus Kamille, Ringelblume oder Johanniskraut mit einer Prise gemahlenem Ingwer.

- Nehmen Sie 3-mal täglich je 10 Tropfen Funkelstern-Tinktur mit etwas Wasser ein.

Vorsicht: Endometriose verlangt häufig eine ärztliche Behandlung. Verlassen Sie sich nicht allein auf die Selbsthilfe.

Polypen

Polypen und gutartige Wucherungen in der Gebärmutter verursachen normalerweise keine Schmerzen, hängen aber oft mit heftigen Blutungen zusammen. Häufig sind sie die Ursache für Unfruchtbarkeit. Ihr Wachstum ist abhängig vom Östrogenspiegel und man vermutet einen Zusammenhang mit der Pille zur Empfängnisverhütung. Wenn nach der Menopause der Östrogenspiegel fällt, schrumpfen die Polypen oft von allein. Kräuter können diesen Schrumpfungsvorgang unterstützen, doch häufig braucht er einige Zeit.

Behandlung

- Bereiten Sie einen Aufguss aus gleichen Teilen Mais, Hirtentäschelkraut und Ringelblumen (Blütenblätter) zu. Trinken Sie 3-mal täglich je 1 Tasse.

- Mischen Sie die Tinkturen von Kanadischer Gelbwurzel, Schafgarbe, Galgant und Frauenwurzel zu gleichen Teilen. 3-mal täglich je 5 ml bzw. 1 Teelöffel einnehmen.

- Geben Sie 20 ml Kanadische-Gelbwurzel-Tinktur auf 1 Liter abgekochtes Wasser und verwenden Sie die Lösung für eine Vaginalspülung.

Vorsicht: Wenden Sie sich an Ihren Arzt, wenn die Menstruationsblutungen auffällig stärker werden.

Scheiden-Pilzinfektionen und Juckreiz

Für Pilzinfektionen ist zumeist die Hefe-Pilzart *Candida albans* verantwortlich, die auch andere Hautpilz-Erkrankungen auslöst (Seite 123). Allgemein infiziert man sich meist dann mit Pilzen, wenn der Körper aus dem Gleichgewicht ist und die Abwehrkräfte geschwächt sind. Typische Symptome sind Hautreizungen, Wundsein, weiße Flecken auf der Schleimhaut und ein weißlich-käsiger Ausfluss. Auch ein hoher Blutzuckerspiegel begünstigt die Verbreitung von Hefekulturen, darum tritt das Problem bei Diabetikern gehäuft auf (Seite 139). Nicht-Diabetiker sollten ihren Zuckerkonsum auf ein Minimum reduzieren. Antibiotika töten auch die Bakterien ab, die Hefepilze unter Kontrolle halten. Darum folgen Pilzinfektionen besonders oft auf eine andere Infektion, die mit Antibiotika behandelt wurde.

Behandlung

- Lösen Sie einige Tropfen Teebaumöl in 5 ml bzw. 1 Teelöffel Wasser, tränken Sie damit einen Tampon und führen Sie ihn in die Scheide ein. Nicht länger als 4 Stunden tragen, 2-mal täglich ersetzen.

- Den Juckreiz lindert eine Creme aus Ringelblume und Frauenmantel. Jeder Dosis 1 Tropfen Rosenöl zufügen. Auch frischer Aloesaft ist hilfreich.

- Hefepilze gedeihen vor allem in feuchtwarmem Klima. Anfällige Frauen sollten darum stets Baumwollunterwasche tragen und auf Nylonstrumpfhosen verzichten. Auch Slipeinlagen mit Kunststofffolie sind ungeeignet.

- Wenn Sie Antibiotika nehmen, essen Sie Joghurt mit lebenden Kulturen oder ein Ergänzungspräparat mit *Lactobacillus acidophilus*.

- Essen Sie reichlich Knoblauch.

Unfruchtbarkeit

Viele Frauen wünschen sich, schwanger zu werden. Moderne Befruchtungstechniken sind zwar oft erfolgreich, doch zugleich aufwändig und unangenehm. Kräuter können die allgemeine Gesundheit verbessern und die Empfängnisbereitschaft steigern, sie bieten aber keine Zauberformel mit Erfolgsgarantie. Eine Frau, die schwanger werden möchte, sollte auf unnötige Medikamente verzichten und dafür sorgen, dass ihre Ernährung ausreichend Mineralien, Vitamine und Nährstoffe enthält.

Behandlung

- Bereiten Sie einen Aufguss aus Rotklee-Blüten, Brennnesselblättern, Pfefferminze und Ringelblumen zu gleichen Teilen. 3-mal täglich je 1 Tasse trinken.

- Nehmen Sie an den 10 Tagen nach der Periode bis zu 600-mg-Dang Gui-Kapseln täglich, um die Körperfunktionen anzuregen. Verwenden Sie das Produkt aber nicht, wenn Sie vermuten, schwanger zu sein.

- Pilzinfektionen können die Fruchtbarkeit beeinträchtigen. Meiden Sie darum möglichst Antibiotika und nehmen Sie statt dessen Echinacea-Kapseln (à 200 mg) oder 5 ml bzw. 1 Teelöffel Echinacea-Tinktur mit Wasser.

Libido-Verlust

Stress, Überarbeitung, Alkohol und Koffein können nicht nur bei Männern Impotenz begünstigen, sondern ebenso bei Frauen. Auch der Rhythmus des Menstruationszyklus spielt eine Rolle. Meist steigt die Libido in der Mitte des Zyklus, kurz vor dem Eisprung, an. Ein zweiter Anstieg liegt oft kurz vor Einsetzen der Menstruation, weil der Druck der angeschwollenen Gebärmutterschleimhaut die sexuelle Aktivität anregt. Zu anderen Zeiten ist das Bedürfnis nach Geschlechtsverkehr eher gering, der Partner sollte das respektieren. Wird der Libido-Mangel zum Problem, gibt es viele hilfreiche Kräuter.

Behandlung

- Nehmen Sie jeden Morgen 10–20 Tropfen Mönchspfeffer-Tinktur in Wasser ein.

- Bereiten Sie einen Aufguss aus gleichen Mengen Himbeerblättern, Rosmarin, Herzgespann und Wassernabel (Gotu Kola). Trinken Sie 3 Tassen täglich.

- Wenn Anspannung und Stress (Seite 101) Ursache für den Libido-Mangel sind, trinken Sie morgens und abends einen Aufguss aus Heil-Ziest und Eisenkraut.

- Nehmen Sie 3-mal täglich je 10 Tropfen Funkelstern-Tinktur in etwas Wasser ein.

- Nehmen Sie täglich bis zu 600 mg Sibirischen Ginseng und 50 mg Nachtkerzenöl in Kapselform.

- Geben Sie in ein abendliches Bad einige Tropfen Sandelholz- oder Rosenöl oder verwenden Sie die gleichen Öle für eine anregende gegenseitige Partnermassage.

Menopause

Für die meisten Frauen bringt die Menopause nicht mehr Unannehmlichkeiten als gelegentliche Hitzewallungen und nächtliche Schweißausbrüche. Die Periode hört oft ohne Probleme auf oder klingt in unregelmäßigem Muster langsam ab. Es gibt aber auch problematischere Fälle. Die Menopause kann eine Zeit emotionaler Unruhe sein, Depressionen (Seite 101), Gewichtszunahme und heftige Blutungen (Seite 112) können auftreten. Heute werden viele dieser Symptome mit einer Hormon-Ersatztherapie behandelt, die den Östrogenspiegel erhöht. Kritiker bezweifeln aber den Langzeiteffekt dieser Behandlung. Für Frauen mit hohem Osteoporose-Risiko ist die Hormon-Ersatztherapie sinnvoll. Wer sie jedoch vermeiden möchte, kann mit Hilfe von Kräutern seinem Körper die Symptome dieser Umstellungsphase erleichtern. Ein gesunder Lebensstil mit ausgewogener Ernährung, glücklichen und ausfüllenden Perspektiven und tragbaren Belastungen ist natürlich wichtig. Wer deprimiert oder überarbeitet ist oder sich schlecht ernährt, muss mit größeren Beschwerden während der Menopause rechnen. Mit einer Mischung von Kräutern lässt sich der Hormonhaushalt ausgleichen, so dass die generelle Umstellung erleichtert wird. Aber auch für spezielle Symptome sind Kräuter gewachsen. Zu den Kräutern mit hormoneller Wirkung gehören Mönchspfeffer, Yamswurzel, Funkelstern und Salbei. Besänftigend auf die Nerven wirken Helmkraut, Zitronenmelisse und Baldrian.

Behandlung

- Mischen Sie je 20 ml bzw. 4 Teelöffel der Tinkturen von He Shou Wu, Eisenkraut, Salbei und Yamswurzel sowie 10 ml bzw. 2 Teelöffel Lavendel- und Süßholz-Tinktur. 3-mal täglich je 5 ml bzw. 1 Teelöffel einnehmen.

- Bereiten Sie einen Aufguss aus gleichen Mengen Herzgespann, Himbeerblättern und Frauenmantel und trinken Sie 2–3 Tassen täglich. Wenn Sie mit Ängsten zu kämpfen haben, geben Sie Lindenblüten oder Johanniskraut hinzu.

- Nehmen Sie 3-mal täglich je 10 Tropfen Funkelstern-Tinktur in etwas Wasser ein.

- Gegen Hitzewallungen hilft Kanadische Gelbwurzel: Nehmen Sie 3-mal täglich je 1 Kapsel (à 200 mg).

- Trinken Sie bis zu 4-mal täglich je 1 Tasse Salbeiaufguss, um Schweißausbrüche zu mildern.

- Bei Herzklopfen trinken Sie täglich 2–3 Tassen eines Aufgusses aus gleichen Mengen Weißdornblüten und Herzgespann.

- Bei trockener Scheidenschleimhaut wirkt eine Creme mit Vitamin E oder Ringelblumenextrakt lindernd.

Probleme in der Schwangerschaft

Morgendliche Übelkeit

Morgendliche Übelkeit tritt bei den meisten schwangeren Frauen nur in den ersten drei Monaten auf. Mit etwas Glück lässt sie sich auf wenige Minuten nach dem Aufstehen beschränken. Manchmal aber hält sie den ganzen Tag über an und dauert die ganzen neun Monate. Wissenschaftler haben herausgefunden, dass Ingwer selbst in schweren Fällen hochwirksam ist. In klinischen Versuchen wurden Dosen bis zu 1 g problemlos vertragen. Hilfreich sind auch Fenchel, Zitronenmelisse, Kamille, Funkelstern und Pfefferminze. Am besten wirken die Kräuter, wenn sie als Tinktur eingenommen werden.

Behandlung

- Geben Sie jeweils 10 ml bzw. 2 Teelöffel Tinkturen von Fenchel, Ingwer, Zitronenmelisse, Kamille, Funkelstern und Pfefferminze in separate 25-ml-Tropfflaschen und füllen Sie sie mit Wasser auf. Geben Sie morgens vor dem Aufstehen einige Tropfen einer der Lösungen direkt auf die Zunge.

- Nehmen Sie 3-mal täglich je 1 Kapsel Ingwer (à 200 mg). Die Dosis kann bei Bedarf erhöht werden. Nach Geschmack können Sie auch kandierten Ingwer oder Ingwerplätzchen essen.

- Verdauungsprobleme können die Übelkeit verstärken. Nehmen Sie jeweils vor den Mahlzeiten 1 Kapsel Rotulme (à 200 mg).

Kräuter, die Sie meiden sollten

In der Schwangerschaft ganz meiden:

Aloe
Basilikumöl
Beifuß *(Artemisia vulgaris)*
Berberitze *(Berberis vulgaris)*
Dang Gui
Eberraute *(Artemisia abrotanum)*
Frauenmantel
Großes Schöllkraut *(Chelidonium majus)*
Herzgespann
Hirtentäschelkraut
Kamillenöl
Kanadische Gelbwurzel
Kermesbeere *(Phytolacca decandra)*
Lebensbaum *(Thuja occidentalis)*
Mistel *(Viscum album)*
Mutterkraut
Myrrhe
Poleiminze *(Mentha pulegium)*
Teufelskralle
Wacholder *(Juniperus communis)*
Weinraute *(Ruta graveolens)*
Wermut
Wolfstrapp

Regelmäßige hohe oder therapeutische Dosen vermeiden:

Ampfer
Bockshornklee
Cayennepfeffer
Eisenkraut
Engelwurz *(Angelica archangelica)*
Fenchel
Holunder-Rinde
Knoblauch
Koreanischer Ginseng
Lavendel
Majoran *(Origanum vulgare)*
Passionsblume
Petersilie
Pomeranze *(Citrus aurantium)*
Rhabarberwurzel
Salbei
Schafgarbe
Schlüsselblume
Selleriesamen
Senna *(Senna alexandrina)*
Thymianöle
Yamswurzel
Zimt *(Cinnamomum zeylanicum)*

Nur in der Endphase der Schwangerschaft verwenden:

Frauenwurzel
Heil-Ziest
Himbeere
Muskatnuss
Wanzenkraut

(Botanische Namen sind nur für die Arten angegeben, die nicht im Kräuterverzeichnis auf Seite 153 enthalten sind.)

Ätherische Öle:

Wenn Sie schwanger sind oder stillen, sollten Sie ätherische Öle nur nach Absprache mit dem Arzt oder einem ausgebildeten Aromatherapeuten verwenden.

Sodbrennen, Verstopfung und hoher Blutdruck

Sodbrennen lässt sich zuverlässig mit Rotulme oder Eibisch behandeln. Verstopfung (Seite 120) wird oft durch die Einnahme von Eisentabletten verstärkt. Hier empfehlen sich die milderen Mittel wie Flohkraut oder Löwenzahnwurzel, während Aloe und Rhabarber eine zu stark abführende Wirkung haben. Gegen erhöhten Blutdruck (Seite 90) wirkt am besten ein Aufguss aus Weißdorn und Lindenblüten. Trinken Sie 3-mal täglich je 1 Tasse.

Vorsicht: Nehmen Sie während der Schwangerschaft keine unnötigen Medikamente ein und halten Sie besonders bei erhöhtem Blutdruck die Vorsorgetermine sorgfältig ein.

Geburt

Die meisten Geburten finden im Krankenhaus statt, so dass wenig Möglichkeiten zur Selbsthilfe mit Kräutern bestehen. Traditionell werden für alle Stadien der Wehen und der Geburt Kräuter eingesetzt. Im Frühstadium der Wehen und bei Hausgeburten können einige Mittel verwendet werden.

Behandlung

- Trinken Sie zur Vorbereitung auf die Geburt in den letzten sechs Wochen der Schwangerschaft täglich 2 Tassen Himbeerblätteraufguss. Nehmen Sie während der letzten drei Wochen zusätzlich täglich 20 Tropfen Frauenwurzel mit etwas Wasser ein.

- Trinken Sie bei beginnender Wehentätigkeit einen Aufguss aus gleichen Teilen Heil-Ziest, Rosen-Blütenblättern und Himbeerblättern. In der Endphase der Wehen geben Sie einen Teil Basilikumblätter hinzu und trinken in kleinen Schlucken.

- Massieren Sie zu Beginn der Wehen den Bauch mit 10 Tropfen Muskatnuss-, Gewürznelken- oder Salbeiöl, verdünnt mit 15 ml bzw. 1 Esslöffel Mandelöl.

- Nehmen Sie nach der Geburt einige Stunden lang alle 15–30 Minuten homöopathische Arnika-Tabletten (D6), um die Erholung der strapazierten Gewebe zu unterstützen.

- Trinken Sie in den ersten Monaten nach der Geburt täglich ein Glas Dang-Gui-Wein oder nehmen Sie 2 Kapseln (à 200 mg) des getrockneten Krautes ein.

Probleme beim Stillen

Das Stillen hat seine Vorzüge und auch seine Nachteile. Wunde Brustwarzen kommen häufig vor, ebenso Mastitis (Brustentzündung), bei der die Milchkanäle verstopfen und sich entzünden. Die Milch kann allzu reichlich oder zu spärlich fließen. Wunde Brustwarzen haben meist ein falsches Anlegen des Kindes zur Ursache. Das Baby sollte mit den Lippen den ganzen Warzenhof umfassen und nicht nur die Brustwarze selbst.

Behandlung

- Bei wunden Brustwarzen tragen Sie nach dem Stillen Ringelblumen- und Kamillensalbe auf den Warzenhof auf.

- Ein uraltes und sehr wirksames Mittel gegen zu starken Milchfluss ist ein frisches, gepresstes Wirsingblatt, das in den BH eingelegt und alle paar Stunden ausgewechselt wird. Auch ein Breiumschlag aus frischen Wegerichblättern tut gute Dienste. Bei Mastitis trinken Sie 3- bis 4-mal täglich einen Aufguss aus Rotklee, Kamille und Ringelblumen.

- Überreichliche Milchproduktion lässt sich durch 1 Tasse Salbeiaufguss morgens und abends bremsen. Dies ist auch eine sinnvolle Unterstützung, um die Milch beim Abstillen zum Versiegen zu bringen.

- Viele Kräuter regen den Milchfluss an. Bereiten Sie einen Aufguss aus Bockshornklee-Samen, Fenchel, Dill, Geißraute, Mariendistel oder Himbeerblättern oder mischen Sie die Kräuter nach Geschmack. Morgens und abends eine Tasse trinken.

Vorsicht: Wenden Sie sich bei Mastitis unbedingt an Ihren Arzt, weil eine Behandlung mit Antibiotika erforderlich sein kann.

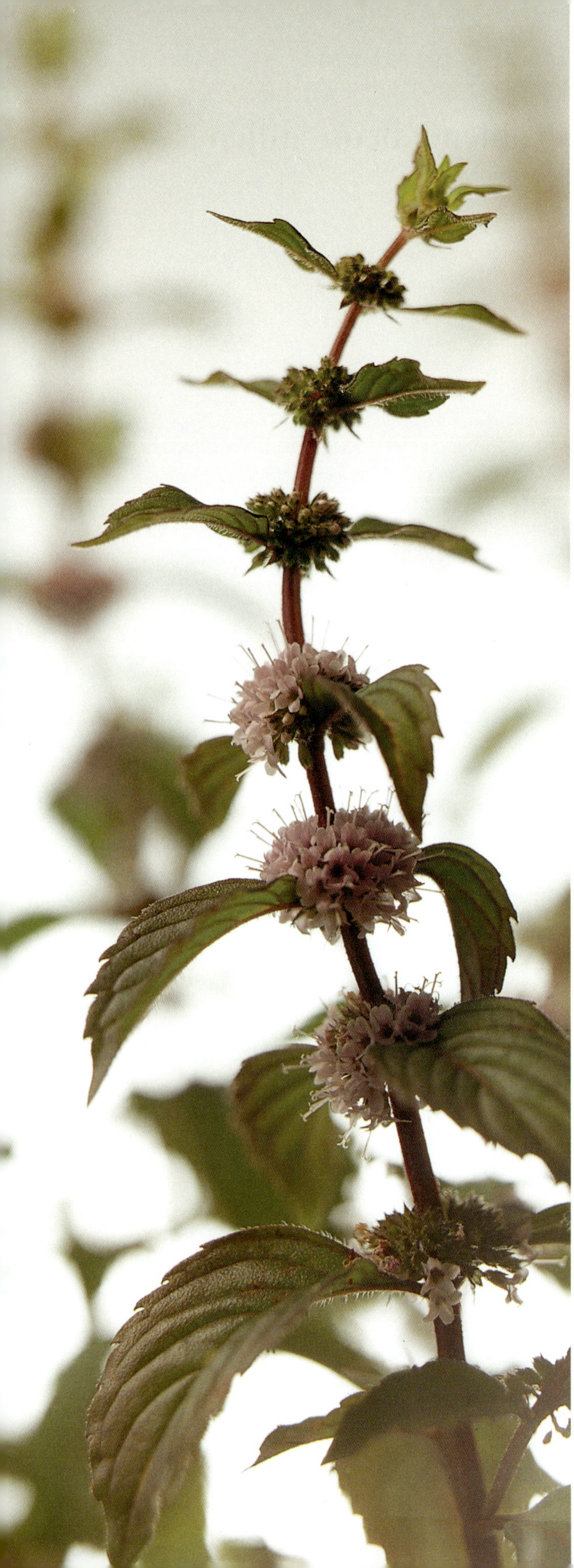

Verdauung und Leber

Die ayurvedische Heilkunde geht davon aus, dass ein starkes »Verdauungsfeuer« oder Agni für die Gesundheit sehr wichtig ist, und mittelalterliche Ärzte warnten vor dem »Tod, der in den Eingeweiden haust«. Mangelhafte Verdauungsfunktion führt nicht nur zu Magenbeschwerden, sondern kann auch chronische Haut- oder Gelenkbeschwerden sowie eine Reihe anderer gesundheitlicher Probleme nach sich ziehen. Eine ausgewogene Ernährung ist für die Funktionen wichtig, und viele Kräuter können die Verdauungsorgane wirkungsvoll anregen.

Empfindliche Verdauung

»Empfindliche Verdauung« ist ein allgemeiner Oberbegriff für eine Reihe von typischen Symptomen bei schwachen Verdauungsfunktionen, Ängsten oder Nahrungsmittelunverträglichkeit. Betroffene klagen oft über Blähungen, Aufstoßen, Bauchschmerzen und wechselnde Symptome von Durchfall und Verstopfung (Seite 120). Der Stuhlgang kann schleimig oder fest wie Hasenkot sein, auch Blut kann enthalten sein. Nahrungsmittelunverträglichkeiten kommen relativ häufig vor. Oft sind Milchprodukte, Gluten (in Weizen, Hafer, Gerste und Roggen), koffeinhaltige Getränke, Zigaretten, Eier oder rotes Fleisch die Übeltäter. Hilfreich sind Kräuter wie Eibisch, Yamswurzel und Mädesüß. Meist werden sie mit anregenden Kräutern wie Hopfen, Pfefferminze, Eisenkraut, Kanadische Gelbwurzel und Mariendistel kombiniert.

Behandlung

- Mischen Sie die Tinkturen aus Yamswurzel, Kamille, Wiesenknöterich, Hopfen und Süßholz. Nehmen Sie 3-mal täglich je 5 ml bzw. 1 Teelöffel voll ein. Geben Sie zu jeder Dosis 2–3 Tropfen Pfefferminztinktur.

- Trinken Sie 3-mal täglich je 1 Tasse Aufguss aus Kamille, Eisenkraut und Zitronenmelisse, um den Darm zu entspannen und Krämpfe zu lindern.

- Gegen Unterleibskrämpfe hilft die Rinde des Gemeinen Schneeballs. Nehmen Sie in schweren Fällen je 10 Topfen mit etwas Wasser in 30-Minuten-Intervallen ein.

- Verdauungsbeschwerden bei Frauen können auch zyklusabhängig sein. In diesem Fall nehmen Sie täglich 500–1000 mg Nachtkerzen- oder Borretschöl in Kapselform.

Behandlung

- Nehmen Sie Flohkraut als quellendes Laxativ (Verstopfung, Seite 120).

- Bereiten Sie einen Aufguss aus Odermennig, Hopfen, Rotklee und Eibisch. 3-mal täglich je 1 Tasse trinken.

- Wenn sich eine Entzündung anbahnt, nehmen Sie 3-mal täglich je 200 mg Echinacea oder Kanadische Gelbwurzel in Kapselform.

- Trinken Sie 3-mal täglich einen Absud aus Bockshornklee-Samen und Yamswurzel.

- Meiden Sie Nahrungsmittel, die kleine, harte Rückstände bilden können. Auch gebratene Speisen, konserviertes Fleisch, Koffein und Alkohol sollten Sie meiden.

Wenden Sie sich an einen Arzt, wenn

- **Sie Blut erbrechen oder Ihr Stuhl Blut enthält.**
- **Schluckbeschwerden auftreten.**
- **Sie starke Bauchschmerzen haben – dann ist eine gründliche Untersuchung nötig.**
- **Durchfall länger als 36 Stunden anhält (bei kleinen Kindern 12 Stunden oder weniger).**

Diverticulose

Diverticulose ist ein Problem, das vor allem ältere Menschen betrifft und oft die Folge von lebenslanger Verstopfung und übermäßigem Gebrauch von Abführmitteln ist. Die Muskelhülle des Darms wird geschwächt, so dass sich in der Darmschleimhaut kleine »Taschen« (oder Diverticuli) bilden. In diesen können sich Nahrungsbestandteile, besonders kleine Kerne und Samen, sammeln und zur Entzündung (Diverticulitis) führen, die meist von heftigen Krämpfen und Fieber begleitet ist.

Gastritis

Gastritis ist eine Entzündung der Magenschleimhaut, die oft nach überreichlichem Essen oder Alkoholgenuss auftritt. Typische Symptome sind Übelkeit und Erbrechen (Seite 122) sowie Durchfall (Seite 121). Bei chronischer Gastritis besteht ein hohes Risiko für Magen- oder Zwölffingerdarm-Geschwüre.

Behandlung

- Trinken Sie bis zu 4-mal täglich je 1 Tasse Aufguss aus Mädesüß und Kamille.

- Nehmen Sie vor den Mahlzeiten 2 Tabletten Rotulme (à 200 mg) ein.

- Bei Gastritis als Folge von Alkoholmissbrauch nehmen Sie tagsüber alle 3 Stunden je 5 ml bzw. 1 Teelöffel Mariendistel-Tinktur in etwas Wasser ein.

- Vermeiden Sie scharfe Gewürze, Tee, Kaffee, Alkohol, gebratene Speisen und sauer eingelegtes Gemüse. Essen Sie häufiger kleine Mahlzeiten.

Ernährung

- Essen Sie reichlich Ballaststoffe. Frisches Gemüse und Vollkornprodukte sind günstiger als Weizenkleie, die den Verdauungstrakt reizen kann.

- Generelle Mäßigung ist sinnvoll. Nicht zuviel Alkohol, Süßigkeiten, Zucker und koffeinhaltige Getränke.

- Bei empfindlichen Verdauungsorganen hilft es oft, auf scharf gewürzte Speisen zu verzichten.

- Ernähren Sie sich fettarm und essen Sie wenig Fleisch und Milchprodukte.

Vorsicht: Gastritis geht normalerweise schnell vorüber. Wenn die Symptome andauern, suchen Sie den Arzt auf.

Verstopfung

Für manche Menschen ist es normal, zweimal täglich den Darm zu entleeren, während andere dies nur alle drei Tage tun und sich dabei ebenfalls wohl fühlen. Den Ausschlag gibt vor allem die Ernährung. Vegetarier und Menschen, die wenig Fleisch zu sich nehmen, gehen in der Regel häufiger zur Toilette als Personen, die viel Fleisch und industriell aufbereitete Kohlenhydrate essen. Nahrungsmittel haben eine ganz unterschiedliche Verweildauer im Darm. In der Dritten Welt ernähren sich die Menschen von traditionellen Lebensmitteln, die innerhalb von etwa 12 Stunden verdaut werden. Die typische Nahrung der westlichen Welt dagegen kann bis zu 72 Stunden brauchen, um den Darm zu passieren. Ballaststoffarme Ernährung und Mangel an Bewegung führt oft zur so genannten atonischen Verstopfung. Andere Ursachen können auch nervliche Anspannung und ein hektischer Alltag sein (Empfindliche Verdauung, Seite 119). Zwar gehören Abführmittel zu den meist verkauften Arzneimitteln, doch sollte man sie nicht über längere Zeit verwenden, da sie das Risiko von Diverticulitis (Seite 119) erhöhen.

Behandlung

- Gegen atonische Verstopfung hilft vor allem Bewegung, ballaststoffreiche Ernährung und die Einnahme eines quellenden Laxativs wie Flohkraut. Geben Sie 1 Teelöffel in eine Tasse und gießen Sie kochendes Wasser darüber. Etwas abkühlen lassen, dann die gelatineartige Flüssigkeit trinken. Nach Geschmack mit Schwarzem Johannisbeersaft aromatisieren.

- Verstopfung als Folge von Anspannung lässt sich oft mit entspannenden Mitteln wie Kamille, Eisenkraut oder Yamswurzel lindern. Nehmen Sie eine Mischung der Tinkturen – 3-mal täglich je 5 ml bzw. 1 Teelöffel. Bei Bauchschmerzen geben Sie einen Teil eines Absudes aus Schneeballrinde hinzu.

- Chinesischer Rhabarber (Medizinalrhabarber) ist ein wirksames Laxativ. Nehmen Sie 3-mal täglich je 10–20 Tropfen in etwas Wasser ein.

- Für häufigeren Gebrauch bereiten Sie einen Absud aus Löwenzahnwurzel, Ampfer, Süßholz und Fenchelsamen. 3-mal täglich vor den Mahlzeiten je 1 Tasse trinken.

- Trinken Sie viel Wasser. Besonders nützlich ist ein Glas warmes Wasser gleich nach dem Aufstehen.

Durchfall

Durchfall deutet eher auf ein gestörtes Gleichgewicht als auf eine Krankheit im eigentlichen Sinne hin. Häufig auftretender flüssiger oder sehr weicher Stuhl wird meist durch eine Infektion oder Reizung des Verdauungstraktes hervorgerufen. Heftige Darmkontraktionen können zu krampfartigen Schmerzen und wundem Analbereich führen, auch Übelkeit und Erbrechen sind typische Symptome. Die Ursachen reichen von Lebensmittelvergiftung über Stress und Angst bis zu überreichlichem Essen. Plötzlich auftretende Durchfälle werden meist von einer Infektion des Verdauungssystems hervorgerufen. Oft sind in diesem Fall alle Personen betroffen, die von einer bestimmten Speise gegessen haben. Auch bei Reisenden in exotische Länder tritt Durchfall häufig auf. Essen Sie möglichst keine rohen Salate, waschen und schälen Sie Obst und Gemüse und meiden Sie Getränke mit Eiswürfeln, wenn die hygienischen Verhältnisse fragwürdig sind. Durchfall und Erbrechen sind typische Reaktionen des Körpers auf infektiöse Organismen und zugleich die beste Art, die Eindringlinge schnell loszuwerden. Regelmäßiger Durchfall ist meist auf Stress zurückzuführen. Diese Symptome können von häufigerer Darmentleerung vor Prüfungen oder Vorstellungsgesprächen bis zu schwächenden Zuständen wie Dünndarmentzündung führen, die in chronische Krankheit münden kann und darum ärztlicher Behandlung bedarf.

Behandlung

- Bereiten Sie einen Absud aus gleichen Mengen Wiesenknöterich und Eibisch. Trinken Sie täglich 3 Tassen und geben Sie zu jeder eine Prise gemahlene Muskatnuss.

- Packen Sie eine Mischung der Tinkturen von Wiesenknöterich, Odermennig, Eisenkraut und Ringelblume in die Reiseapotheke. Nehmen Sie bei Bedarf 10 ml bzw. 2 Teelöffel bis zu 4-mal täglich.

- Wenn nichts anderes zur Hand ist, hilft auch eine Tasse starker, kalter Schwarztee gegen Entzündungen und Wundsein.

- Durchfall entzieht dem Körper viel Wasser, trinken Sie darum reichlich. Das gilt besonders für kleine Kinder, die sehr schnell austrocknen.

Vorsicht: Wenn die Symptome länger als 36 Stunden anhalten, suchen Sie den Arzt auf. Bei Kindern ist ein Arztbesuch nach 12 Stunden oder in schweren Fällen schon früher angezeigt.

Magendrücken, Übersäuerung und Sodbrennen

Hastiges Essen, zu enge Gürtel, unregelmäßige oder unter Anspannung eingenommene Mahlzeiten sowie der Genuss zu vieler fetter oder reizender Speisen können Beschwerden wie Sodbrennen, Schmerzen im unteren Brustraum, Blähungen oder Übelkeit auslösen. Frei verkäufliche säurebindende Medikamente sind sehr beliebt. Allerdings wird durch den Versuch, die natürliche Säureproduktion zu drosseln, der Magen häufig sogar zur erhöhten Säureausschüttung veranlasst, um den normalen Ablauf des Verdauungsvorganges zu sichern. Kräuter lindern das Problem auf andere Weise. Entspannende Pflanzen wie Kamille und Zitronenmelisse lösen Spannungen, die Verdauungsstörungen verursachen können. Aromatische Kräuter lindern Blähungen und Übelkeit (Seiten 123, 122). Wirksam sind beispielsweise Fenchel, Melisse, Dill, Ingwer, Galgant, Kamille und Pfefferminze. Mädesüß und Rotulme schützen die Magenwand vor der aggressiven Magensäure, während Bitterstoffe aus Wermut und Löwenzahnwurzel den Verdauungsvorgang anregen und normalisieren.

Behandlung

- Nehmen Sie vor den Mahlzeiten 2 Kapseln Rotulme (à 200 mg).

- Bereiten Sie einen Aufguss aus gleichen Mengen Kornblume, Fenchel und Zitronenmelisse. Geben Sie in jede Tasse eine Prise gemahlenen Ingwer und 1–2 Tropfen Wermuttinktur. Täglich 3 Tassen trinken.

- Trinken Sie nach den Mahlzeiten Kamillen-, Fenchel- oder Pfefferminztee.

- Mischen Sie die Tinkturen von Mädesüß, Löwenzahn und Pfefferminze und nehmen Sie jeweils nach den Mahlzeiten 20 Tropfen mit etwas Wasser ein.

Vorsicht: Magenschmerzen sind leicht mit Herzschmerzen zu verwechseln, die z. B. auf Angina Pectoris hindeuten können. Diese Schmerzen verschwinden, wenn man sich hinlegt, während Sodbrennen im Liegen meist schlimmer wird. Chronische Beschwerden können auf Magengeschwüre, Störungen der Gallenblase (Seite 123) oder der Leber (Seite 124) hindeuten, aber auch auf Krebs. Eine ärztliche Diagnose ist in jedem Fall nötig.

Übelkeit und Erbrechen

Übelkeit und Erbrechen können durch die verschiedensten Krankheiten hervorgerufen werden: von lebensbedrohlichem Fieber (Seite 125) über Reisekrankheit und Migräne (Seite 134) bis zu Verdauungsstörungen (Seite 121). Viele Kräuter können die Symptome lindern, doch ihr Geschmack ist nicht jedermanns Sache und kann im schlimmsten Fall sogar zu einer vorübergehenden Verschlimmerung führen.

Behandlung

- Ingwer ist vermutlich das wirksamste Mittel gegen Erbrechen, und er ist in vielen Formen erhältlich. Ideal sind Kapseln (1 oder 2 à 200 mg) oder Tinktur (10 Tropfen), aber auch kandierter Ingwer oder Ingwerplätzchen tun ihre Wirkung. Galgant wird auf die gleiche Weise eingesetzt.

- Bei Übelkeit als Folge von Magenverstimmung mischen Sie gleiche Mengen der Tinkturen von Zitronenmelisse, Löwenzahn und Eibisch. Alle 30–60 Minuten 20 Tropfen in etwas Wasser einnehmen.

Vorsicht: Bei anhaltenden Beschwerden sollten Sei Ihren Arzt aufsuchen.

Magenverstimmung

Kleinere Magenverstimmungen mit Bauchschmerzen, Übelkeit und Erbrechen (siehe oben) oder Durchfall (Seite 121) erlebt jeder von Zeit zu Zeit. Ursache kann eine Lebensmittelvergiftung sein, überreichliches Essen oder starker Alkoholkonsum. Auch Kälte im Bauchbereich kann zu erheblichen Beschwerden führen. Manche Menschen sind empfindlicher für solche Störungen als andere. Die Beschwerden können auch durch Stress, außergewöhnliche nervliche Anspannung oder Ängste (Seite 101) verursacht werden. In diesen Fällen sollte man zu entspannenden und beruhigenden Kräutern wie Melisse und Kamille greifen.

Behandlung

- Mischen Sie je 1 Teelöffel gemahlene Rotulme und Eibisch mit etwas Wasser zu einer Paste und schlucken Sie diese. Bei Bedarf alle 3 Stunden wiederholen.

- Bei Magenbeschwerden durch Kälte bereiten Sie einen Absud aus Ingwer- oder Galgantwurzel und Gewürznelken. Täglich 3 Tassen trinken und in jede etwas Muskatnuss reiben.

- Wenn Sie regelmäßig mit einem nervösen Magen zu tun haben, trinken Sie alle 2–3 Stunden einen Aufguss aus Zitronenmelisse und Kamille, solange die Symptome andauern.

Vorsicht: Wenn die Symptome länger als 24 Stunden anhalten oder heftige Bauchschmerzen auftreten, wenden Sie sich an Ihren Arzt.

Vorbeugung

- Kochen Sie mit reichlich Knoblauch. Eine geringe Menge unterstützt die Verdauung, auch wenn manche Menschen meinen, durch zuviel Knoblauch Magenbeschwerden zu bekommen. Ideal sind 1–2 Zehen täglich in Familienmahlzeiten. Wenn Sie nur für eine oder zwei Personen kochen, reduzieren Sie die Menge entsprechend.

- Meiden Sie fette und gebratene Speisen und schwere Mahlzeiten am Abend. Trinken Sie zwischen den Mahlzeiten viel Wasser, aber nicht zu viel Flüssigkeit zum Essen.

- Viele Kulturen legen Wert auf ausgewogene Ernährung. In China soll jede Mahlzeit die richtige Mischung von Yin- und Yang-Speisen enthalten. In der ayurvedischen Heilkunde steht die Balance der Geschmacksrichtungen im Vordergrund. In der galenischen Medizin des Westens bestand bis zum 17. Jahrhundert die Vorstellung von gesunder Ernährung darin, »kalte« und »warme« Nahrungsmittel ausgewogen zu kombinieren. So gab man Fenchel an Fisch oder Pfeffer an Bohnen.

Blähungen

Luft – ob sie nun nach oben oder nach unten entweicht – ist eher peinlich als das Anzeichen einer ernsthaften Krankheit. Das Risiko lässt sich leicht durch Zugabe von Fenchel, Dill, Rosmarin oder Salbei ans tägliche Essen vermeiden.

Behandlung

- Trinken Sie nach dem Essen regelmäßig Pfefferminz- oder Melissentee.

- Nehmen Sie nach den Mahlzeiten oder bei Bedarf eine Ingwerkapsel (200 mg) oder 5 Tropfen Ingwer- oder Galgant-Tinktur.

Candidiasis

Unter den 60–70 Hefestämmen, die den Körper befallen können, kommt *Candida albicans* am häufigsten vor. Solche Hefepilze leben in großer Zahl in unseren Eingeweiden und auf der Haut. Wie Bakterien verursachen sie normalerweise keine Beschwerden. Wenn aber durch Überarbeitung, Stress (Seite 101) oder Krankheit das Immunsystem geschwächt ist, schlagen diese Opportunisten zu, vermehren sich explosionsartig und beeinträchtigen das Wohlbefinden. Durch die Vermehrung machen die Hefepilze den nützlichen Darmbakterien Konkurrenz, was sich auf die Verdauung auswirken kann. Sie können aber auch in die Blutbahn gelangen, so die Chemie des Körpers beeinträchtigen und verschiedenste Gesundheitsprobleme verursachen. Weil die Symptome sehr vielfältig sein können, wird Candidiasis oft als Oberbegriff für allerlei unspezifische Gesundheitsprobleme benutzt.

Behandlung

- Bereiten Sie einen Aufguss aus gleichen Mengen Ringelblume, Odermennig, Rosmarin und Echinacea (nur die oberirdischen Teile von *E. purpurea* verwenden). 3-mal täglich je 1 Tasse trinken.

- Nehmen Sie Knoblauch als Nahrungsergänzung – entweder 2 g täglich in Kapselform oder als Gewürz beim Kochen (bis zu 3 Zehen täglich).

- Nehmen Sie 500–1000 mg Nachtkerzenöl in Kapselform ein.

- Vermeiden Sie hefehaltige Speisen und Nahrungsmittel, die das Wachstum der Hefepilze begünstigen können: Zucker, Alkohol, Milchprodukte, industriell aufgewertete Kohlenhydrate, Imbiss- und Fertiggerichte sowie Mycoproteine (Eiweißstoffe, die aus Pilzen gewonnen werden).

- Nehmen Sie reichlich »nützliche« Bakterien, z. B. *Lactobacillus acidophilus* und *Bifidus* spp., in Form von Kapseln oder Jogurt mit lebenden Kulturen zu sich.

- Auch Pau-d'Arco-Kapseln *(Tabebuia impetiginosa)* und Ergänzungspräparate mit Caprylsäure (eine Fettsäure, die in Muttermilch enthalten ist), sollen Linderung bringen.

Gallenbeschwerden

Die Gallenflüssigkeit wird in der Leber gebildet und in der Gallenblase konzentriert und gespeichert. Die Gallenblase kann von Infektionen und Entzündungen befallen werden. Bei hoher Konzentration bestimmter Substanzen wie Cholesterin in der Gallenflüssigkeit können sich auch Gallensteine bilden. Manchmal verursachen Gallensteine keine Beschwerden, doch wenn sie so groß werden, dass sie den Ausgang der Galle versperren, können sie zu Gelbsucht und starken Schmerzen führen. Sodbrennen (Seite 121) nach dem Genuss fetthaltiger Speisen deutet meist darauf hin, dass die Gallenblase nicht richtig arbeitet. Viele Kräuter regen die Produktion von Gallenflüssigkeit an und normalisieren die Funktion der Gallenblase, z. B. Kanadische Gelbwurzel, Rosmarin, Salbei, Wasserdost, Ampfer, Schneeflockenstrauch und Löwenzahn.

Behandlung

- Bereiten Sie einen Absud aus gleichen Mengen Schneeflockenstrauch, Löwenzahn und Mariendistel. Trinken Sie täglich bis zu 3 Tassen und geben Sie in jede 2–3 Tropfen Wermut-Tinktur.

- Mischen Sie die Tinkturen von Yamswurzel, Mariendistel und Echinacea und nehmen Sie 3-mal täglich 5 ml bzw. 1 Teelöffel ein.

- Meiden Sie fetthaltige Speisen und Milchprodukte.

Vorsicht: Erkrankungen der Gallenblase gehören in ärztliche Behandlung. Verwenden Sie Kräuterheilmittel nur in leichten Fällen oder bei stabilem Zustand nach einer klaren Diagnose.

Leberbeschwerden

Die Leber ist das größte Organ im Körper, und sie wird oft als seine Chemiefabrik bezeichnet. Sie verarbeitet Fettsäuren, produziert wichtige Enzyme, speichert Nährstoffe und kontrolliert die Qualität des Blutes. Zugleich ist sie ein wichtiger Teil des Abwehrsystems, weil sie die verschiedenen in der Nahrung enthaltenen Chemikalien abbaut und so verhindert, dass schädliche Substanzen in die Blutbahn und weiter ins Gehirn gelangen können. In unserer verschmutzten Umwelt leistet die Leber Schwerarbeit, indem sie dafür sorgt, dass nur gesunde und vertraute Substanzen in den Körper aufgenommen werden. Es ist nicht verwunderlich, dass dieses überarbeitete Organ manchmal etwas nachlässig wird und Verdauungsbeschwerden verursachen kann. Viele Kräuter wirken reinigend und anregend auf die Leber. Erkrankungen der Leber erfordern zwar ärztliche Behandlung, doch zur Funktionsstärkung und Unterstützung konventioneller Therapien bieten sich diese Kräuter an. Andere Kräuter reparieren Zellen und normalisieren die Leberfunktion, etwa Mariendistelsamen und Löwenzahnwurzel. Vor allem bittere Kräuter und Speisen regen die Leber an. Dazu gehören Artischocken, Chicorée, Löwenzahnwurzel, Wermut, Hopfen, Andorn und Wassernabel (Gotu Kola).

Behandlung

- Als Lebertonikum mischen Sie Löwenzahn, Klette und Mariendistel für einen Absud. Täglich 1 Tasse trinken.

- Bereiten Sie einen Aufguss aus Eisenkraut, Odermennig und Zitronenmelisse und trinken Sie davon täglich 3 Tassen.

- Bei chronischen Beschwerden trinken Sie zur Unterstützung der ärztlichen Therapie 3-mal täglich 1 Tasse Absud aus Mariendistel, Schneeflockenstrauch und Ampfer.

- Ein Absud aus Löwenzahnwurzel oder 1 Tasse Eisenkrauttee nach den Mahlzeiten unterstützt die normalen Leberfunktionen.

Vorsicht: Ärztliche Behandlung und regelmäßige Leber-Funktionstests sind unerlässlich. Verlassen Sie sich nicht allein auf Kräuterheilmittel.

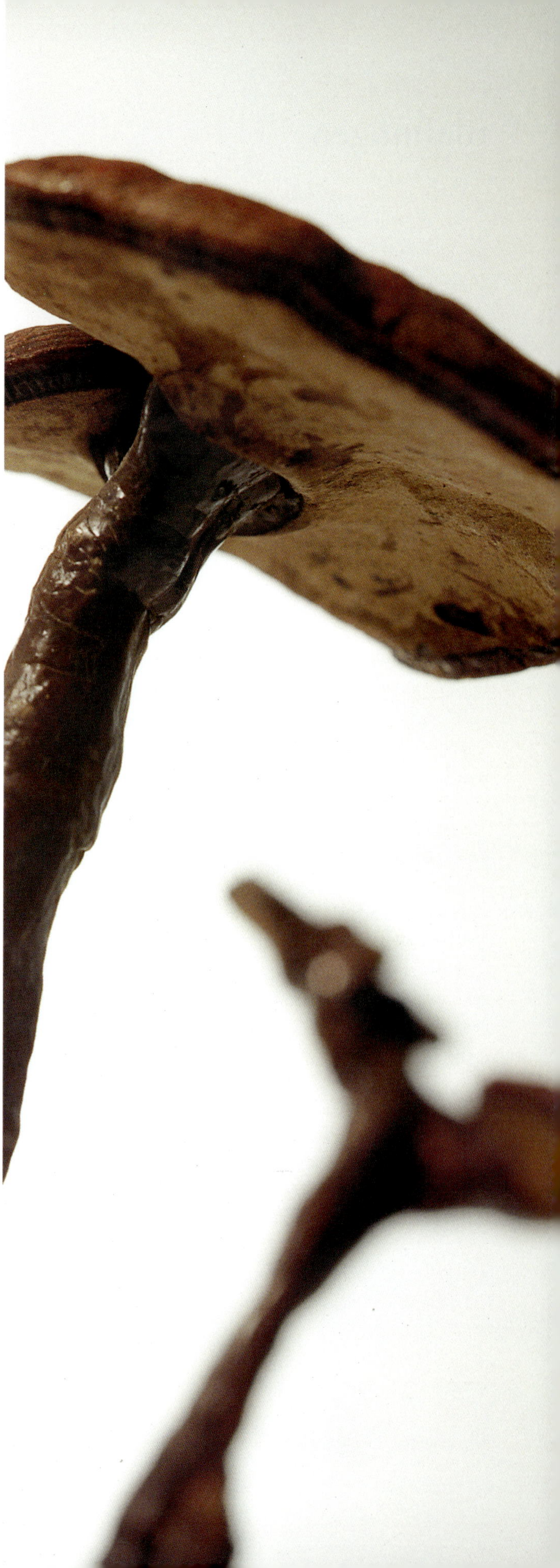

Infektionen

Lange bevor die Wissenschaft Viren und Bakterien entdeckte, wurden Kräuter eingesetzt, um die »Gifte« und »Übel« zu vertreiben, die frühere Generationen für Gesundheitsstörungen verantwortlich machten. Heute wissen wir, dass viele dieser Pflanzen antibiotische Wirkstoffe enthalten. Angesichts einer Infektion tritt der Körper den Kampf an: Die Temperatur steigt, die Produktion weißer Blutkörperchen nimmt zu. Kräuter beseitigen zwar selten die Symptome, doch können sie das Immunsystem stärken.

Fieber

Erhöhte Temperatur ist ein Teil der natürlichen körperlichen Reaktion auf eine Infektion. In der traditionellen Behandlung bemüht man sich darum, den Körper zu kühlen, wenn die Temperatur steigt, und ihn während der »Zitterphase« zu wärmen. Im »heißen« Stadium können Kräuter wie Schafgarbe, Lindenblüten oder Wasserdost eingesetzt werden, um das Schwitzen zu fördern, während Bitterkräuter wie Andorn oder Wermut die Verdauung anregen. Bei Schüttelfrost wärmen anregende Kräuter wie Muskatnuss, Gewürznelken, Ingwer und Galgant den Organismus.

Behandlung

- Trinken Sie während der »heißen Phase« einen Aufguss aus gleichen Mengen Katzenminze, Eisenkraut und Wasserdost.
- Bei Schüttelfrost bereiten Sie einen Absud aus einigen Scheiben Ingwer- oder Galgantwurzel und 2 Gewürznelken.
- Nehmen Sie alle 3 Stunden 5–10 ml bzw. 1–2 Teelöffel Echinacea-Tinktur, um die Infektion zu bekämpfen.
- Kühlen Sie die fiebrige Stirn mit einer Kompresse, die mit Lavendel- oder Ringelblumenaufguss getränkt ist. Bei Schüttelfrost wird Rosmarin- oder Basilikumaufguss auf die gleiche Weise eingesetzt.

Vorsicht: Kräuterheilmittel sind nur in leichten Fällen angezeigt. Wenn die Temperatur länger als einige Stunden über 39 °C bleibt, rufen Sie den Arzt.

Wenden Sie sich an einen Arzt, wenn

- **das Fieber länger als einige Stunden über 39 °C bleibt oder nicht auf die Behandlung anspricht.**
- **Sie starke Schmerzen in der Brust oder in den Atemwegen spüren.**
- **die Symptome einer Erkältung von Ausschlag oder Nackensteifheit begleitet sind.**
- **eine Gürtelrose stark »aufblüht« oder die Symptome im Gesicht auftreten.**

Die gewöhnliche Erkältung

Erkältungskrankheiten werden durch Viren verursacht. Typische Symptome sind Halsschmerzen, verstopfte Nase oder Niesreiz sowie Husten. Die Viren mutieren schnell, so dass Wiederholungsinfektionen häufig vorkommen, vor allem wenn die Betroffenen erschöpft oder übermüdet sind. Früher ging man davon aus, dass Erkältungen durch äußere Faktoren hervorgerufen werden, etwa kaltes Wetter oder Durchnässung. Zwar hat die moderne Wissenschaft nachgewiesen, dass Viren die eigentlichen Übeltäter sind, doch sind wir natürlich anfälliger für Erkältungen, wenn wir müde, überarbeitet, unglücklich oder durch extremes Wetter ausgekühlt sind. Weil Erkältungen durch Viren hervorgerufen werden, kann man sie nicht mit Antibiotika behandeln, die nur bei bakteriellen Infektionen greifen. Manche Kräuter besitzen antivirale Eigenschaften und sind darum ideal. Insgesamt strebt die Kräuterheilkunde aber danach, das Immunsystem zu stärken. Echinacea ist eines der besten Kräuter für diesen Zweck, und Knoblauch ist ideal, wenn sich eine Infektion im Brustraum ausbreitet. Zur Linderung von Katarr-Symptomen bieten sich Holunderblüten und Schafgarbe an.

Vorbeugung

- Sorgen Sie für reichlich Bewegung, frische Luft und Sonnenlicht. Lernen Sie, sich zu entspannen. Yoga-, Tai-Chi-Chuan- oder Qi-Gong-Kurse sind eine gute Hilfe.

- Vermeiden Sie Übermüdung und Überarbeitung. Wenn Ihre Arbeitsbelastung ein Dauerproblem ist, sollten Sie eventuell Ihren Lebensstil überdenken. Um kurzfristige Belastungsphasen besser zu überstehen, nehmen Sie bis zu 4 Wochen lang täglich maximal 600 mg Sibirischen Ginseng ein.

- Ein Knoblauchpräparat als Nahrungsergänzung (bis zu 2 g pro Tag) kann auch langfristig eingenommen werden, etwa drei Monate oder länger.

- Nehmen Sie 4 Wochen lang drei 200-mg-Kapseln Echinacea oder Huang Qi (oder 10 ml bzw. 2 Teelöffel Tinktur), um das Immunsystem zu stärken.

Behandlung

- Bereiten Sie einen Aufguss aus 1 Teelöffel getrocknetem Wasserhanf und 1 Tasse kochendem Wasser. Geben Sie den Saft 1 Zitrone, 1 Teelöffel gemahlenen Ingwer und 1 Teelöffel Honig dazu. 3- bis 4-mal täglich je 1 Tasse trinken.

- Für eine Dampfinhalation geben Sie 10 Tropfen Eukalyptusöl und 5 Tropfen Pfefferminzöl in eine Schüssel mit kochendem Wasser.

- Beim ersten Zeichen von Symptomen nehmen Sie 5 Tage lang 3-mal täglich je 10 ml bzw. 2 Teelöffel Echinacea-Tinktur oder drei 200-mg-Kapseln Echinacea.

- Meiden Sie industriell veredelte Kohlenhydrate (Zucker und Weißmehl-Produkte), da diese die Schleimbildung fördern. Essen Sie statt dessen reichlich frisches Obst.

- Auch die Einnahme von 5 g Vitamin C pro Tag (nur über kurze Zeit) kann helfen.

- Lindern Sie alle starken Symptome mit geeigneten Mitteln (Halsschmerzen, Seite 97; Katarr, Seite 96; Husten, Seite 96; Fieber, Seite 125).

Grippe

Grippe ist eine Virusinfektion, die sich nicht mit Antibiotika behandeln lässt. Typisch sind alle Symptome einer schweren Erkältung (Seite 126) sowie Kopfschmerzen, Muskelschmerzen, Schwäche und Fieber. Die Infektion selbst dauert meist etwa eine Woche, doch sind die Betroffenen oft noch Wochen später erschöpft und geschwächt. Zur Behandlung eignen sich ähnliche Kräuter wie für gewöhnliche Erkältungen, besonders Wasserdost, Knoblauch, Ingwer, Lavendel und Holunder.

Behandlung

- Bereiten Sie einen Aufguss aus je 1 Teelöffel getrocknetem Wasserdost, Echinacea *(E. purpurea)*, Holunderblüten, Lavendelblüten und Pfefferminze mit 1 Liter kochendem Wasser. Trinken Sie bis zu 6 Tassen täglich. Bei Bedarf aufwärmen.
- Nehmen Sie täglich 2 g Knoblauch in Kapselform.
- Lindern Sie besonders schwere Symptome mit geeigneten Mitteln (Kopfschmerzen, Seite 134; Halsschmerzen, Seite 97; Katarr, Seite 96; Husten, Seite 96; Fieber, Seite 125).
- Bei Schwäche und Husten lassen Sie je 2 Teelöffel Alantwurzel und Löwenzahnwurzel 15 Minuten in 1/2 Liter Wasser leicht kochen. Morgens und abends je 1 Tasse trinken.
- Bei fiebrigen Kopfschmerzen legen Sie eine mit Lavendel- oder Ringelblumenaufguss getränkte Kompresse auf die Stirn.
- Wenn Sie unter Depressionen (Seite 101) leiden, trinken Sie in der Woche nach dem Tiefpunkt bis zu 3 Tassen Johanniskraut- oder Zitronenmelissenaufguss pro Tag.

Wiederholte Infektionen

Ständige Erkältungen, Scharen von eitrigen Pickeln, chronische Müdigkeit oder häufige Harnwegsinfektionen (Seiten 126, 128, 104, 108) weisen meist auf eine Immunschwäche hin. Wenn das Immunsystem durch Stress, Überarbeitung oder Nahrungsmittelallergien geschwächt ist, fällt es ihm schwerer, Bakterien, Viren und Pilze wirksam zu bekämpfen. Viele anregende Kräuter stärken auch das Immunsystem und eignen sich für alle, die sich abgespannt fühlen oder häufig mit kleinen Infekten zu kämpfen haben. Traditionelle chinesische Tonika, die heute auch im Westen erhältlich sind, stabilisieren das Abwehrsystem, z. B. Huang Qi und Reishi. Essen Sie auch öfter einmal Shiitake-Pilze, die ebenfalls die Immunabwehr verbessern.

Behandlung

- Nehmen Sie 3 Wochen lang bis zu 600 mg Echinacea in Kapsel- oder Tablettenform ein.
- Trinken Sie jeden Morgen den Saft einer frisch gepressten Zitrone, vermischt mit einem Glas heißem Wasser und etwas Honig.
- Mischen Sie je 10 Tropfen Eukalyptus-, Thymian- und Lavendelöl mit 25 ml bzw. 5 Teelöffeln Mandelöl und bitten Sie Ihren Partner, Ihnen damit abends Brust und Rücken zu massieren.
- Setzen Sie aus 250 g Huang-Qi-Wurzel und einer Flasche Rotwein einen tonisierenden Wein an. Die Wurzelstücke müssen 2 Wochen lang gut bedeckt ziehen. Täglich 1 Sherryglas voll trinken.
- Kochen Sie mit reichlich Knoblauch oder nehmen Sie täglich 2 g in Kapselform.

Eiterpickel und Furunkel

Eine eitrige Hautentzündung wird normalerweise durch eine Staphylokokken-Infektion im Haarfollikel hervorgerufen. Pickel treten oft bei Abwehrschwäche auf, etwa wegen Erschöpfung, Überarbeitung oder einer chronischen Krankheit. Auch ein tiefer liegender Krankheitsherd, etwa ein Abszess an einer Zahnwurzel, kann zu ihrer Entstehung beitragen. Besonders große und in Gruppen auftretende Eiterpickel nennt man Furunkeln. Mit Breiumschlägen und Zugsalben – oft auf der Basis von Rotulme – regt man die Entleerung des Eiters an. Zusätzlich verwendet man Kräuter, die das Immunsystem stärken und bakterielle Infektionen bekämpfen.

Nahrungsergänzungen

- Bei Erkältung, Grippe und wiederkehrenden Infektionen nehmen Sie eine Woche lang täglich bis zu 5 g Vitamin C. Reduzieren Sie die Menge, wenn sich Magenverstimmung oder Durchfall einstellen.

- Stützen Sie das Immunsystem mit einem Zinkpräparat. Studien haben ergeben, dass bis zu 50 mg täglich die Abwehr von Erkältungen und Grippe beschleunigen können. Über längere Zeit sollten Sie jedoch nicht mehr als 20–30 mg (Kinder 5–10 mg) nehmen.

- Sorgen Sie für eine ausreichende Versorgung mit essenziellen Fettsäuren. Nehmen Sie täglich 5 ml bzw. 1 Teelöffel Walnuss-, Distel- oder Kürbiskernöl oder 250 mg Nachtkerzen- oder Borretschöl, wenn Sie mit wiederholten Infektionen zu kämpfen haben.

- Nehmen Sie ein Vitamin-B-Präparat. Bevorzugen Sie ein Produkt, das nicht auf Hefe basiert und mindestens 10 mg Vitamin B_6 in der Tagesdosis enthält.

Behandlung

- Tragen Sie eine Zugsalbe aus Knoblauch, Rotulme oder Vogelmiere 3- bis 4-mal täglich auf, um den Abfluss des Eiters zu beschleunigen. Anschließend tragen Sie 2- bis 3-mal täglich eine antibakterielle Salbe (Echinacea, Ringelblume oder Teebaum) auf.

- Nehmen Sie täglich 2 Kapseln Echinacea (à 200 mg), um das Immunsystem zu stärken.

- Nehmen Sie täglich bis zu 600 mg Sibirischen Ginseng, wenn das Problem durch Stress (Seite 101) hervorgerufen wird.

- Wenn Sie häufig unter Eiterpickeln leiden, wenden Sie die Behandlungsratschläge für wiederkehrende Infektionen (Seite 127) an.

Vorsicht: Wiederkehrende oder hartnäckige Eiterpickel können auch auf Diabetes oder ein Nierenleiden hinweisen. Drücken Sie Eiterpickel nicht aus: Dadurch verbreiten Sie die Infektion leicht auf gesunde Hautpartien.

Lippenherpes

Diese wiederkehrenden, eingegrenzten Infektionen werden durch das Virus *Herpes simplex* ausgelöst, das etwa 50 % der Erwachsenen in sich tragen. Zunächst spürt man nur ein Kribbeln, dann bilden sich kleine Blasen, die sich bald zu roten und entzündeten Stellen entwickeln. Meist tritt Herpes im Mundbereich auf, kann aber auch an anderen Körperteilen vorkommen. Nach einer Infektion kann das Virus Jahre lang im Körper ruhen und erst Symptome zeigen, wenn der Betroffene völlig erschöpft oder übermüdet ist. Während der Phase der Bläschenbildung ist die Ansteckungsgefahr am höchsten. Herpes ist lästig, aber nicht gefährlich. Er lässt sich gut mit Kräutern behandeln, allerdings sollte man möglichst mit der Therapie beginnen, sobald sich das charakteristische Kribbeln einstellt.

Behandlung

- Kochen Sie 2 Scheiben frischen Ingwer 10 Minuten lang in Wasser. Zerkleinern Sie frisches Klebkraut in der Küchenmaschine und seihen Sie es ab, um 30 ml bzw. 2 Esslöffel Saft zu erhalten. Mischen Sie die Abkochung und den Klebkraut-Saft mit dem Saft einer halben Zitrone und trinken Sie die Mischung 1- oder 2-mal täglich.

- Tragen Sie bei den ersten Anzeichen des Kribbelns 1–2 Tropfen 50%-iges Lavendel- oder Teebaumöl direkt auf die betroffene Stelle auf.

- Behandeln Sie Bläschen mit Echinacea- oder Ringelblumensalbe.

Gürtelrose

Wie die Windpocken wird die Gürtelrose durch das Virus *Herpes zoster* hervorgerufen. Meist beginnt sie mit Schmerzen und einem roten Bläschenausschlag entlang eines Nervs (auch im Gesicht oder im Brustbereich). Die Symptome verschwinden in der Regel nach drei Wochen, die Schmerzen können jedoch noch über Monate anhalten. Die Forschung hat kürzlich herausgefunden, dass Cayennepfeffer ein sehr wirksames Linderungsmittel ist. Geben Sie ihn in Cremes oder bereiten Sie einen heißen Ölauszug. Echinacea bekämpft die Virusinfektion. Trinken Sie zusätzlich reichlich Johanniskrautaufguss, um das Risiko anhaltender Nervenschmerzen zu reduzieren.

Behandlung

- Bereiten Sie eine Abkochung aus 4 Teelöffeln Echinacea-Wurzel in 2 Tassen Wasser und einen Aufguss aus 2 Teelöffeln Johanniskraut in 2 Tassen Wasser. Beides mischen und 3–4 Tassen täglich trinken.

- Tragen Sie den frischen Saft aus Aloe-Vera-Blättern 3- bis 4-mal täglich auf den Ausschlag auf, oder bereiten Sie eine Paste aus 1 Teelöffel pulverisierter Rotulme und etwas Wasser. Auftragen und eventuell mit einem Streifen sauberen Mulls abdecken.

- Bereiten Sie einen Aufguss aus gleichen Mengen Passionsblume und Zitronenmelisse, um die Schmerzen und die Infektion zu bekämpfen.

- Gegen Nervenschmerzen hilft ein Ölauszug oder eine Salbe mit Cayennepfeffer. Geben Sie 50 g gehackte Chili-Schoten auf 250 ml Sonnenblumenöl. Alternativ können Sie Eisenkraut oder Johanniskraut in Cremes oder Ölauszügen verwenden.

Vorsicht: In schweren Fällen und bei Ausschlag im Gesicht muss immer der Arzt hinzugezogen werden.

Ernährung

- Schränken Sie den Verzehr industriell veredelter Kohlenhydrate (Zucker und Weißmehl-Produkte) ein, da diese die Schleimbildung fördern und das Infektionsrisiko erhöhen. Wenn Sie an hartnäckigen Infektionen leiden oder häufig an Erkältung oder Grippe erkranken, verzichten Sie ganz auf diese Produkte.

- Obst ist zwar gut, um Infektionen zu bekämpfen, doch zuviel Fruchtzucker kann auch schaden. Nicht mehr als vier Stücke Obst pro Tag essen.

- Meiden Sie potenziell gefährliche Stimulanzien wie Tee, Kaffee und Schokolade, Nikotin und Alkohol.

- Verdeckte Nahrungsmittelallergien können das Immunsystem schwächen. Wenn Sie häufiger an Verdauungsstörungen, unklaren Schmerzen oder Migräne (Seite 134) leiden, sollten Sie eine Ausschlussdiät versuchen oder mindestens 3 Wochen lang auf die wichtigsten Allergene (Milch, Weizen, Gluten und Rindfleisch) verzichten und beobachten, ob eine Besserung eintritt.

- Auch wiederholter Einsatz von Antibiotika kann das Immunsystem schwächen. Vor allem bei Kindern sollten Sie Alternativen bevorzugen, sofern es möglich ist.

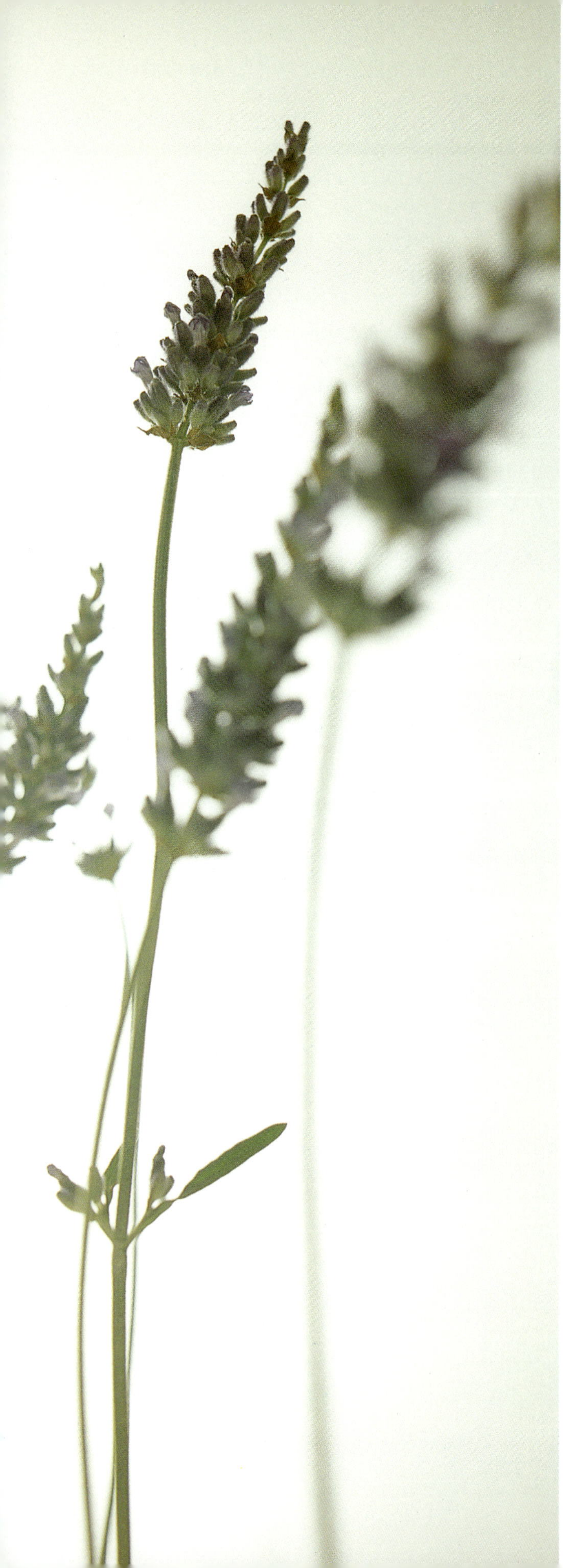

Schmerzen

Bei schmerzenden Muskeln oder knirschenden Gelenken greifen die meisten Betroffenen zu Schmerzmitteln. Diese lindern zwar die Symptome, haben aber kaum eine Auswirkung auf deren eigentliche Ursache. Kräuterwirkstoffe können beides leisten und obendrein etwas gegen das Unbehagen tun. Bei anhaltenden Schmerzen wie Arthritis oder Gicht zeigt eine Ernährungsumstellung oft Wirkung. Kräuter mit reinigender Wirkung unterstützen die Beseitigung der Gifte aus dem Körper.

Arthritis

Arthritis ist eigentlich eine Gelenkentzündung, doch gibt es verschiedene Arten, von denen jede eine spezielle Behandlung erfordert. Darum ist es wichtig, eine genaue Diagnose zu stellen. Osteoarthritis ist eine Abnutzungserscheinung, von der mehr als die Hälfte aller älteren Menschen betroffen sind. Rheumatoide Arthritis ist eine wesentlich ernstere Erkrankung, die zu Körperbehinderungen führen kann. Während die Osteoarthritis nur wenige Gelenke des Körpers betrifft, kann die rheumatoide Arthritis viele befallen. Es handelt sich um eine Art von Entzündung, die im Zusammenhang mit verschiedenen erblichen Gesundheitsproblemen steht. Sie kann auch bei Kindern auftreten und verlangt immer ärztliche Behandlung. Arthritis kann durch eine Nahrungsmittelunverträglichkeit verursacht werden, darum sollten bei chronischen Fällen Allergene wie Milchprodukte, Weizen, Gluten, Rind- oder Schweinefleisch vom Speisezettel gestrichen werden.

Behandlung

- Mischen Sie gleiche Teile der Tinkturen von Johanniskraut, Weißweide, Sellerie, Wanzenkraut und Ampfer. Nehmen Sie 4-mal täglich 5 ml bzw. 1 Teelöffel in etwas Wasser ein.

- Örtlich begrenzte Osteoarthritis spricht gut auf eine langfristige äußerliche Behandlung an. Tragen Sie mindestens 2 Monate lang jeden Morgen und Abend eine Creme oder einen öligen Auszug aus Beinwell auf.

- Kräuterkundige bezeichnen Osteoarthritis als »kalte« Erkrankung, die gut auf Wärme anspricht. Mischen Sie 10 Tropfen eines wärmenden Öls (z. B. Rosmarin) mit 5 ml eines öligen Auszugs aus Beinwell und massieren Sie damit das schmerzende Gelenk alle 30–60 Minuten. Sie können auch einen öligen Auszug aus Cayennepfeffer bereiten und diesen, falls er die Haut reizt, mit Mandelöl verdünnen.

- Bereiten Sie einen Aufguss aus gleichen Teilen Mädesüß, Wasserdost und Schafgarbe. Täglich 3 Tassen davon trinken, um das Schwitzen und somit die Giftausscheidung anzuregen.

- Teufelskralle-Tabletten sind eine sinnvolle Nahrungsergänzung. Nehmen Sie über mindestens sechs Wochen 3- bis 4-mal täglich eine 200-mg-Kapsel ein.

- Auch Kalziumpräparate sind sehr hilfreich, besonders für Frauen nach der Menopause (Seite 115).

- Viele Betroffene schwören auf Mutterkraut. Nehmen Sie 3-mal täglich eine 200-mg-Kapsel, aber brechen Sie die Behandlung ab, sobald sich Geschwüre einstellen.

- Bei rheumatoider Arthritis bereiten Sie einen Aufguss aus Sellerie und Johanniskraut und trinken täglich bis zu 4 Tassen.

Vorsicht: Rheumatoide Arthritis gehört in ärztliche Behandlung. Kräuterwirkstoffe können die konventionelle Therapie jedoch unterstützen.

Rheumatismus und Fibrositis

Rheumatismus ist ein sehr unpräziser Begriff, der zur Beschreibung verschiedener Schmerzen in Gelenken und Muskeln benutzt wird. Für Muskelschmerzen wird auch die Bezeichnung Myalgie verwendet. Fibrositis ist eine Entzündung der faserigen Gewebe, die zu Schmerzen und Steifheit führen kann. Man behandelt sie mit den gleichen Wirkstoffen wie rheumatische Beschwerden. Die Schulmedizin verschreibt meist schmerzstillende Mittel, während die Kräuterheilkunde vorwiegend reinigende Stoffe einsetzt, um die Gifte aus den Geweben zu vertreiben. Unter den Kräutern gegen Rheumatismus findet man solche, die die Wasserausscheidung, die Verdauung oder den Blutkreislauf anregen.

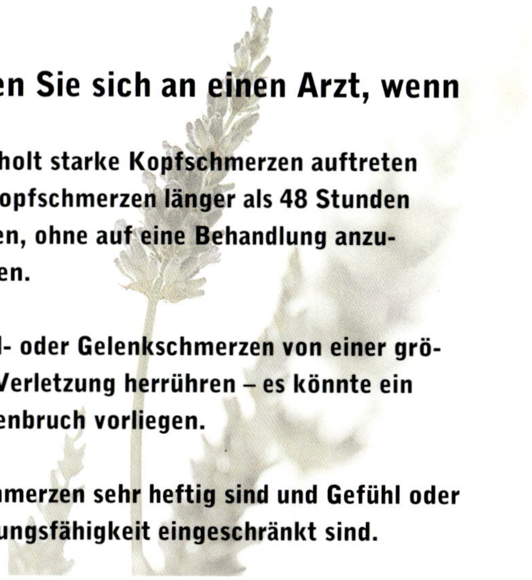

Wenden Sie sich an einen Arzt, wenn

- **wiederholt starke Kopfschmerzen auftreten oder Kopfschmerzen länger als 48 Stunden anhalten, ohne auf eine Behandlung anzusprechen.**

- **Muskel- oder Gelenkschmerzen von einer größeren Verletzung herrühren – es könnte ein Knochenbruch vorliegen.**

- **die Schmerzen sehr heftig sind und Gefühl oder Bewegungsfähigkeit eingeschränkt sind.**

Behandlung

- Bereiten Sie einen Aufguss aus gleichen Mengen Mädesüß, Schafgarbe und Rosmarin. Täglich 3 Tassen trinken.

- Mischen Sie 20 ml bzw. 4 Teelöffel öligen Auszug aus Blasentang mit je 5 Tropfen der Öle von Lavendel, Thymian und Eukalyptus. Die schmerzenden Stellen mehrmals am Tag damit massieren.

- Warme Kompressen wirken oft lindernd. Weichen Sie ein Tuch in einer Mischung aus 10 ml bzw. 2 Teelöffeln Arnika-Tinktur, 20 ml bzw. 4 Teelöffeln Schneeballrinde, 20 ml bzw. 4 Teelöffeln Wanzenkraut-Tinktur und 150 ml heißem Wasser ein. Auf die schmerzende Stelle legen. Zur Wiederholung die Lösung aufwärmen. Bei Hautverletzungen kein Arnika verwenden.

Rückenschmerzen, Hexenschuss und Ischias

Rückenschmerzen gehören zu den häufigsten Gründen für Krankmeldungen, Arztbesuche und Versuche mit alternativen Heilmethoden. Die Ursachen reichen von Muskelverspannungen und Bandscheibenschäden über Haltungsschäden, Nierenerkrankungen, gynäkologische Probleme bis zu langem Sitzen in ungesunder Haltung. Als Hexenschuss bezeichnet man Schmerzen verschiedener Ursachen im unteren Rückenbereich. Ischias ist ein Schmerz, der vom Rücken bis in die Außenseite von Oberschenkel, Bein und Fuß ziehen kann, meist verbunden mit Rückenschmerzen und Steifheit.

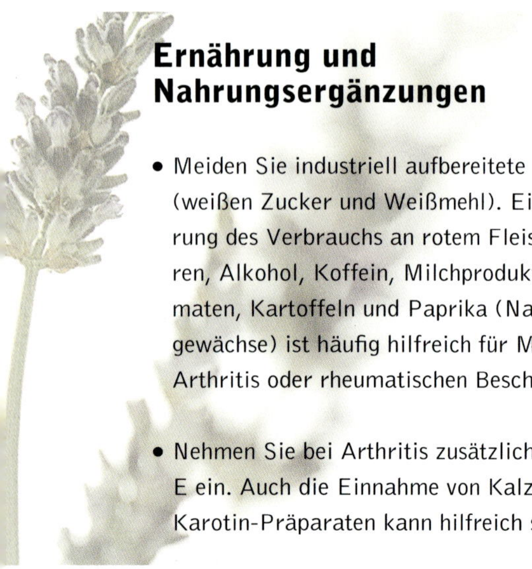

Ernährung und Nahrungsergänzungen

- Meiden Sie industriell aufbereitete Kohlenhydrate (weißen Zucker und Weißmehl). Eine Verringerung des Verbrauchs an rotem Fleisch, Schalentieren, Alkohol, Koffein, Milchprodukten sowie Tomaten, Kartoffeln und Paprika (Nachtschattengewächse) ist häufig hilfreich für Menschen mit Arthritis oder rheumatischen Beschwerden.

- Nehmen Sie bei Arthritis zusätzlich Vitamin B und E ein. Auch die Einnahme von Kalzium und Beta-Karotin-Präparaten kann hilfreich sein.

- Es gibt viele frei verkäufliche Mittel zum Einreiben. Achten Sie auf Präparate, die Wacholder, Kajeput *(Melaleuca leucadendron),* Wintergrün, Birke, Pinie, Kampferöl oder eines der oben genannten Öle enthalten.

Behandlung

- Mischen Sie ein Massageöl aus je 20 Tropfen Lavendel-, Thymian- und Eukalyptusöl und 20 ml bzw. 4 Teelöffeln eines öligen Auszugs aus Johanniskraut. Bitten Sie den Partner oder einen Freund, das Öl morgens und abends sanft in den Rücken einzumassieren.

- Eine Kompresse, eingeweicht in einer Mischung aus 15 ml bzw. 1 Esslöffel Schneeballtinktur, 5 ml bzw. 1 Teelöffel Ingwer-Tinktur und 100 ml heißem Wasser lindert Schmerzen gezielt.

- Nehmen Sie eine Mischung aus den Tinkturen von Johanniskraut, Schneeball und Weißweide in warmem Wasser ein.

- Wenn die Schmerzen von einer Verletzung ausgelöst wurden, nehmen Sie so schnell wie möglich homöopathische Arnika-Tabletten (D6). Bis zu 12 Stunden in stündlichen Intervallen wiederholen, um Schock und Trauma zu lindern.

Vorsicht: Bei Entzündungen und Verletzungen ist von Massagen abzusehen. Fragen Sie im Zweifelsfall Ihren Arzt. Wenn Rückenschmerzen plötzlich auftreten und nicht binnen 3–4 Tagen abklingen, lassen Sie sich ärztlich untersuchen.

Steife Schulter und Tennisarm

Diese häufigen Probleme werden meist mit Injektionen von Cortico-Steroiden bekämpft. Bei chronischer Steifheit des Schultergelenkes ist oft keine Ursache zu finden. Der Tennisarm dagegen hängt mit einer Entzündung der Sehnen zusammen und folgt meist auf eine extreme Beanspruchung der Unterarmmuskulatur. Schultersteifheit kann durch Stress (Seite 101) oder Anspannung verursacht werden.

Behandlung

- Mischen Sie je 5 ml bzw. 1 Teelöffel Lavendel- und Schafgarben- oder Kamillenöl mit 40 ml bzw. 8 Teelöffeln Johanniskrautöl. Den betroffenen Bereich häufig massieren.

Krämpfe

Der heftige Schmerz eines Krampfes wird durch plötzliche Muskelkontraktionen ausgelöst. Häufig sind es die Wadenmuskeln, die schlagartig hart werden. Meist hilft es schon, den Muskel heftig zu reiben. Krämpfe können durch ungewohnte Anstrengung, Stress, Müdigkeit oder schlechte Haltung ausgelöst werden, aber auch durch ein Ungleichgewicht im Salzhaushalt des Körpers, vor allem bei heißem Wetter. Auch in der Schwangerschaft treten sie häufig auf. Kräuter-Massageöle verschaffen Linderung, und die Einnahme von Präparaten aus Yamswurzel oder Schneeballrinde kann zusätzlich die Muskelentspannung fördern.

Behandlung

- Mischen Sie 40 Tropfen Lavendelöl, 40 Tropfen Kamillenöl, 25 ml bzw. 5 Teelöffel Schneeballtinktur und 20 ml bzw. 4 Teelöffel Mandelöl. Gründlich schütteln und den betroffenen Bereich behutsam massieren. Bei Bedarf wiederholen.

- Trinken Sie Galgant- oder Ingwertee, um die Durchblutung anzuregen. Nehmen Sie regelmäßig Knoblauch und Vitamin C als Nahrungsergänzung.

- Nehmen Sie 3-mal täglich je 40 Tropfen Schneeballrinde-Tinktur, wenn das Problem häufig auftritt.

- Bei nächtlichen Wadenkrämpfen, die oft in Zusammenhang mit Krampfadern auftreten, nehmen Sie vor dem Schlafengehen 20–40 Tropfen Steinklee-Tinktur in einem halben Glas warmem Wasser ein.

- Hilfreich sind auch die Vitamine B und D sowie Kalziumtabletten und eine ausreichende Salzzufuhr.

Gicht

Die heftigen Schmerzen und Schwellungen der Gelenke bei Gicht werden durch Ablagerungen von Harnsäurekristallen in den Gelenken – besonders denen der großen Zehen – verursacht. In diesem Fall kann der Körper bestimmte Stoffe (die sogenannten Purine), die in Schalentieren, fettem Fisch oder rotem Fleisch enthalten sind, nicht abbauen. Meiden Sie diese Lebensmittel und reduzieren Sie das Rauchen und den Alkoholkonsum. Kräuterwirkstoffe fördern die Entgiftung des Körpers.

Behandlung

- Bereiten Sie einen Aufguss aus gleichen Teilen Selleriesamen, Schafgarbe und Mädesüß. Trinken Sie 3-mal täglich je 1 Tasse.

- Kochen Sie einen Absud aus Wanzenkraut, Weißweide und Selleriesamen und trinken Sie davon 3 Tassen täglich.

- Tragen Sie auf die schmerzende Stelle eine Mischung aus 5 Tropfen Gewürznelkenöl und 5 ml bzw. 1 Teelöffel Mandelöl auf oder nehmen Sie eine Kompresse mit einer Lösung aus 10 Tropfen Gewürznelkenöl und 100 ml warmem Wasser.

- Verwenden Sie zerdrückte Kohlblätter für einen Breiumschlag. Legen Sie ihn vorsichtig auf die betroffene Stelle, wenn Sie es aushalten können.

- Spargel wirkt harntreibend und entgiftend. Essen Sie während der Saison reichlich davon.

- Teufelskralle-Tabletten wirken gegen Entzündungen. Nehmen Sie 3- bis 4-mal täglich eine 200-mg-Kapsel.

- Auch Oxalsäure kann sich in den Gelenken ablagern. Meiden Sie Rhabarber, Sauerampfer und Spinat.

Zerrungen und Prellungen

Gezerrte Muskeln und verdrehte Gelenke können schmerzhaft sein. Tritt der Schmerz nach einem Unfall auf, ist eine Röntgenuntersuchung sinnvoll. Zerrungen betreffen Muskeln und Sehnen und werden meist durch Überdehnung verursacht. Prellungen betreffen die Gelenke und die zugehörigen Bänder.

Behandlung

- Tragen Sie mehrmals täglich etwas Arnikasalbe auf oder verwenden Sie eine Kompresse, die mit einer Mischung aus 10 ml bzw. 2 Teelöffeln Arnika-Tinktur und 200 ml heißem Wasser getränkt ist. Bei Hautverletzungen sollte Arnika nicht angewandt werden. Nehmen Sie direkt nach der Zerrung oder Prellung alle 4 Stunden homöopathische Arnika-Tabletten (D6).

- Stützen Sie das verletzte Gelenk möglichst mit einem elastischen Verband.

- Mischen Sie je 5 Tropfen Lavendel-, Thymian-, Salbei- und Lavendelöl mit einem öligen Beinwellauszug und tragen Sie die Mischung morgens und abends auf.

Kopfschmerzen und Migräne

Kopfschmerzen sind eher Anzeichen für eine unterschwellige Störung als eine eigenständige Krankheit. Es gibt vielerlei Ursachen. Art und Lage des Schmerzes geben meist Aufschluss über das Problem. Liegt das Schmerzzentrum hinter den Augen, ist oft eine Verdauungsstörung die Ursache. Beginnt der Schmerz im Nacken und kriecht langsam zur Stirn, ist Verspannung das Problem. Schmerzen und Druckempfindlichkeit im Bereich der Augen und oberen Nase deuten auf eine Nebenhöhlenentzündung hin (Seite 97). Typisch für Migräne sind Sehstörungen und erhöhte Lichtempfindlichkeit. Oft hängen die Anfälle mit einer Nahrungsmittelunverträglichkeit zusammen. Klassische Übeltäter sind Rotwein, Schokolade, Schweinefleisch, Zitrusfrüchte, Kaffee und Käse.

Behandlung

- Bei gewöhnlichen Kopfschmerzen ohne erkennbare Ursache mischen Sie Heil-Ziest, Johanniskraut und Passionsblume zu gleichen Teilen für einen Aufguss. Alle 2 Stunden 1 Tasse trinken, bis die Schmerzen nachlassen.

- Bei ersten Anzeichen einer Migräne (meist Sehstörungen) massieren Sie eine Mischung aus 20 Tropfen Lavendelöl und 10 ml bzw. 2 Teelöffeln Mandelöl in Nacken und Schläfen ein.

- Wenn die Kopfschmerzen durch eine kalte Kompresse auf den Kopf gelindert werden, trinken Sie eine Tasse Lavendelaufguss. Sprechen Sie besser auf ein warmes Handtuch auf der Stirn an, trinken Sie eine Tasse Rosmarin-Aufguss.

- Viele Migränepatienten haben entdeckt, dass das Kauen frischer Mutterkrautblätter helfen kann, Anfälle zu verhindern. Bei empfindlichen Menschen kann der Pflanzensaft jedoch die Mundschleimhaut reizen und zu Geschwüren führen. Sie sollten nicht verwendet werden, wenn sich solche Nebenwirkungen einstellen.

Vorsicht: Wenden Sie sich an Ihren Arzt, wenn starke Kopfschmerzen häufiger auftreten, länger als 48 Stunden anhalten oder nicht auf Ihre Behandlung ansprechen.

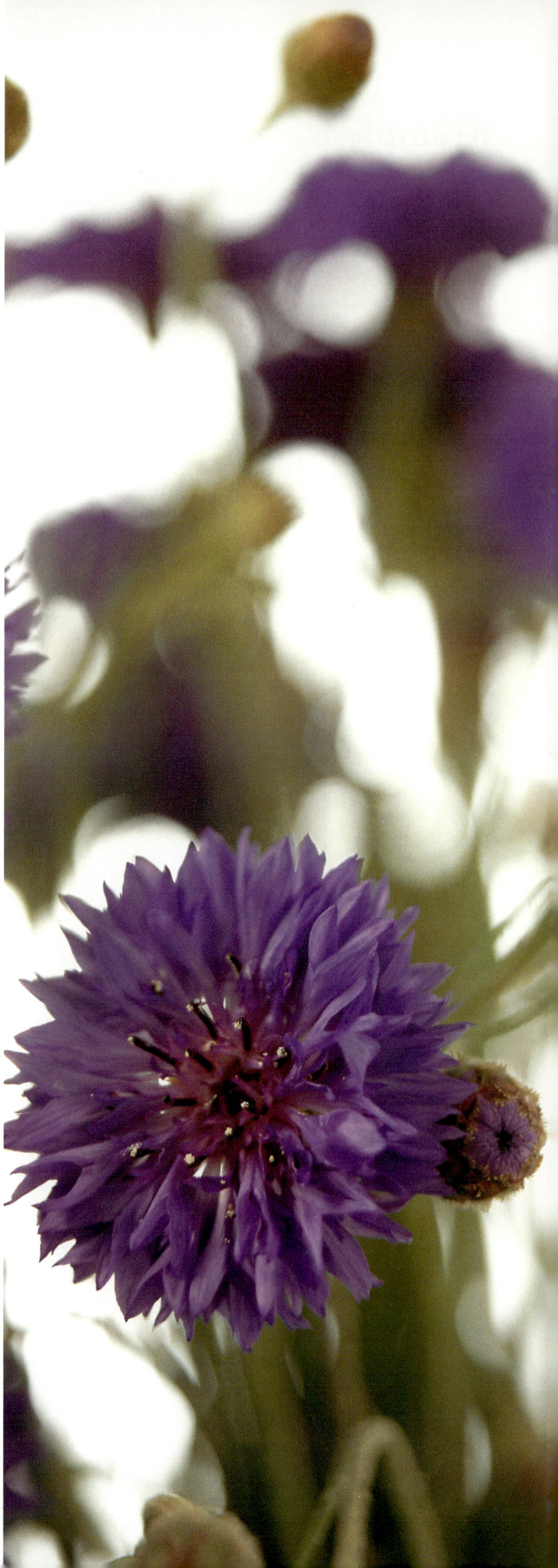

Augen

Unsere Augen sind ständig in Gebrauch. Sie übermitteln Bilder unserer Umgebung ans Gehirn, mühen sich mit zu nahe stehenden Computerbildschirmen ab, verkraften Staub und Schmutz der Städte sowie übergrelles Sonnenlicht infolge der geschädigten Ozonhülle unserer Erde. Und doch nehmen wir unsere Augen fast immer als selbstverständlich hin. Regelmäßiges Augentraining, etwa das abwechselnde Fixieren entfernter und naher Objekte, unterstützt ihre Funktion ebenso wie morgendliches Ausspülen mit kaltem Wasser.

Bindehautentzündung

Bindehautentzündung ist eine Entzündung der Schleimhaut, die den Augapfel überzieht. Meist wird sie durch eine Infektion hervorgerufen, doch sie kann auch mit staubiger, verschmutzter Luft oder dem allmählichen Rückgang der Augenflüssigkeit im Alter zusammenhängen. Betroffene klagen meist über tränende Augen und einen reibenden Schmerz beim Zwinkern.

Behandlung

- Legen Sie angefeuchtete Aufgussbeutel von indischem oder chinesischem Tee, Fenchel- oder Kamillentee als Kompresse auf die geschlossenen Augen und entspannen Sie sich für 15 Minuten.
- Benutzen Sie Aufgüsse aus Augentrost, Ringelblume, Kamille, Fenchel, Rosenblüten oder Himbeerblättern für Augenbäder.
- Nehmen Sie täglich bis zu 2 g Knoblauch in Kapselform, um die Infektion zu bekämpfen.

Vorsicht: Wenn die Beschwerden nicht innerhalb von drei Tagen nachlassen, ist ärztliche Behandlung nötig.

Wenden Sie sich an einen Arzt, wenn

- **die Symptome der Bindehautentzündung länger als drei Tage anhalten.**
- **Sie Sehstörungen haben, z. B. im Dunkeln um Lampen einen Lichthof sehen.**
- **Sie häufig unter Augenbeschwerden und Kopfschmerzen leiden. Eventuell liegt eine Sehschwäche vor. Lassen Sie untersuchen, ob Sie eine (neue) Brille brauchen.**
- **aus Ihrer Familiengeschichte Grüner Star *(Glaukom)* bekannt ist. In diesem Fall muss der Augendruck regelmäßig untersucht werden.**

Kräuter-Augenbäder

Verdünnte Kräutertinkturen oder leichte Aufgüsse können bei verschiedenen Augenbeschwerden lindernd wirken, und sie sind einfach anzuwenden. Die Mischungen dürfen auf keinen Fall brennen. Weil die individuelle Empfindlichkeit unterschiedlich ist, verdünnen Sie sie nach Bedarf.

Bereiten Sie einen Absud aus etwa 15 g Ihres gewählten Krauts und 600 ml Wasser. Kochen Sie die Flüssigkeit auf 400 ml ein und lassen Sie sie danach 10–15 Minuten simmern, um absolute Sterilität sicher zu stellen. Anschließend durch ein feines Teesieb abgießen und eventuell filtern. Auch kleinste Teilchen, die in der Flüssigkeit zurückbleiben, können das Auge reizen. Lassen Sie die Mischung auf Körpertemperatur abkühlen und füllen Sie etwas davon in eine Augenbadewanne. Setzen Sie das Gefäß auf das Auge, lehnen Sie sich zurück und zwinkern Sie einige Male, bis das Auge gut benetzt ist. Wenn beide Augen betroffen sind, verwenden Sie für jedes eine frische Wanne oder waschen Sie das Gefäß zwischendurch mit kochendem Wasser gründlich aus. Das ist besonders wichtig bei Infektionen, um eine Übertragung zu vermeiden.

Sie können das Bad auch mit abgekochtem, kühlem Wasser füllen und zwei Tropfen Kräutertinktur zugeben.

Bei Schmerzen und Entzündungen baden Sie das Auge mindestens einmal am Tag oder nach Bedarf.

Nützliche Augenbäder

Bindehautentzündung und Lidrand-Entzündung: Augentrost, Odermennig, Fenchel, Ringelblume, Holunderblüten, Kamille

Schmerzende, müde Augen: Kornblume, Augentrost, Himbeerblätter, Ringelblume, Königskerze, Kamille

Verblitzte Augen (durch extrem grelles Licht, etwa beim Schweißen) und schmerzhafte Entzündungen: Braunelle, Augentrost, Ringelblume, Holunderblüten

Heuschnupfen (Seite 97): Augentrost, Odermennig, Himbeerblätter, Ringelblume, Kamille

Lidrand-Entzündung

Hierbei handelt es sich um eine Entzündung des Augenlids. Sie kann durch eine allergische Reaktion auf Kosmetika hervorgerufen werden und wird oft von weißen Schuppen auf den Wimpern begleitet. In chronischen Fällen kann es zu einer Vereiterung kommen, bei der die Wimpern verkleben und ausfallen. Lidrand-Entzündung tritt bei Kindern häufig nach Masern (Seite 150) und anderen Infektionen auf.

Behandlung

- Trinken Sie 3-mal täglich je 1 Tasse eines Aufgusses aus gleichen Teilen Eisenkraut, Schafgarbe und Heil-Ziest, um den Stress zu bekämpfen, der durch die Reizung auftritt.

- Nehmen Sie 3-mal täglich je 1–2 Echinacea-Tabletten (à 200 mg).

- Geben Sie frischen Aloesaft direkt auf die betroffene Stelle. Auch Scheiben von frischen Kartoffeln wirken lindernd.

- Ringelbumen- oder Vogelmieresalbe kann direkt auf das befallene Lid aufgetragen werden.

- Machen Sie Augenbäder mit einem Aufguss aus Kamille, Fenchel, Rotklee, Himbeerblättern oder Holunderblüten.

Gerstenkorn

Ein Gerstenkorn ist eine akute Entzündung der Drüsen, die für die Benetzung der Wimpern zuständig sind. Typische Symptome sind Rötung und Schwellung des Augenlides sowie ein gelblicher Abszess an der Wurzel der Wimper. Verminderte Abwehrkräfte können durch Stress (Seite 101), Überarbeitung oder wiederholte Infektionen (Seite 127) bedingt sein. Ruhe, Entspannung und ausgewogene Ernährung sind dann ebenso wichtig wie gezielte Behandlung.

Behandlung

- Geben Sie etwas Ringelblumensalbe, frischen Aloesaft oder Nachtkerzenöl auf die betroffene Stelle.

- Legen Sie benetzte Aufgussbeutel von Kamillen- oder Fencheltee als Kompressen auf die Augen und entspannen Sie sich 15 Minuten lang.

- Nehmen Sie täglich bis zu 2 g Knoblauch oder 6 Kapseln Echinacea (à 200 mg) ein.

- Wenn Stress die Ursache ist, greifen Sie zu den entspannenden Mitteln, die auf Seite 101 genannt werden.

Behandlung

- Ein einfaches Mittel besteht darin, sich in einem dunklen Raum hinzulegen. Decken Sie die Augen mit Gurkenscheiben ab und entspannen Sie sich zehn Minuten lang.

- Bereiten Sie einen Aufguss aus gleichen Mengen Ju Hua, Heil-Ziest und Wassernabel mit einer Prise Pfefferminze. 3–4 Tassen täglich trinken.

- Baden Sie die Augen in Kornblumenaufguss oder verwenden Sie eines der links genannten Augenbäder.

Nahrungsergänzungen

- Nehmen Sie täglich bis zu 500 mg Vitamin C sowie kleine Dosen Vitamin A oder Beta-Karotin ein. Auch Karotten und dunkelgrüne Blattgemüse enthalten viel Beta-Karotin..

Müde und schmerzende Augen

Lange Arbeitstage bei Kunstlicht oder außergewöhnlich grellem oder schwachem Licht, mehrstündiges Lesen oder feines Handarbeiten, Bildschirmarbeit, langes Fernsehen im Dunkeln, schlecht angepasste Brillen, Umweltverschmutzung und alltägliche Belastungen haben Augenbeschwerden zu einem verbreiteten Problem werden lassen. Oft sind sie mit einem Spannungsgefühl um die Augen verbunden, auch mit Kopfschmerzen und Störungen der Sehschärfe. Sorgen Sie stets für gutes Licht und gönnen Sie den Augen beim Lesen oder der Bildschirmarbeit stündlich eine Pause. Lassen Sie Ihre Augen regelmäßig untersuchen und tragen Sie Ihre Brille regelmäßig. Sehen Sie nicht in einem völlig dunklen Zimmer fern. Behutsamer Druck mit den Handflächen auf die geschlossenen Augen kann Linderung bringen. Wer Kontaktlinsen trägt, sollte sie vorher herausnehmen. In der Traditionellen Chinesischen Medizin werden die Augen mit der Leber in Zusammenhang gebracht, Beschwerden werden häufig auf zu reichliches oder zu schweres Essen zurückgeführt.

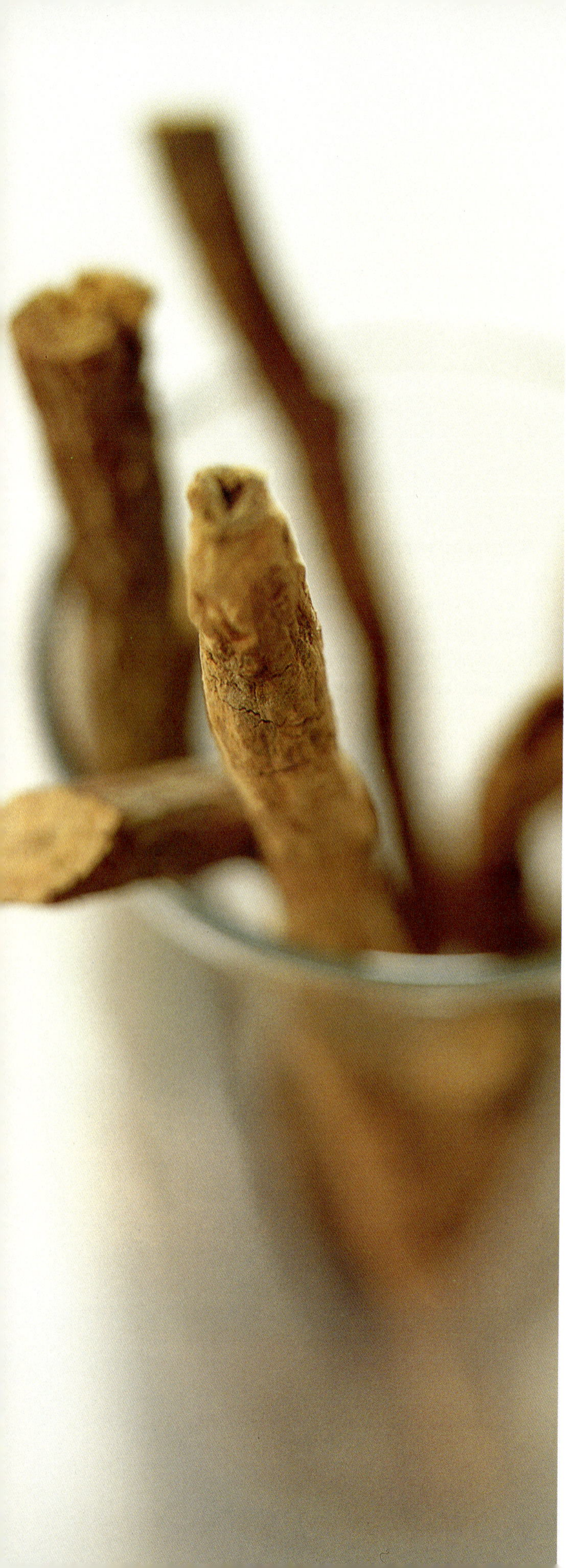

Drüsen

Zum endokrinen System des Körpers gehören die Hirnanhangdrüse, die Schilddrüse und die Nebennierendrüsen sowie Eierstöcke bzw. Hoden und Teile der Bauchspeicheldrüse. Diese Drüsen sind für die Produktion verschiedener Hormone verantwortlich, und Störungen ihrer Funktion bringen die Chemie des Körpers aus dem Gleichgewicht. Auch die exokrinen Drüsen, die z. B. für die Produktion von Sekreten wie Speichel zuständig sind, können gelegentlich Gesundheitsstörungen verursachen. Das Lymphsystem, das verschiedene Flüssigkeiten durch den Körper transportiert, besitzt Knoten, die manchmal ebenfalls als Drüsen bezeichnet werden, obwohl es sich tatsächlich um andere Organe handelt. Kräuter nützen den endokrinen wie den exokrinen Drüsen, weil sie die Chemie des Körpers günstig beeinflussen und so die Produktion bestimmter Hormone oder Enzyme normalisieren können. Zudem wirken sie Infektionen und Entzündungen entgegen.

Altersdiabetes

Diabetes geht auf eine Fehlfunktion der Bauchspeicheldrüse zurück. Es wird nicht genug Insulin produziert, um den Zucker in der Nahrung abzubauen. Diabetes bei jungen Menschen ist meist erblich bedingt. Altersdiabetes dagegen, die meist zwischen dem 60. und 70. Lebensjahr auftritt, rührt häufig von einer lebenslangen ungesunden, zuckerlastigen und unregelmäßigen Ernährung her. Viele Kräuter wirken hypoglykämisch (d. h. sie reduzieren den Zuckergehalt des Blutes), andere dagegen sind hyperglykämisch (d. h. sie erhöhen den Zuckergehalt und empfehlen sich für Menschen mit niedrigem Blutzuckerspiegel). Altersdiabetiker müssen ihren Blutzuckerspiegel meist mit Hilfe von Blut- oder Urintests überwachen. Mit Kräutertees kann der Blutzuckerspiegel gesenkt werden, doch muss die Dosierung sorgfältig überwacht werden.

Behandlung

- Bereiten Sie einen Aufguss aus gleichen Mengen Bockshornkleesamen, Heidelbeerblättern, Brennnesselblättern und Geißraute. 2–3 Tassen täglich trinken.
- Nehmen Sie 2-mal täglich je 2 Kapseln Bockshornklee (à 200 mg) ein.
- Nehmen Sie täglich 10 ml bzw. 2 Teelöffel Aloesaft.
- Kochen Sie mit reichlich Knoblauch oder nehmen Sie täglich bis zu 2 g in Kapselform zu sich.
- Nehmen Sie 3-mal täglich je 10 Tropfen Schneeflockenstrauch-Tinktur in etwas Wasser ein.
- Sorgen Sie für eine reichliche Aufnahme von komplexen Kohlenhydraten und Ballaststoffen, z. B. durch braunen Reis, Vollkornprodukte, Hafer, Bohnen und Gemüse.
- Bananen, Papayas, Kohl, Salat, Rüben und Oliven regen die Insulinproduktion an.

Vorsicht: Insulinabhängige Diabetiker dürfen keine hypoglykämischen Kräuter ohne ärztliche Anordnung und Überwachung einnehmen. Auch Altersdiabetiker sollten sich ärztlich beraten lassen, ehe sie zu Kräuterhilfsmitteln greifen.

Drüsenfieber

Das Drüsenfieber (infektiöse Mononukleose) wird vermutlich vom Epstein-Barr-Virus hervorgerufen. Typisch sind vergrößerte und druckempfindliche Lymphknoten am Hals, in den Achselhöhlen und der Lende, außerdem Appetitlosigkeit, Kopfschmerzen (Seite 134), Fieber (Seite 125), Halsschmerzen (Seite 97) und allgemeine Abgeschlagenheit. Die Krankheit hat eine lange Inkubationszeit und tritt vor allem während der Pubertät auf.

Behandlung

- Bereiten Sie einen Absud aus 25 g Echinacea-Wurzel in 1/2 Liter Wasser. Zerkleinern Sie ausreichend frisches Klebkraut in der Küchenmaschine, um 10 ml bzw. 2 Esslöffel Saft zu erhalten. Mischen Sie den Saft mit einer Prise getrockneter Chili und dem Saft einer halben Zitrone und füllen ihn mit dem Echinacea-Absud auf eine Tasse auf. Alle 3–4 Stunden je 1 Tasse trinken.
- Nehmen Sie abends 2 Kapseln Knoblauch (à 200 mg).
- Wenn die Symptome abklingen, bereiten Sie einen Absud aus 2 Teelöffeln Alant-Wurzel und 1/2 Liter Wasser. Anschließend 2 Teelöffel Heil-Ziest zugeben und 10 Minuten ziehen lassen. Täglich 2 Tassen trinken.
- Nehmen Sie nach dem Abschwellen der Lymphknoten einen Monat lang bis zu 600 mg Koreanischen Ginseng täglich.

Vorsicht: Ziehen Sie einen Arzt zu Rate. Kräuterhilfsmittel sollten nur als Unterstützung verwendet werden.

Wenden Sie sich an einen Arzt, wenn

- **Sie auffallend starken Durst haben oder häufig Wasser lassen müssen. Dies kann ein Indiz für Diabetes sein.**
- **Schilddrüsen-Probleme auftreten – diese erfordern ärztliche Behandlung.**
- **Sie als Erwachsener an Mumps erkranken.**

Unterzuckerung (Hypoglykämie)

Hypoglykämie entsteht durch eine Insulin-Überproduktion. Die Glucose aus der Nahrung wird in Glycogen verwandelt und in Leber und Muskeln gespeichert. Die Glucose im Blut muss also regelmäßig abgebaut werden, damit das Gleichgewicht erhalten bleibt. Hohe Glucose-Konzentration regt eine vermehrte Insulinausschüttung an. Es ist erwiesen, dass eine zu hohe Konzentration an raffiniertem Zucker in der Ernährung die Bauchspeicheldrüse überstrapaziert und starke Schwankungen des Blutzuckerspiegels verursacht. Typische Symptome der Unterzuckerung sind ständiger Hunger, Schwindel, Kopfschmerzen, Müdigkeit, Reizbarkeit, Gedächtnisschwäche, Sehstörungen, Panikattacken und Gliederzucken. Etwas Süßes zu essen, bringt schnelle Erleichterung. Hypoglykämie ist ein häufiges Problem junger Erwachsener mit hektischem Lebenswandel, die Mahlzeiten auslassen und statt dessen auf dem Heimweg von der Arbeit einen Schokoriegel kauen.

Behandlung

- Geben Sie 1–2 Tropfen Wermuttinktur auf die Zunge, um die Verdauung anzuregen.
- Trinken Sie tagsüber statt Kaffee einen Aufguss aus Kamille, Andorn oder Heil-Ziest.
- Nehmen Sie täglich 2 Kapseln Kanadische Gelbwurzel (à 200 mg) oder bis zu 600 mg Ginseng.
- Essen Sie tagsüber regelmäßig kleine Mahlzeiten. Vermeiden Sie Alkohol, süße Snacks und industriell aufbereitete Kohlenhydrate.
- Kauen Sie statt Süßigkeiten und Schokolade Süßholzwurzel.

Schilddrüsen-Probleme

Überfunktion (Thyrotoxicose)

Die Schilddrüse hilft bei der Steuerung des Stoffwechsels. Sie produziert zwei wichtige Hormone, die für die normale und effektive Arbeit der »inneren Chemiefabrik« notwendig sind. Bei Schilddrüsenüberfunktion werden zu viele Hormone ausgeschüttet, so dass der Körper überreagiert. Alle Prozesse beschleunigen sich, das Ergebnis ist Gewichtsverlust, Durchfall (Seite 121) und Schwitzen. Die Betroffenen sind oft hyperaktiv: Sie wirken wie Energiebündel, die kaum einmal still sitzen können. Gegen diese Überaktivität hat sich vor allem Wolfstrapp bewährt.

Behandlung

- Bereiten Sie einen Aufguss aus 2 Teilen Wolfstrapp sowie je 1 Teil Herzgespann und Petersilie. Bis zu 3 Tassen täglich trinken.
- Nehmen Sie 3-mal täglich je 5 ml bzw. 1 Teelöffel Baldriantinktur in etwas Wasser oder 2 Kapseln (à 200 mg) ein.
- Nehmen Sie zusätzlich Vitamin A, C und Kalzium.

Unterfunktion (Myxödem)

Bei einer Schilddrüsen-Unterfunktion werden zu wenig der nötigen Hormone ausgeschüttet. Die Folge sind Verlangsamung des Stoffwechsels, Verstopfung (Seite 120), Gewichtszunahme, Apathie und generelle Antriebslosigkeit. Die Betroffenen wirken energielos und auch geistig träge. Das beste Heilkraut für eine träge Schilddrüse ist Blasentang, der viel Jod enthält. Dieses Mineral benötigt die Schilddrüse zur Produktion der Hormone.

Behandlung

- Bereiten Sie einen Aufguss aus 2 Teilen Blasentang und je 1 Teil Petersilie, Damiana und Saathafer. 3 Tassen täglich trinken.
- Nehmen Sie Ginseng und Ginkgo als Nahrungsergänzung.
- Nehmen Sie bei morgendlichen Depressionen je 5 ml bzw. 1 Teelöffel Saathafer- und Eisenkraut-Tinktur.
- Essen Sie Hafergrütze zum Frühstück.
- Meiden Sie Kohl, Blumenkohl, Spinat, Rosenkohl, Rüben, Bohnen und Sojaprodukte, weil diese die Tätigkeit der Schilddrüse noch zusätzlich drosseln.
- Nehmen Sie als Nahrungsergänzung Vitamin A, C, D, E sowie Kalzium, Jod und Zink.

Vorsicht: Wenden Sie sich bei Schilddrüsen-Problemen immer an einen Arzt. Kräuterhilfsmittel können nur unterstützend eingesetzt werden.

Mumps

Mumps ist eine Viruserkrankung, die verschiedene Drüsen befallen kann. Bei Kindern sind meist die Speicheldrüsen im Hals betroffen, was zu Schluckbeschwerden führt. Bei Erwachsenen kann die Krankheit auch zu einer Entzündung der Eierstöcke oder Hoden führen und Unfruchtbarkeit nach sich ziehen. Auch die Bauchspeicheldrüse kann befallen werden. Bei Kindern bleiben die Beschwerden meist leicht; Erwachsene sollten sich unbedingt an einen Arzt wenden.

Behandlung

- Bereiten Sie einen Aufguss aus gleichen Mengen Salbei und Thymian und verwenden Sie ihn als antiseptische Gurgellösung und Mundspülung. Bei schweren Symptomen alle 30–60 Minuten anwenden.

- Geeignet sind alle Hilfsmittel gegen Fieber (Seite 125).

- Mischen Sie 50 ml bzw. 10 Teelöffel Klebkraut-Tinktur, 25 ml bzw. 5 Teelöffel Echinacea-Tinktur sowie 25 ml bzw. 5 Teelöffel Ringelblumen-Tinktur. 3-mal täglich vor den Mahlzeiten je 1 Teelöffel einnehmen, um Infektionen zu bekämpfen und den Körper zu reinigen.

- Trinken Sie zur allgemeinen Entspannung täglich 2–3 Tassen Aufguss aus Helmkraut, Heil-Ziest oder Kamille.

Vorsicht: Bei Mumps immer den Arzt konsultieren.

Erholung nach Steroid-Therapien

Synthetische Steroide sind in der Schulmedizin beliebt zur Bekämpfung verschiedener entzündlicher Erkrankungen wie Arthritis (Seite 131), Hautleiden und Asthma (Seite 95). Die Therapie kann sehr wirkungsvoll sein und schnelle Erleichterung bringen, doch hat sie erhebliche Nebenwirkungen. Vor allem unterdrückt sie die körpereigene Reaktion auf Entzündungen, weil sie die weißen Blutkörperchen und damit deren Fähigkeit, auf Infektionen zu reagieren, verändert. Durch die Einnahme künstlicher Cortico-Steroide wird auch die körpereigene Produktion dieser Stoffe in den Nebennierendrüsen gehemmt. Patienten, die Steroide eingenommen haben, sind daher oft anfälliger für Infektionen.

Behandlung

- Nehmen Sie 3-mal täglich je 10 ml bzw. 2 Teelöffel frischen Borretschsaft oder 5 ml bzw. 1 Teelöffel Borretsch-Tinktur in etwas Wasser ein.

- Bereiten Sie einen Aufguss aus gleichen Mengen Wassernabel, Borretsch und Weißdorn. 3-mal täglich je 1 Tasse trinken.

- Kochen Sie einen Absud aus 2 Teilen Süßholzwurzel und Yamswurzel sowie 1 Teil Ingwer. 3 Gläser täglich trinken.

- Nehmen Sie täglich 600 mg Ginseng in Tablettenform.

- Unterstützen Sie Ihr Immunsystem mit Echinacea- oder Knoblauchkapseln.

Ernährung und Nahrungsergänzungen

- Bittere Kräuter regen die Körperfunktionen an. Geben Sie vor den Mahlzeiten einige Tropfen Wermut- oder Löwenzahnwurzel-Tinktur direkt auf die Zunge. Auch bittere Digestifs, die in vielen Teilen Europas beliebt sind, haben eine ähnliche Wirkung.

- Belasten Sie Ihren Stoffwechsel nicht mit künstlichen Chemikalien. Bevorzugen Sie organische Lebensmittel und widerstehen Sie »Junk Food«. Meiden Sie auch künstliche Stimulanzien wie koffeinhaltige Getränke und Alkohol.

- Essen Sie regelmäßig kleine Mahlzeiten. Das ist besser als eine einzige große Mahlzeit am Tag oder ständiges Zwischendurch-Knabbern.

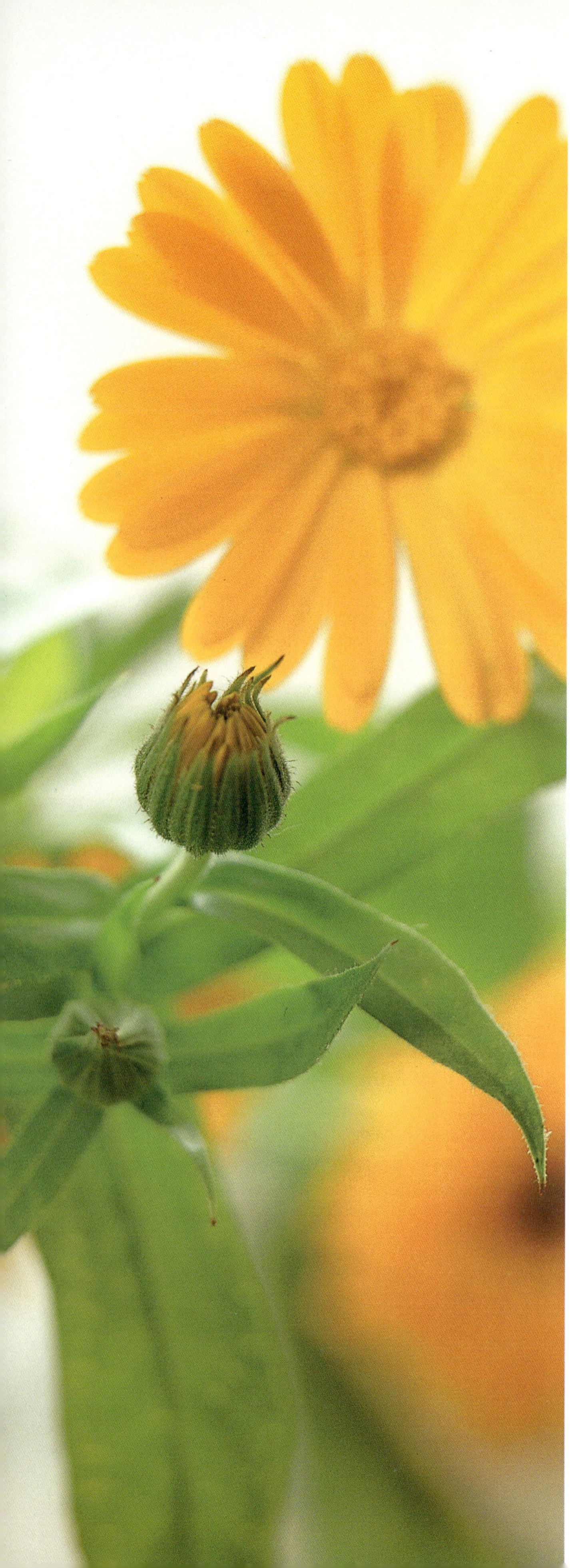

Haut und Haare

Unsere Haut ist eine lebenswichtige Barriere zwischen unserem Körper und der Außenwelt. Sie lässt kühlenden Schweiß austreten, beherbergt eine Vielzahl nützlicher Bakterien zur Abwehr unfreundlicherer Mikroorganismen und ist der Sitz der Tastorgane. Ihr Zustand und ihre Arbeitsweise verraten viel über den allgemeinen Gesundheitszustand eines Menschen: Es ist leicht zu erkennen, wenn jemand vor Gesundheit strahlt. Kräuterhilfsmittel werden hauptsächlich innerlich angewandt, um ein gesundes Gleichgewicht zu erhalten oder zu schaffen.

Ekzeme

Ekzem und Dermatitis sind Begriffe, mit denen nicht ansteckende Hauterkrankungen beschrieben werden. Meist ist die Haut gerötet. Zudem treten Juckreiz auf sowie Schorf oder kleine Bläschen, die eine klare Flüssigkeit abgeben und verkrusten. Häufig sind allergische Reaktionen die Ursache, und die auslösenden Stoffe reichen von nickelhaltigem Schmuck bis zu Nahrungsmitteln wie Milch, Weizen, Eier oder Obst und Gemüse mit einen hohen Gehalt an Salizylaten (z. B. Tomaten, Orangen, Beerenfrüchte, Paprika und Auberginen). Auch Waschpulver, Hausstaub-Milben und Haustiere können Auslöser sein. Durch Anspannung oder Angstzustände (Seite 101) kann sich der Zustand verschlimmern. Bei älteren Menschen bilden sich als Folge schlechter Durchblutung auch gelegentlich Ekzeme an Krampfadern, die schließlich zu Geschwüren werden können. Die Kräuterheilkunde konzentriert sich auf reinigende und beruhigende Mittel zur inneren Anwendung, weniger auf äußerlich angewandte Salben.

Behandlung

- Bereiten Sie einen Aufguss aus gleichen Teilen Rotklee, Stiefmütterchen, Brennnessel, Helmkraut und Klettenblättern. 3-mal täglich je 1 Tasse trinken. Wenn das Immunsystem durch den längeren Gebrauch steroidhaltiger Salben geschwächt ist, geben Sie zusätzlich Borretsch in die Aufgussmischung.
- Nachtkerzenöl und Borretschöl wirken lindernd bei verschiedenen Ekzemen. Nehmen Sie täglich 1000 mg in Kapselform.
- Verwenden Sie für trockene Ekzeme Ringelblumen- oder Kamillensalbe. Vogelmieresalbe lindert den Juckreiz.
- Bei nässenden Ekzemen bereiten Sie einen Aufguss aus gleichen Mengen Stiefmütterchen und Ringelblumenblüten. Abgießen und eine Kompresse mit der Mischung anfeuchten.
- Sorgen Sie für eine ausgewogene Ernährung mit reichlich Vitamin A, B, C und E sowie Magnesium, Kalzium und Zink. Nehmen Sie gegebenenfalls Ergänzungspräparate.
- Bei Juckreiz wirkt eine Lotion aus je 25 ml bzw. 5 Teelöffeln Borretschsaft, Vogelmiere-Tinktur, Zaubernuss-Destillat (Hamameliswasser) und Rosenwasser mit 5 Tropfen Rosmarinöl lindernd.

Schuppenflechte

Die Schuppenflechte (Psoriasis) ist ein verbreitetes Hautleiden, unter dem etwa 1 % aller Menschen leiden. Typisch ist eine trockene, juckende Haut mit silbrigen Schuppen. Lösen sich die Schuppen ab, tritt darunter gerötete, wunde Haut zu Tage. Meist sind Knie, Beine, Ellenbogen, Unterarme und Kopfhaut betroffen. Die Ursachen der Schuppenflechte sind vielfältig, oft hängen sie mit einer erblichen Veranlagung oder mit Arthritis (Seite 131) zusammen. Angst und Schock (Seiten 101, 103) können die Beschwerden verschlimmern.

Behandlung

- Kochen Sie einen Absud aus Klette, Ampfer und Süßholzwurzel und mischen Sie diesen mit einem Aufguss aus Rotklee und Klebkraut. 3-mal täglich je 1 Tasse trinken.
- Nehmen Sie täglich 600 mg Teufelskralle in Tablettenform.
- Klebkrautsalbe kann im Frühstadium oder bei kleinen befallenen Flächen lindern. Tragen Sie die Salbe 2- bis 3-mal täglich auf.
- Schuppenflechte scheint besonders häufig bei angespannten Einzelgänger-Persönlichkeiten aufzutreten. Bereiten Sie einen Aufguss aus Heil-Ziest, Helmkraut und Rosenblüten und trinken Sie morgens und abends je 1 Tasse.

Wenden Sie sich an einen Arzt, wenn

- **Sie schwere Schnitte oder andere Wunden haben, die eventuell genäht werden müssen.**
- **Verbrennungen einen Durchmesser von mehr als 2 cm haben (Seite 146).**
- **Sie bei Schorfbildung den Verdacht auf Schuppenflechte haben.**
- **Sie Farbveränderungen oder Absonderungen an Warzen, Leberflecken oder Sommersprossen beobachten.**
- **bei allergischen Reaktionen stärkere Schwellungen oder Atembeschwerden auftreten.**
- **Sie einen starken Sonnenbrand haben.**

Akne

Die typischen Pickel durch entzündete Talgdrüsen kennen die meisten Jugendlichen zur Genüge. Diese Drüsen öffnen sich zum Haarfollikel hin und sondern ein öliges Sekret ab, das die Haut geschmeidig hält. Tritt zu viel Sekret aus, können die Poren verstopfen. Die Folge sind bakterielle Infektionen, Eiterpickel, kleine Zysten oder Mitesser. Meist beginnt die Akne mit der Pubertät und verschwindet um das 20. Lebensjahr von allein. Manche Menschen neigen allerdings lebenslang zu Pickeln.

Behandlung

- Geben Sie für ein 10- bis 15-minütiges Gesichtsdampfbad je einen Teelöffel getrockneten Lavendel, Schafgarbe und Holunderblüten in eine Schale mit kochendem Wasser.

- Mischen Sie eine Lotion aus 10 ml bzw. 2 Teelöffeln Teebaumöl und je 45 ml bzw. 3 Esslöffeln Rosenwasser und Zaubernuss-Destillat (Hamameliswasser).

- Nehmen Sie als Nahrungsergänzung Nachtkerzenöl, Vitamin B, Vitamin C und Zink.

- Zerkleinern Sie 3 Kohlblätter mit 50 ml bzw. 10 Teelöffeln Zaubernuss-Destillat (Hamameliswasser) in der Küchenmaschine. Tragen Sie die Mischung 2-mal täglich als Lotion auf.

- Reiben Sie Pickel über Nacht mit Knoblauch ein.

- Treten vor der Menstruation verstärkt Pickel auf, helfen 3 Mönchspfeffer-Kapseln täglich. Alternativ bereiten Sie einen Absud aus gleichen Teilen Dang Gui und Yamswurzel und trinken täglich 3 Weingläser voll.

- Meiden Sie alle Nahrungsmittel, die die Talgproduktion anregen, z. B. industriell aufbereitete Kohlenhydrate (weißer Zucker und Weißmehl), gebratene Speisen, tierische Fette, Süßigkeiten und Schokolade, Alkohol und zuckerhaltige Getränke. Essen Sie viel frisches Obst und Gemüse.

Nesselausschlag

Plötzlich auftretende Hautreizungen bezeichnet man als Nesselsucht oder Nesselausschlag. Meist klingen sie nach wenigen Stunden ab. Ihre Ursache ist oft eine allergische Reaktion, ausgelöst entweder durch Einnahme eines Reizstoffes oder Hautkontakt. Schalentiere und Erdbeeren sind häufige Verursacher. Auch gewöhnliche Gartenpflanzen wie Brennnesseln, Hopfen, Stangenbohnen und Borretsch können Nesselausschlag verursachen.

Behandlung

- Überbrühen Sie Odermennig, Kamillenblüten, Brennnesselblätter und Stiefmütterchen zu gleichen Teilen mit kochendem Wasser. Alle 2 Stunden je 1 Tasse von dem Aufguss trinken, bis die Symptome abklingen.

- Tragen Sie reinen Borretschsaft als kühlende, beruhigende Lotion auf.

- Tragen Sie mehrmals täglich auf die befallenen Hautstellen Kamillensalbe auf.

- Morgens und abends eine Tasse Aufguss aus Heil-Ziest und Helmkraut bringt Hilfe, wenn Stress (Seite 101) ein auslösender Faktor ist.

- Reiben Sie die befallenen Stellen mit Zwiebelscheiben oder zerdrückten Kohlblättern ein oder tragen Sie Kohlsaft als kühlende Lotion auf.

Vorsicht: In schweren Fällen kann Nesselausschlag von einer Schwellung an Händen, Armen, Gesicht, Augenlidern oder Hals begleitet sein. Suchen Sie bei Gelenkschmerzen oder Atembeschwerden einen Arzt auf.

Ernährung und Nahrungsergänzungen

- Meiden Sie industriell aufbereitete Kohlenhydrate, fette und gebratene Speisen, Milchprodukte und tierische Fette. Trinken Sie täglich mindestens 1 1/2 Liter Wasser.

- Nachtkerzen- und Borretschöl sind hilfreich. Nehmen Sie täglich bis zu 1 g in Kapselform ein. Bei Schuppenflechte empfiehlt sich ein Kombinationsprodukt mit Fischölen.

- Sorgen Sie für eine reichliche Zufuhr von Vitamin E, Vitamin C und Zink. Kürbiskerne und Avocados sind empfehlenswert.

Schuppen und Seborrhoe

Man vermutet, dass Schuppen teilweise von einem Pilz *(Pityrosporum ovale)* hervorgerufen werden, der jedoch im Gegensatz zu anderen Pilzinfektionen nicht ansteckend ist. Im feuchtwarmen Milieu unter Hüten und Mützen vermehren sich Pilze, darum verschlimmern sich die Schuppen. Auch medizinische Shampoos können zu einer Verschlimmerung führen.

Behandlung

- Mischen Sie ein Kräutershampoo aus 2 Esslöffeln flüssiger Seife, einer Tasse medizinischem Alkohol und je 2 Teelöffeln Rosmarin- und Brennnesselblättern. Zwei Wochen ziehen lassen, dann abgießen und wie ein gewöhnliches Shampoo verwenden.

- Als Spülung nach der Haarwäsche eignet sich ein Aufguss aus Rosmarin, Ringelblume, Salbei oder Brennnessel oder ein Absud aus Klettenwurzel.

- Reiben Sie die Kopfhaut nach der Haarwäsche mit Jogurt ein, der lebende Kulturen enthält. 15 Minuten einwirken lassen, dann gründlich ausspülen.

Haarausfall

Haarausfall und Kahlköpfigkeit bei älteren Männern scheint erblich bedingt und nicht heilbar zu sein. Tritt Haarausfall aber plötzlich oder nur stellenweise auf, können Alopezie, Stress (Seite 101) oder Vitaminmangel die Ursache sein. Betroffen sind vor allem Jugendliche und junge Erwachsene.

Behandlung

- Tragen Sie auf die befallenen Stellen Arnikasalbe auf, sofern die Haut unverletzt ist.

- Nehmen Sie als Nahrungsergänzung Vitamine der B-Gruppe, Zink und Nachtkerzen- oder Borretschöl.

- Spülen Sie die Haare nach der Wäsche mit einem Aufguss aus Rosmarin oder Salbei. Geeignet ist auch ein Absud von Brennnesselwurzeln.

- Gegen Stresssymptome bereiten Sie einen Aufguss aus Helmkraut und Heil-Ziest. Täglich 3 Tassen trinken. Nehmen Sie täglich 600 mg Sibirischen Ginseng.

Fuß- und Hautpilzerkrankungen

Fußpilz und andere Hauterkrankungen werden von dem Pilz *Tinea* spp. hervorgerufen. Es können unterschiedliche Körperbereiche betroffen sein. Fußpilz tritt meist zwischen den Zehen auf, die Pilzart *Tinea favosa* befällt die Nägel. Andere Arten siedeln sich am Körper, am Kopf, im Barthaar oder in der Leistengegend an. Je nach Erreger kann es zu Entzündungen und Juckreiz, Nässen, Schuppenbildung oder einfach Unbehagen kommen. Wie alle Hefepilze vermehren sich auch diese Erreger vor allem an feuchtwarmen, dunklen Plätzen, darum ist sorgfältige Hygiene wichtig. Trocknen Sie sich nach dem Baden gründlich ab – auch in Hautfalten. Tragen Sie keine zu engen Hüte oder Schuhe. Linderung verschaffen Salben mit antifungaler Wirkung.

Behandlung

- Tragen Sie morgens und abends etwas Teebaumöl-, Ringelblumen- oder Echinaceasalbe auf die befallenen Stellen auf.

- Betupfen Sie die erkrankten Hautstellen morgens und abends mit frischem Aloesaft.

- Nehmen Sie täglich 600 mg Echinacea, 600 mg Kanadische Gelbwurzel und 2 g Knoblauch in Kapselform ein, um das Immunsystem zu stärken und Infektionen abzuwehren.

- Baden Sie die Füße abends in heißem Wasser mit 10 Tropfen Myrrhe-Tinktur oder 5 Tropfen Teebaumöl.

- Bei Befall auf der Kopfhaut verwenden Sie Ringelblumenaufguss oder warmes Wasser mit 5 Tropfen Teebaumöl als letzte Spülung nach der Haarwäsche.

- Nehmen Sie 3-mal täglich je 10 ml bzw. 2 Teelöffel frischen Klebkrautsaft ein.

- Bereiten Sie einen Aufguss aus gleichen Teilen Klebkraut, Vogelmiere und Wassernabel. 3-mal täglich je 1 Tasse trinken.

Warzen

Warzen sind gutartige Auswüchse unter der Haut. Sie werden durch ein Virus verursacht, das die Zellen zu abnormal schneller Vermehrung anregt. Meist treten sie an Händen, Knien oder im Gesicht auf. Sie sind leicht ansteckend, aber harmlos. Häufig verschwinden Sie nach einiger Zeit von allein. Warzen unter den Fußsohlen sind besonders unangenehm, weil man ständig auf die kleinen Verhärtungen tritt. Häufig bildet sich dann eine dicke Hornhaut. Ringpflaster bringen Erleichterung.

Behandlung

- Tragen Sie morgens und abends den frischen Saft aus den Stielen von Löwenzahn oder Großem Schöllkraut *(Chelidonium major)* auf die Warzen auf.

- Tragen Sie morgens und abends 1–2 Tropfen reinen Teebaumöls auf.

- Vermischen Sie pulverisierte Rotulme mit etwas Wasser. Die Paste morgens und abends auftragen und mit einem kleinen Pflaster abdecken.

- Nehmen Sie 2-mal täglich 2 Kapseln Echinacea (à 200 mg), um das Immunsystem zu stärken.

Vorsicht: Treten Warzen auf Leberflecken oder Muttermalen auf, verändern sie ihre Farbe oder beginnen sie zu bluten, wenden Sie sich an Ihren Arzt.

Blutergüsse

Blutergüsse entstehen, wenn nach einer Verletzung aus dünnen Adern unter der Haut Blut austritt. Die Neigung zu Blutergüssen kann auf eine Störung der Blutgerinnung hindeuten. Sie kann aber auch bedeuten, dass die Adern sehr dünn und leicht zu verletzen sind. Dies ist häufig bei ansonsten gesunden Frauen zu beobachten.

Behandlung

- Tragen Sie auf unverletzte Haut Arnika- oder Beinwellsalbe auf. Bei verletzter Haut verwenden Sie Ringelblumensalbe.

- Tränken Sie eine Kompresse in einem heißen Aufguss aus Arnika, Beinwell, Vogelmiere, Ysop, Wasserdost, Bockshornklee oder Johanniskraut.

- Legen Sie zerdrückte Kohlblätter als Kompresse auf.

- Das einfache Gänseblümchen *(Bellis perennis)* war früher ein beliebtes Volksheilmittel für Blutergüsse aller Art.

- Verwenden Sie homöopathische Arnika (D6) oder Bachblüten-Essenz (Seite 105), um den Betroffenen zu beruhigen und die Heilung zu unterstützen.

- Ein Beutel gefrorener Erbsen ist ein ideales Not-Hilfsmittel gegen die Schmerzen. Legen Sie ihn abwechselnd mit einer Wärmflasche auf, um die Resorption des Blutes zu beschleunigen und Linderung zu verschaffen.

Verbrennungen und Verbrühungen

Verbrennungen entstehen durch trockene, Verbrühungen durch feuchte Hitze. Oft ist eine Notfall-Versorgung erforderlich. Behandeln Sie nur kleine Verbrennungen zu Hause.

Behandlung

- Lassen Sie über leichte Verbrennungen kaltes Wasser laufen oder legen Sie einen Beutel tiefgefrorener Erbsen auf, um die Schmerzen zu lindern. Kühlen Sie mindestens 2–3 Stunden lang, um eine nachhaltige Wirkung zu erzielen.

- Nach dem Kühlen tragen Sie auf die verbrannte Stelle frischen Aloesaft oder einen öligen Auszug aus Johanniskraut oder Ringelblumen auf.

- Trinken Sie gegen den Schock einen Aufguss aus Brennnessel, Johanniskraut und Eisenkraut.

- Legen Sie rohe, geriebene Kartoffeln als Breiumschlag auf.

Vorsicht: Verbrennungen werden in drei Schweregrade eingeteilt. Was über den ersten Grad hinausgeht (Rötung, Schmerzen, Blasenbildung), sollte im Krankenhaus behandelt werden. Auch Verbrennungen von mehr als 5 cm Durchmesser, die über den ersten Grad hinausgehen, sollte ein Arzt untersuchen. Verbrennungen des zweiten oder dritten Grades können mit Schock einher gehen.

Schnitte und Abschürfungen

Kräuter bieten gute Alternativen zu den konventionellen antiseptischen Salben. Man kann Wunden in Kräuteraufgüssen baden und anschließend geeignete Kräutersalben oder ölige Auszüge auftragen.

Behandlung

- Reinigen Sie Schnitte und Abschürfungen immer vor der weiteren Behandlung. Entweder spülen Sie die Wunde unter fließendem kaltem Wasser, oder sie wischen sie mit einem Wattebausch ab, der in Johanniskraut- oder Ringelblumenaufguss getaucht wurde.

- Tragen Sie etwas Salbe mit Ringelblumen-, Vogelmiere-, Johanniskraut- oder Teebaumextrakten auf.

- Verwenden Sie alternativ frischen Aloesaft oder Aloesalbe.

- Als schnelle Hilfe für unterwegs bietet sich eine Auflage aus zerriebenen Blättern von Hirtentäschelkraut, Ysop, Schlangenknöterich, Braunelle oder Schafgarbe an.

Sonnenbrand

Wichtig ist eine gute Sonnenschutzcreme. Wer einen Sonnenbrand bekommt, kann zu Kräuterhilfsmitteln greifen.

Behandlung

- Packen Sie eine Flasche mit 25 ml bzw. 5 Teelöffeln öligem Johanniskraut-Auszug und 25 Tropfen Lavendelöl ins Reisegepäck, wenn Sie in heiße Länder verreisen. Großzügig auf verbrannte Haut auftragen.

- Sehr wirksam ist auch frischer Aloesaft oder Aloecreme.

- Trinken Sie einen Aufguss aus Holunderblüten, Schafgarbe und Wasserdost, um die Hautkühlung anzuregen.

- Baden Sie die Haut in einem abgekühlten Aufguss aus Ringelblumen und Großem Wegerich.

- Beugen Sie durch Einnahme von Beta-Karotin, Vitamin A und C sowie Zink Hautschäden vor.

Insektenbisse und -stiche

In den meisten Fällen verursachen Insektenstiche nur kleine Hautreizungen, die innerhalb weniger Tage abklingen. Bei manchen Menschen kommt es jedoch zu allergischen Reaktionen, die sogar tödlich enden können. In solchen Fällen ist eine sofortige ärztliche Notfallbehandlung unbedingt erforderlich.

Behandlung

- Tragen Sie eine Salbe mit Inhaltsstoffen aus Johanniskraut, Ringelblume, Salbei oder Zitronenmelisse auf, um die Reizung zu lindern. Ein Aufguss aus diesen Kräutern kann zum Betupfen oder Baden nässender Stiche verwendet werden, wie sie sich gelegentlich bei empfindlichen Menschen bilden.

- Tupfen Sie frischen Aloesaft oder eine Aloesalbe auf.

- Bei Bienen- und Wespenstichen legen Sie eine Scheibe von einer frischen Zwiebel auf.

- Frische Wegerich- oder Melissenblätter, direkt auf dem Stich zerrieben, schaffen rasch Linderung.

- Bei entzündeten Bissen oder Stichen verwenden Sie Echinacea- oder Teebaumölcreme.

- Um Insekten fernzuhalten, mischen Sie Teebaum-, Melissen- oder Zitronella-Öl mit Mandelöl und tragen es auf die Haut auf. Verbrennen Sie im Freien Kerzen mit Zitronelladuft und sprühen Sie die Öle – mit reichlich Wasser verdünnt – auch auf Ihre Kleidung.

Vorsicht: Wenn Schmerzen oder Schwellung nicht auf die Behandlung ansprechen, der Betroffene ohnmächtig wird oder sich unwohl fühlt, rufen Sie den Arzt. Bei Allergien gegen Insektengifte besteht die Gefahr eines anaphylaktischen Schocks. In diesem Fall ist häufig eine Notfallversorgung erforderlich.

Splitter

Bei hartnäckigen Splittern tragen Sie Salbe aus Vogelmiere, Eibisch oder Rotulme auf und decken die Stelle mit einem Pflaster oder kleinen Verband einige Stunden lang ab. Dann den Splitter mit einer Pinzette oder einer sauberen Nadel ziehen.

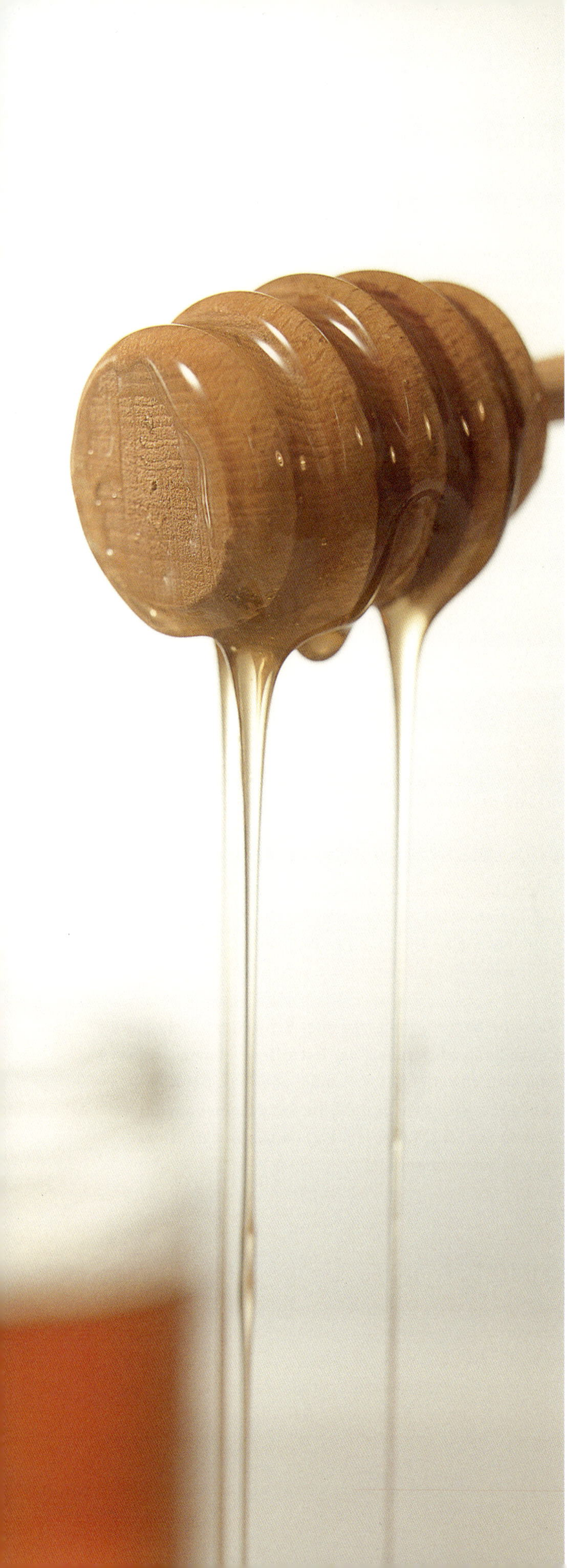

Säuglinge und Kinder

Im Allgemeinen halten sich die Beschwerden von Kindern in Grenzen und klingen rasch wieder ab. Es gibt aber auch dramatische Symptome mit hohem Fieber. Der Stoffwechsel von Kindern arbeitet schneller als der von Erwachsenen. Atem- und Pulsfrequenz sind höher, und auch Krankheiten entwickeln sich schneller. Kräuter eignen sich als sanfte Hilfsmittel sogar für sehr junge Säuglinge. Bei älteren Kindern ist manchmal etwas Überredung oder ein Löffel Honig zum Versüßen der Medizin nötig. Kindern unter zwei Jahren sollte man nur pasteurisierten Honig geben.

Koliken

Die Krämpfe und Beschwerden bei Koliken hängen oft mit der Fütterung zusammen. Zu eilige Fütterung kann ebenso zu Problemen führen wie Anspannung der Mutter, die sich auf das Kind überträgt. Prüfen Sie, ob die Nahrung des Kindes (oder Ihre eigene, wenn Sie stillen) Reizstoffe wie scharfe Gewürze, Kuhmilch oder Weizen enthält. Achten Sie auch darauf, dass Mutter und Kind bei den Mahlzeiten entspannt und ruhig sind.

Behandlung

- Bereiten Sie einen Aufguss aus gleichen Mengen Katzenminze und Dill und geben Sie dem Kind bis zu 4-mal täglich je 5–15 ml bzw. 1–3 Teelöffel. Säuglinge trinken Kräutertees meist problemlos, wenn sie frühzeitig daran gewöhnt werden.

- Homöopathische Kamille (D3) kann tropfenweise zur Linderung alle 15 Minuten gegeben werden.

- Für stillende Mütter empfiehlt sich ein beruhigender Kräuteraufguss aus Helmkraut, Heil-Ziest oder Kamille vor den Mahlzeiten.

- Bereiten Sie einen Aufguss aus 15 g Kamillenblüten und 1/2 Liter Wasser. Tauchen Sie eine Kompresse ein und legen Sie diese bei heftigen Koliken auf den Bauch des Kindes.

Verdauungsbeschwerden

Durchfall und Blähungen kommen bei kleinen Kindern recht häufig vor. Wenn im späteren Leben Migräne auftritt, ist meist eine Nahrungsmittelunverträglichkeit die Ursache. Achten Sie unbedingt darauf, dass Kinder ausreichend trinken, weil sie leicht austrocknen.

Behandlung

- Odermennigaufguss ist ideal für Kinder. Geben Sie 1/2 bis 1 Tasse bei einfachem Durchfall. Treten gleichzeitig Kopfschmerzen und Übelkeit auf, geben Sie die gleiche Menge Heil-Ziest hinzu.

Vorsicht: Wenn die Beschwerden bei Kindern länger als 12 Stunden andauern, suchen Sie unbedingt den Arzt auf.

Windel-Dermatitis

Schmerzhafte Hautreizungen können durch zu seltenen Windelwechsel oder nachlässige Reinigung verursacht werden, aber auch durch Verdauungsbeschwerden oder Hefeinfektionen. Windel-Dermatitis ist ein recht häufiges und unangenehmes Problem. Wenn Sie stillen, meiden Sie Lebensmittel, die das Wachstum von Hefepilzen anregen, z. B. Zucker und Weißmehl, Fast Food, geräucherte oder gepökelte Lebensmittel sowie Milchprodukte.

Behandlung

- Mischen Sie 10 ml bzw. 2 Teelöffel öligen Auszug aus Beinwell mit 10 Tropfen Teebaumöl und tragen Sie die Mischung bei jedem Windelwechsel auf. Achten Sie darauf, dass die Haut sorgfältig abgetrocknet ist und lassen Sie die Windel weg, wann immer es möglich ist.

- Für eine beruhigende Waschung der befallenen Haut eignet sich ein Aufguss aus Acker-Stiefmütterchen. Anschließend Ölmischung (siehe oben) auftragen.

- Statt des selbst gemischten Öls kann auch eine Beinwell- oder Ringelblumensalbe verwendet werden.

Wenden Sie sich an einen Arzt, wenn

- **starker Durchfall oder Erbrechen auftreten oder leichterer Durchfall länger als 12 Stunden anhält.**

- **die Temperatur über mehrere Stunden höher als 39 °C bleibt.**

- **Krämpfe, Atembeschwerden, Zuckungen oder ungewöhnliche Schläfrigkeit auftreten.**

- **Ihr Kind ungewöhnlich schrill schreit.**

Milchschorf

Diese schuppige Erkrankung der Kopfhaut tritt vor allem bei Säuglingen als Folge einer Überproduktion der Schweißdrüsen auf. Sie ist weder ansteckend noch schmerzhaft, sieht aber unschön aus.

Behandlung

- Mischen Sie die öligen Auszüge aus Ringelblume und Acker-Stiefmütterchen und massieren Sie damit mehrmals täglich die Kopfhaut des Kindes. Den Kopf von Neugeborenen, deren Fontanelle (die weiche Stelle in der Schädeldecke) noch nicht ganz geschlossen ist, nur sehr behutsam berühren.

- Spülen Sie die Kopfhaut des Kindes nach dem Baden mit einem Aufguss aus Acker-Stiefmütterchen.

Schlaflosigkeit

Die Ursachen können harmlos sein, z. B. ein zu warmes Zimmer, Koliken (Seite 149) oder Hunger. Sorgen Sie darum dafür, dass sich das Baby wohl fühlt. Wenn die Schlaflosigkeit bis ins Kleinkindalter anhält, geben Sie dem Kind viel Zuwendung – und der ganzen Familie beruhigende Kräuter.

Behandlung

- Geben Sie 1 Tasse Kamillentee oder 2 Tropfen Kamillenöl in das Badewasser. Gründlich mit dem Wasser vermischen, ehe Sie das Kind hineinlegen.

- Eine sanfte Massage kann bei kleinen Kindern beruhigend wirken. Sicherer als eine Körpermassage ist eine Streichmassage der Unterarme. Streichen Sie langsam immer in einer Richtung und tragen Sie vorher stark verdünntes Kamillenöl (1 Tropfen auf 20 ml bzw. 4 Teelöffel Mandelöl) auf.

- Geben Sie dem Kind abends einen Aufguss aus Kamillenblüten, Kalifornischem Kappenmohn oder Zitronenmelisse (10 g auf 1/2 Liter Wasser). Eventuell mit Honig oder Zitronensaft aromatisieren.

- Sorgen Sie für eine ausgewogene Ernährung mit ausreichend Vitaminen und Mineralstoffen. Wenn Sie stillen, verzichten Sie auf Kaffee. Isst das Kind Brei, meiden Sie künstliche Farb- oder andere Zusatzstoffe.

Probleme beim Zahnen

Meist brechen die Zähne in Alter von etwa vier Monaten durch, doch können gelegentlich Beschwerden schon wenige Wochen nach der Geburt auftreten.

Behandlung

- Vermischen Sie je 2 Tropfen Kamillen-, Salbei- und Rosmarinöl mit 5 ml bzw. 1 Teelöffel Mandelöl. Geben Sie etwas Ölmischung auf einen Finger und massieren Sie damit behutsam das Zahnfleisch des Kindes. 3- bis 4-mal am Tag wiederholen.

- Geben Sie dem Kind vor den Mahlzeiten milde Aufgüsse aus beruhigenden Kräutern wie Lindenblüten oder Kamille.

- Geben Sie bei Bedarf homöopathische Kamillen-Globuli oder Kamillen-Tropfen (D3).

Masern

Diese äußerst ansteckende Viruserkrankung ist gekennzeichnet von den typischen Symptomen einer schweren Erkältung mit hartem, trockenem Husten. Dazu kommt ein roter Ausschlag, der meist hinter den Ohren beginnt, sowie gerötete, lichtempfindliche Augen.

Behandlung

- Bereiten Sie einen Aufguss aus gleichen Teilen Ysop, Eibischblättern und Spitzwegerich. Geben Sie dem Kind bis zu 4-mal täglich je 1/2 halbe Tasse. Bei kleinen Kindern die Mengen reduzieren.

- Geben Sie dem Kind 3-mal täglich vor den Mahlzeiten je 1 Echinacea-Kapsel (200 mg) oder 5 ml bzw. 1 Teelöffel Echinacea-Tinktur. Wenn das Kind keine Tabletten schlucken kann, öffnen Sie die Kapsel und mischen den Inhalt mit einem Teelöffel Honig.

- Um die Reizung der Augen zu lindern, verwenden Sie sorgfältig gefilterte Aufgüsse aus Augentrost oder Braunelle als Augenbad (Seite 136).

Vorsicht: Bei Masern muss immer der Arzt hinzugezogen werden.

Windpocken

Bei Kindern verlaufen Windpocken meist als leichte, wenn auch hoch ansteckende Infektion, die oft von leichtem Fieber (Seite 125) begleitet ist. Typisch ist ein Ausschlag, der sich später in Bläschen verwandelt und verschorft. Der Ausschlag tritt vorwiegend auf dem Kopf, im Gesicht und dem Rumpf auf und juckt stark. Werden die Bläschen aufgekratzt, bilden sich Narben. Vorsicht also beim Baden erkrankter Kinder.

Behandlung

- Mischen Sie eine Lotion aus gleichen Mengen Vogelmiereaufguss, Borretschsaft und Zaubernuss-Destillat (Hamameliswasser). Alle 2 Stunden oder nach Bedarf auf die juckenden Hautpartien auftragen.

- Geben Sie dem Kind 2-mal täglich vor den Mahlzeiten je 1 Echinacea-Kapsel (à 200 mg) oder 5 ml bzw. 1 Teelöffel Echinacea-Tinktur.

- Verabreichen Sie dem Kind zur allgemeinen Entspannung 2- bis 3-mal täglich einen Aufguss aus Helmkraut, Heil-Ziest oder Kamille.

- Tupfen Sie fiebernde Kinder mit einem Schwamm ab, der mit abgekühltem Ringelblumen-, Borretsch- oder Basilikumaufguss getränkt ist.

Kopfläuse und Nissen

Läuse und ihre Eier (Nissen) treten an Schulen immer wieder einmal auf, und sie verbreiten sich leicht. Wenn sich Kinder häufig am Kopf kratzen, sollten Sie Verdacht schöpfen und die Schule oder den Kindergarten informieren.

Behandlung

- Mischen Sie gleiche Mengen Teebaum-, Thymian- und Zitronenöl, oder verwenden Sie die Öle separat. Geben Sie 10 Tropfen in 1/2 Liter warmes Wasser und verwenden Sie die Lösung als letzte Spülung nach der Haarwäsche. Täglich wiederholen, bis der Befall vorüber ist.

- Alternativ mischen Sie die gleichen Öle mit 10 ml bzw. 2 Teelöffeln Mandelöl. Tauchen Sie einen sehr feinen Kamm in das Öl und kämmen Sie damit 2-mal täglich die Haare des Kindes gründlich durch.

Würmer

Spulwürmer und Bandwürmer kommen bei Kindern häufiger vor. Sie sind hoch ansteckend und können sich schnell über die ganze Familie ausbreiten. Um eine Infektion anderer Familienmitglieder zu vermeiden, ist sorgfältige Hygiene wichtig. Weibliche Würmer legen ihre Eier abends am Anus ab. Untersuchen Sie den Po Ihres Kindes und entfernen Sie sichtbare Würmer. Entsprechend dem Lebenszyklus der Würmer muss jede Behandlung in vierzehntägigem Rhythmus wiederholt werden.

Behandlung

- Mischen Sie je 10 Tropfen Wermut- und Fencheltinktur in ein Glas Karottensaft. Gut verrühren und dem Kind 4 Tage lang morgens vor dem Frühstück geben. Nach 2 Wochen wiederholen.

- Auch Knoblauch vertreibt Würmer. Geben Sie dem Kind jedem Morgen 1–4 Kapseln oder hacken Sie 1 Zehe fein und vermischen Sie sie mit etwas Honig und 1 Tasse warmer Milch.

- Kohl ist ebenfalls ein wirksames Wurmmittel. Entsaften Sie frische Blätter in einer Küchenmaschine oder einer Saftzentrifuge und verwenden Sie 60 ml bzw. 4 Esslöffel als Alternative zum Karottensaft.

Bettnässen

Regelmäßiges Bettnässen bei jüngeren Kindern kann die Folge eines leichten Harnwegsinfekts sein, aber auch mit unausgewogener Ernährung, medizinischen Problemen der Harnwege oder emotionaler Unausgeglichenheit zusammenhängen. Eine ärztliche Untersuchung ist in jedem Fall sinnvoll, um herauszufinden, ob eine medizinische Ursache vorliegt.

Behandlung

- Bereiten Sie einen Aufguss aus gleichen Mengen Mais und Johanniskraut. Geben Sie dem Kind 3-mal täglich je 30–45 ml bzw. 2–3 Esslöffel mit etwas Honig.

- Mischen Sie gleiche Mengen der Tinkturen von Acker-Schachtelhalm, Hirtentäschelkraut und Königskerze. Geben Sie dem Kind je nach Alter 3-mal täglich je 20–60 Tropfen.

Hyperaktivität

Wenn Kinder hyperaktiv sind, kann die ganze Familie darunter leiden. Typische Merkmale sind Schlaflosigkeit, Konzentrationsschwäche, häufiges Weinen oder aggressives Verhalten. Ursache können Nahrungsmittelunverträglichkeiten, Umweltverschmutzung oder emotionale Probleme sein.

Behandlung

- Geben Sie dem Kind 3-mal täglich je 1 Tasse Aufguss aus gleichen Mengen Heil-Ziest, Braunelle und Borretsch.
- Achten Sie darauf, dass die Ernährung ausreichend Vitamine der B-Gruppe sowie die Mineralstoffe Zink und Eisen enthält.
- Meiden Sie alle künstlichen Farbstoffe, Konservierungsmittel und andere Lebensmittelzusätze. Beschränken Sie den Konsum von Zucker, Schokolade, Milch und Koffein.
- Hilfreich sind auch Nachtkerzen- oder Borretschöl als Nahrungsergänzung (250–500 mg täglich). Zinkpräparate können ebenfalls Linderung bringen.
- Machen Sie mit dem Kind täglich Atemübungen, um seine Entspannung zu fördern.
- Wenn die Umweltbelastung das Problem verschärft, geben Sie dem Kind als Nahrungsergänzung Kelp, das den Abbau von Schwermetallen im Körper unterstützt.

Reisekrankheit

Übelkeit und Erbrechen auf Reisen wird meist durch Sauerstoffmangel, Autoabgase und ein eingeschränktes Gesichtsfeld verursacht, das das Gleichgewichtsorgan im Innenohr irritiert. Die Reisekrankheit tritt vor allem bei Kindern mit empfindlichen Ohren auf. Achten Sie auf geöffnete Autofenster und verbringen Sie auf Seereisen möglichst viel Zeit an Deck.

Behandlung

- Ein ideales Mittel ist Ingwer in jeder Form: Kapseln, verdünnte Tinktur, Ingwerwein oder -aufguss. Für kleinere Kinder empfehlen sich Ingwerbonbons oder -plätzchen. Beginnen Sie mit der Behandlung 20–30 Minuten vor Reiseantritt und wiederholen Sie sie nach Bedarf. Galgant wirkt ähnlich wie Ingwer.
- Geben Sie dem Kind vor der Reise 1 Tasse Aufguss aus Kamille, Zitronenmelisse oder Mädesüß. Während der Reise geben Sie in regelmäßigen Abständen 2–3 Tropfen der entsprechenden Tinkturen direkt auf die Zunge.

Dosierung für Kinder und Senioren

Für Kinder und alte Menschen müssen die angegebenen Dosierungen je nach Alter, Körpergewicht und Stoffwechsel verringert werden. Für Kinder gelten die folgenden Richtwerte:

Alter	Dosis
0–1 Jahr	5 Prozent der Erwachsenendosis
1–2 Jahre	10 Prozent der Erwachsenendosis
3–4 Jahre	20 Prozent der Erwachsenendosis
5–6 Jahre	30 Prozent der Erwachsenendosis
7–8 Jahre	40 Prozent der Erwachsenendosis
9–10 Jahre	50 Prozent der Erwachsenendosis
11–12 Jahre	60 Prozent der Erwachsenendosis
13–14 Jahre	80 Prozent der Erwachsenendosis
über 15 Jahre	100 Prozent der Erwachsenendosis

Personen über 70 Jahre erhalten 80 Prozent der Erwachsenendosis, Personen über 80 Jahre 70 Prozent und Personen über 90 Jahre 60 Prozent.
Natürlich sind dies nur ungefähre Richtwerte. Es muss stets auch die Vitalität des Patienten berücksichtigt werden.

Liste der volkstümlichen Namen

Volkstüml. Name	Botan. Name
Acker-Schachtelhalm	*Equisetum arvense*
Acker-Stiefmütterchen	*Viola tricolor*
Alant	*Inula helenium*
Aloe	*Aloe vera*
Ampfer, Krauser	*Rumex crispus*
Andorn	*Marrubium vulgare*
Arnika	*Arnica montana*
Augentrost	*Euphrasia officinalis*
Baldrian	*Valeriana officinalis*
Basilikum	*Ocimum basilicum*
Beinwell, Gemeiner	*Symphytum officinale*
Blasentang	*Fucus vesiculosis*
Bockshornklee	*Trigonella foenum-graecum*
Borretsch	*Borago officinalis*
Braunelle, Gemeine	*Prunella vulgaris*
Brennnessel, Große	*Urtica dioica*
Buchweizen	*Fagopyrum esculentum*
Bukkostrauch (Duftraute)	*Agathosma betulina*
Cayennepfeffer	*Capsicum frutescens*
Chrysantheme	*Dendranthema* x *grandiflorum*
Damiana	*Turnera diffusa* var. *aphrodisiaca*
Dill	*Anethum graveolens*
Echinacea	*Echinacea* spp.
(Sonnenhut)	*(E. purpurea, E. angustifolia, E. pallida)*
Efeu-Gundermann	*Glechoma hederacea*
Eibisch, Echter	*Althaea officinalis*
Eisenkraut	*Verbena officinalis*
Engelwurz, Chinesische (Dang Gui)	*Angelica polymorpha* var. *sinensis*
Eukalyptus	*Eucalyptus globulus*
Fenchel	*Foeniculum vulgare*
Flohkraut	*Plantago psyllium; P. ovata*
Forsythie (Goldglöckchen)	*Forsythia suspensa*
Frauenmantel	*Alchemilla xanthoclora*
Frauenwurzel	*Caulophyllum thalictroides*
Funkelstern	*Chamaelirium luteum*
Galgant	*Alpinia officinarum*
Gänse-Fingerkraut	*Potentilla anserina*
Geißraute	*Galega officinalis*
Gelbwurzel, Kanadische (Orangenwurzel)	*Hydrastis canadensis*
Gewürznelke	*Syzygium aromaticum*
Ginkgo	*Ginkgo biloba*
Ginseng	*Panax ginseng*
Ginseng, Sibirischer	*Eleutherococcus senticosus*
Goldrute, Echte	*Solidago vigaurea*
Heidelbeere	*Vaccinium myrtillus*
Heil-Ziest	*Stachys officinalis*
Helmkraut	*Scutellaria lateriflora*
Herzgespann	*Leonurus cardiaca*
Himbeere	*Rubus idaeus*
Hirtentäschelkraut	*Capsella bursa-pastoris*
Holunder, Schwarzer	*Sambucus nigra*
Hopfen	*Humulus lupulus*
Ingwer	*Zingiber officinale*
Johanniskraut	*Hypericum perforatum*
Kamille, Echte	*Matricaria recutita*
Kappenmohn, Kalifornischer	*Eschscholzia californica*
Katzenminze	*Nepeta cataria*
Klebkraut (Klettenlabkraut)	*Galium aparine*
Klette	*Arctium lappa*
Knoblauch	*Allium sativum*
Knöterich, Chinesischer	*Polygonum multiflorum*
Königskerze, Kleinblütige	*Verbascum thapsus*
Kornblume	*Centaurea cyanus*
Kronsbeere	*Vaccinium macrocarpon*
Lavendel	*Lavandula angustifolia*
Löwenzahn	*Taraxacum officinale*
Mädesüß	*Filipendula ulmaria*
Mais	*Zea mays*
Mariendistel	*Silybum marianum*
Mönchspfeffer (Keuschlamm)	*Vitex agnus-castus*
Muskatnuss	*Myristica fragrans*
Mutterkraut	*Tanacetum parthenium*
Myrrhe	*Commiphora myrrha*
Nachtkerze	*Oenothera biennis*
Odermennig, Kleiner	*Agrimonia eupatoria*
Passionsblume	*Passiflora incarnata*
Petersilie	*Petroselinum crispum*
Pfefferminze	*Mentha* x *piperita*
Reishi	*Ganoderma lucidem*
Rhabarber	*Rheum palmatum*
Ringelblume	*Calendula officinalis*
Rose	*Rosa* spp.
Rosmarin	*Rosmarinus officinalis*
Rotklee	*Trifolium pratense*
Rotulme	*Ulmus rubra*
Saathafer	*Avena sativa*
Sägepalme	*Serenoa repens*
Salbei	*Salvia officinalis*
Sandelholz	*Santalum alba*
Schafgarbe, Gemeine	*Achillea millefolium*
Schlangenknöterich	*Polygonum bistorta*
Schlüsselblume, Echte	*Primula veris*
Schneeball, Amerikanischer	*Viburnum prunifolium*
Schneeball, Gemeiner	*Viburnum opulus*
Schneeflockenstrauch	*Chionanthus virginianum*
Sellerie	*Apium graveolens*
Spitzwegerich	*Plantago lanceolata*
Steinklee, Echter	*Melilotus officinalis*
Süßholzstrauch	*Glycyrrhiza glabra*
Taubnessel, Weiße	*Lamium album*
Teebaum	*Melaleuca alternifolia*
Teufelskralle	*Harpagophytum procumbens*
Thymian	*Thymus vulgaris*
Tragant	*Astragalus membranaceous*
Vogelmiere	*Stellaria media*
Wanzenkraut	*Cimicifuga racemosa*
Wasserdost	*Eupatorium perfoliatum*
Wasserhanf	*Eupatorium cannabium*
Wassernabel (Gotu Kola)	*Centella asiatica*
Wegerich, Großer	*Plantago major*
Weißdorn	*Crataegus laevigata; C. monogyna*
Weißweide	*Salix alba*
Wermut	*Artemisia absinthum*
Winter-Linde	*Tilia cordata*
Withania (Schlafbeere)	*Withania somnifera*
Wolfstrapp	*Lycopus virginicus*
Yamswurzel	*Dioscorea villosa*
Ysop	*Hyssopus officinalis*
Zaubernuss (Hamamelis)	*Hamamelis virginiana*
Zitrone	*Citrus limon*
Zitronenmelisse	*Melissa officinalis*

Glossar

Absud Pflanzenextrakt auf Wasserbasis. Er wird durch Abkochen der Pflanzen oder ihrer Teile in Wasser hergestellt.

Adrenalin wichtiges Hormon (»Flucht- und-Kampf-Hormon«), das im Nebennierenmark produziert wird

Adstringens Wirkstoff, der die Kontraktion oder Verfestigung von Eiweißen auf der Oberfläche von Zellen oder Membranen beschleunigt. So bildet sich eine schützende Schicht, Blutungen oder andere Absonderungen werden unterbunden.

Agni Begriff aus der ayurvedischen Medizin, manchmal auch »Verdauungsfeuer« genannt. Es ist wesentlich für eine gute Gesundheit, denn es sichert die Aufnahme von Nährstoffen aus der Nahrung und die Zerstörung krankheitserregender Organismen.

Allopathie In der westlichen Welt vorherrschende Richtung der Medizin, behandelt Krankheiten mit Substanzen, die eine Gegenreaktion hervorrufen. Gegen Fieber gibt man temperatursenkende Mittel, gegen Schmerzen Schmerzmittel.

Analgetikum Schmerzmittel

Anaphrodisiakum dämpft die sexuelle Ansprechbarkeit und Erregbarkeit

Anthelmintikum Wirkstoff, der parasitäre Würmer vernichtet oder aus dem Körper vertreibt

Antiallergikum lindert Allergiesymptome, die durch eine Überreaktion auf einen fremden Eiweißstoff hervorgerufen werden

antibakteriell verhindert oder bremst das Wachstum von Bakterien

Antibiotikum verhindert oder bremst das Wachstum von Mikroorganismen wie Bakterien und Pilzen

Antidiarrhoicum Substanz, die Durchfall lindert und die Verdauungsorgane beruhigt

Antiemetikum Mittel gegen Übelkeit und Erbrechen

antifungal zerstört Pilze oder verhindert ihr Wachstum

Antihistamine Wirkstoffe, die die Produktion von Histaminen (siehe dort) verhindert. Sie werden auch bei allergischen Symptomen eingesetzt.

Antihydrotikum verringert das Schwitzen

antiinflammatorisch entzündungshemmend

Antikoagulans Wirkstoffe, die die Blutgerinnung (Verklumpen kleiner Plättchen im Blut als Wundverschluss) verhindern

antimikrobiell verhindert das Wachstum von Mikroorganismen wie Pilzen und Bakterien

Antioxidans verhindert oder verlangsamt den natürlichen Zerfall von Zellen, der durch eine chemische Reaktion mit Sauerstoff verursacht wird

Antiparasitikum zur Bekämpfung von Parasiten (siehe auch Anthelmintikum)

Antiphlogistikum Mittel zur Bekämpfung von Entzündungen

Antipruritikum lindert starken Juckreiz

Antipyretikum senkt die Körpertemperatur

Antirheumatikum lindert rheumatische Beschwerden

Antiscorbutikum Wirkstoff gegen die Symptome von Skorbut, einer Vitamin-C-Mangelkrankheit

Antiseptikum verhindert Entzündungen oder dämmt sie ein

Antispasmodikum lindert Muskelkrämpfe und -verspannungen

Antithrombotikum wirkt der Bildung von Blutgerinnseln entgegen

Antitussivum dämpft den Hustenreflex, wirkt lindernd bei Reizhusten

antiviral stoppt oder behindert das Wachstum von Viren

Aufguss Pflanzenextrakt auf Wasserbasis. Die Pflanzen oder ihre Teile werden mit kochendem Wasser übergossen, aber nicht gekocht.

Bergapten Stoff aus der Gruppe der Furano-Cumarine, der in vielen Kräutern enthalten ist (z. B. Selleriesamen)

Bitterkräuter Kräuter mit Bitterstoffen, die das Verdauungssystem anregen

Bitterstoffe regen die Bildung von Verdauungssäften an

Breiumschlag (auch Kräuterpackung) zerkleinerte getrocknete oder frische Kräuter werden mit Wasser vermischt und auf die Haut aufgelegt. Geeignet zur Behandlung verschiedenster Beschwerden.

Caprylsäure Fettsäure, die in Muttermilch enthalten ist. Sie wird auch zur Behandlung von Candidiasis verwendet.

Cardiotonikum Herzstärkungsmittel

Centaurin bitter schmeckender Pflanzenwirkstoff

Cumarin Pflanzenwirkstoff, der die Gerinnungsfähigkeit des Blutes beeinflusst

Demulcens beruhigt beschädigte oder entzündete Schleimhäute, z. B. die Magenschleimhaut

Dermatitis Entzündung der Haut

Diaphoretikum schweißtreibendes Mittel

Diuretikum harntreibendes Mittel

Emolliens beruhigt und entspannt die Haut

Ephedrin Alkaloid (chemische Verbindung), das in verschiedenen Pflanzen enthalten ist, insbesondere

Ephedra spp., wird zur Linderung von Asthma und Heuschnupfen eingesetzt.

Expektorans verflüssigt zähen Schleim in den Atemwegen, so dass er leichter abgehustet werden kann

Flavonoide Pflanzenwirkstoffe, die die Durchblutung anregen. Sie können auch harntreibend, entzündungshemmend und krampflösend wirken.

Frischsaft Saft aus rohen Kräutern, wird durch Zerkleinern, Pressen und Abseihen gewonnen

Gallenflüssigkeit dickflüssige, bittere Substanz, die von der Leber gebildet und in der Gallenblase gespeichert wird. Wichtig für die Verdauung von Fetten.

Hämostatikum stillt Blutungen

Heilpraktiker deutscher Beruf im Medizinwesen, beschäftigt sich mit alternativen Heilmethoden

Histamine vom Körper produzierte Stoffe, die der Abwehr von Entzündungen dienen

Hyperämikum Substanz, die die Durchblutung anregt und Hautrötungen verursacht

Hypertension hoher Blutdruck

hypertensiv erhöht den Blutdruck

Hypnoticum Wirkstoff, der die Gehirntätigkeit dämpft und den Schlaf fördert

hypoglykämisch senkt den Blutzuckerspiegel

hypolipidämisch senkt den Blutfettspiegel (Fette, Steroide usw.)

Hypotension niedriger Blutdruck

Immunstimulans regt das Immunsystem an

Kaltauszug Manche Kräuter dürfen nicht überbrüht werden, da ihre Heilkraft durch Hitzeeinwirkung verloren geht (z. B. Kalmus, Mistel). Man lässt sie einige Stunden oder über Nacht in kaltem Wasser ziehen und wärmt den Auszug nur kurz auf Trinktemperatur an.

Karminativum verhindert Gasbildung in Magen und Darm, wirkt lindernd bei Blähungen, Koliken und anderen Verdauungsbeschwerden

Kreislaufstimulans verbessert die Durchblutung

Laxativum Abführmittel

Leber-Tonikum Stärkungs- und Anregungsmittel für die Leber

Lymph-Tonikum Stärkungs- und Anregungsmittel für das Lymphsystem

Mazeration Kräuterauszug auf Ölbasis

Mucilaginosum Arzneimittel, das pflanzliche Schleime als beruhigende und einhüllende Quellstoffe zum Schutz der Schleimhaut (besonders der Magenschleimhaut) enthält

Mycoproteine Eiweißstoffe, die aus Pilzen gewonnen werden

Nebennieren Lebenswichtige Organe zur Produktion von Hormonen und Steroiden

Nervin Substanz, die auf das Nervensystem wirkt. Es gibt beruhigende und anregende Nervine.

Nutritivum Substanzen, die Nährstoffe enthalten

Photosensibilität Lichtempfindlichkeit

Phyto-Östrogen pflanzlicher Wirkstoff, der dem weiblichen Hormon Östrogen verwandt ist oder eine ähnliche Wirkung hat

Phyto-Testosteron pflanzlicher Wirkstoff, der dem männlichen Hormon Testosteron ähnelt oder eine vergleichbare Wirkung hat

Phytotherapeut aus Frankreich stammender Begriff für Mediziner, die sich der Kräuterheilkunde zugewandt haben. Er findet zunehmend in ganz Europa Verbreitung.

Prana in der ayurvedischen Medizin der Begriff für die Lebensenergie des Körpers, oft mit dem Atem gleich gesetzt

Qi (ch'i) in der Traditionellen Chinesischen Medizin der Begriff für die Lebensenergie des Körpers

Rhizom verdickter Pflanzenstiel, der horizontal ganz oder teilweise in der Erde wächst. Aus ihm treiben Wurzeln und Blätter.

Rutin Flavonoid, das in Pflanzen wie Buchweizen enthalten ist. Es soll die Blutgefäße stärken

Salicylate Gruppe chemischer Stoffe, enthalten in zahlreichen Pflanzen mit entzündungshemmender Wirkung. Der Wirkstoff Aspirin ist ein Salicylat.

Saponine Pflanzenwirkstoffe, die Seife ähneln und Schaum bilden, wenn sie mit Wasser in Berührung kommen. Sie können die Schleimhäute des Verdauungstraktes reizen, der dann mit verstärkter Tätigkeit reagiert. Einige Saponine ähneln von ihrer chemischen Struktur den steroidalen Hormonen.

Sedativum Beruhigungsmittel, löst Ängste und Anspannung

Sekretolytikum schleimlösendes Mittel

Stimulans Anregungsmittel

Stypikum blutungsstillendes Mittel

Thujon Pflanzenwirkstoff, der in Kräutern wie Wermut enthalten ist. Regt die Gehirntätigkeit an. Kann in höheren Dosen toxisch wirken. Darf auf keinen Fall Epileptikern verabreicht werden, da es Anfälle provozieren kann. In vielen Ländern verboten.

Tinktur flüssiger Pflanzenextrakt, der durch Ausziehen der Pflanzen in einer Mischung aus Wasser und Alkohol hergestellt wird

tonisierend anregend und stärkend

Uterin-Stimulans regt die Tätigkeit der Gebärmutter an

Vasoconstriction Verengung der Blutgefäße

Vasodilatans Substanz, die die Blutgefäße erweitert und die Durchblutung fördert

Register

Danksagung

Die Autorin möchte ihren Kollegen und Patienten danken, durch die sie im Lauf der Jahre viel über die Heilwirkung von Kräutern gelernt hat. Ein besonderer Dank an JEC und MHO für ihre Geduld während der Entstehung dieses Buches.

Der Herausgeber dankt den folgenden Personen und Organisationen für ihre unschätzbare Hilfe bei der Beschaffung von Material für die Fotos in diesem Buch:
Richard Adams und **Michelle Wosner. The Archway Clinic of Herbal Medicin,** Archway, London
Dr. Susanna Jiang, Jiang Clinic / Herbal Inn, Finchley, London
Neals's Yard Remedies, Covent Garden, London
Ginkgo Garden Centre, Ravenscourt, London

Alle Fotos in diesem Buch mit Ausnahme der nachfolgend genannten wurden von Colin Bowling für die Octopus Publishing Group aufgenommen.
AKG, London / Erich Lessing 10 / Erich Lessing / Bibliothèque Nationale, Paris 13 / Erich Lessing / Österreichische Nationalbibliothek, Wien 11 / Uffizien, Florenz 14
Bridgeman Art Library / National Palace Museum, Taipei, Taiwan 18
Corbis UK Ltd / Bettmann 12 / Historical Picture Archive 21, E.T. Archive 15, 16
Octopus Publishing Group Ltd / W. F. Davidson 41 oben links. Aus *The Golden Mirror* 19 unten rechts / Aus *Ling Shu Wen Chieh Yao* 20 / Seibi Wake 19 oben links.

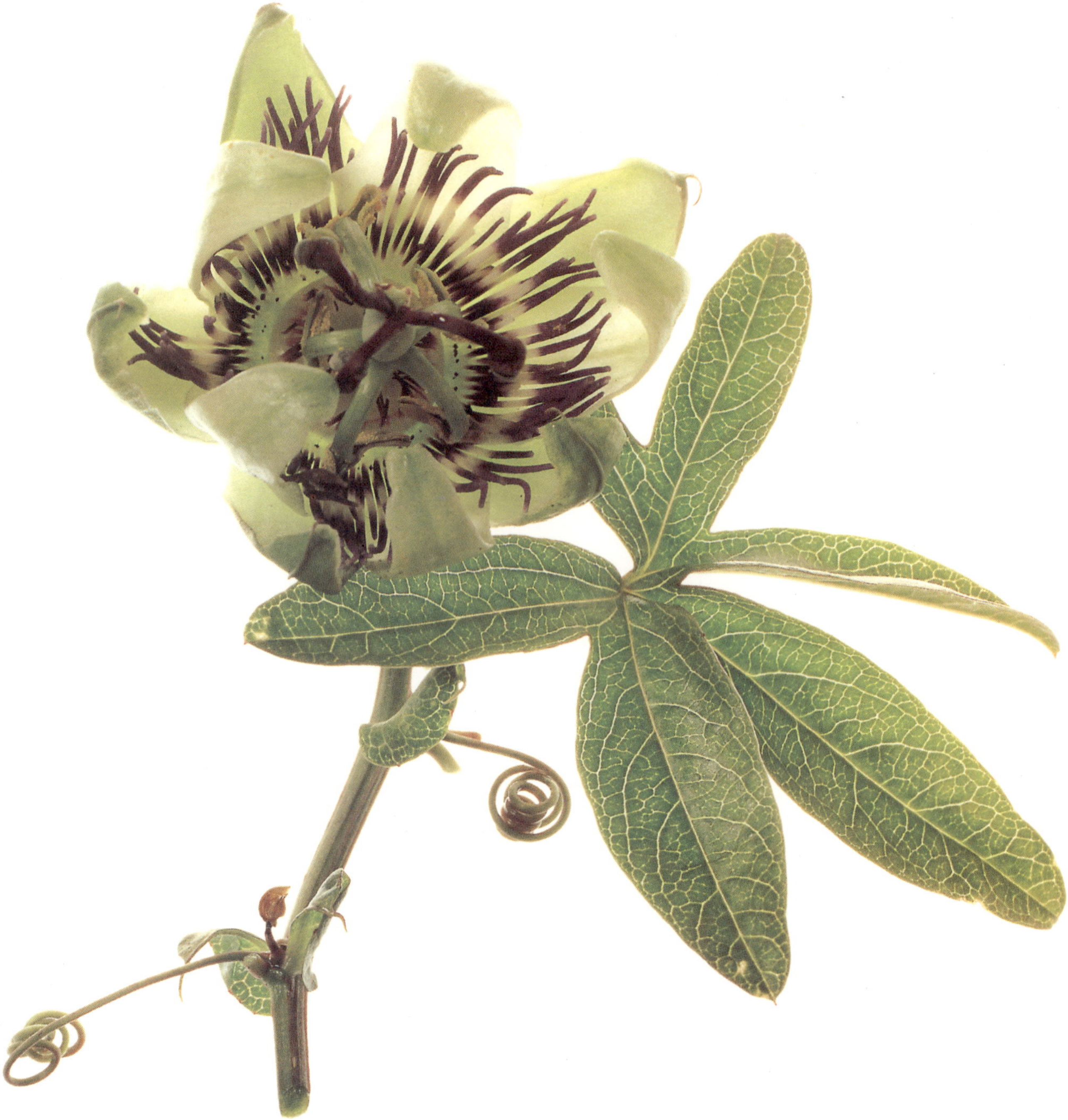